Thomas Scheskat
Aggression als Ressource

Forum Körperpsychotherapie · Band 10

Thomas Scheskat

Aggression als Ressource

Eine verkannte Kraft neu erleben

Psychosozial-Verlag

Bibliografische Information der Deutschen Nationalbibliothek
Die Deutsche Nationalbibliothek verzeichnet diese Publikation
in der Deutschen Nationalbibliografie; detaillierte bibliografische Daten
sind im Internet über http://dnb.d-nb.de abrufbar.

Originalausgabe

E-Mail: info@psychosozial-verlag.de
www.psychosozial-verlag.de

Umschlagabbildung: JNEphotos, 2018 (https://www.istockphoto.com/de/foto/
gro%C3%9Fe-welle-brechen-bei-sonnenuntergang-gm933906546-255775991)
Umschlaggestaltung und Innenlayout nach Entwürfen von Hanspeter Ludwig, Wetzlar
Fotos im Innenteil: Ralph Hormes, Göttingen
ISBN 978-3-8379-2969-0 (Print)
ISBN 978-3-8379-7661-8 (E-Book-PDF)
ISSN 2567-5745

Inhalt

Vorwort 7

Eine persönliche Einführung 11

Aggression – Neu betrachtet 17
Körperlichkeit, Authentizität und Dialogfähigkeit 23
Die Erweiterung des Aggressionsbegriffes
als Mittel gegen Verleugnung 25
Aggressionsbalance 26

Teil I
Körperarbeit mit Aggression 29
Die Haupt-Übungsfelder für dialogische Konfrontationen 29
Vorbereitung/Achtsamkeit 32
1. Übungsfeld: Stand und Halt 35
2. Übungsfeld: Boxen 42
3. Übungsfeld: Schlagkraft 49
4. Übungsfeld: Ringen 64
Übungsfelder kombinieren: Zugang zu verdrängten
Hassgefühlen ermöglichen, sie halten und wandeln 79

Teil II
Wie die integrative Dialogarbeit mit Aggression wirkt 85
5 Thesen
1. Aggression als Aufbruchskraft 87
2. Das Dialogprinzip 91
3. Aggression als Kraft-Kontinuum zwischen Gut und Böse 98
4. Transformation gefesselter und vergifteter Aggression 101
5. Niederlagen können lohnen 124

Teil III
Aggressionsarbeit und die Änderung von Ich-Zuständen (Ego-States) 131
Abspaltungen überwinden
Ich-Zustand als ganzheitliches Modell 131
Ein Modellbeispiel: Ego-States in der dialogischen Konfrontation 136

Teil IV
Erprobte Praxisfelder der integrativen Aggressionsarbeit mit Dialogischer Konfrontation 143
Beziehungen klären:
Seminare zur Männer-Frauen-Begegnung 145
Männlichkeit erweitern: Anwendung in Männerseminaren 156
Selbstermächtigung stärken:
Einzelarbeit in themenzentrierten Kurzprozessen 165
Aggression integrieren – Selbstverantwortung üben:
Anwendung in der forensischen Psychiatrie 170
Psychohygiene und Resilienzstärkung
in der Supervision für helfend Tätige 185
Empowerment in spezieller Lebenslage:
Seminar mit Blinden und Sehbehinderten 192

Teil V
Ergänzungen und Ausblick 197
Zur Kontroverse um den erweiterten Aggressionsbegriff 198
Hintergrundwissenschaft zu Aggression und Gewalt 200
Gesellschaftliche Aspekte 203

Dank 209

Literatur 211

Vorwort

Die Idee der *Aggression als Ressource* gehört mir nicht alleine. Wenn ich in der Wir-Form schreibe, sind alle Kollegen und Kolleginnen gemeint, die am Entstehen und an der Ausformung der Übungspraxis beteiligt waren und noch sind. In erster Linie waren dies Matthew Speyer und Heide Gerdts, mit denen ich zusammengenommen seit 1990 in Deutschland und in der Schweiz rund 150 Wochenendseminare durchgeführt habe. Seit 2006 gab Wilfried Vogelmann über weitere rund 50 gemeinsam veranstaltete Seminarwochenenden für Männer wertvolle Impulse. In den letzten zehn Jahren war mir auch meine Gruppenleitungskollegin in der Klinik, Martina Kronenberger, ein wichtiger und kritischer Spiegel bei der Anwendung in der forensischen Psychiatrie.

Am Anfang stand unser eigenes Erleben in den ersten Übungsaufstellungen und das *Erleben vom Erleben* unserer Klienten und Teilnehmenden dabei. Zunächst schien das genügend aus dem heraus ableitbar, was wir aus unserer Therapieausbildung, aus Fortbildungen und Literatur dazu mitgebracht hatten. Erst mit der Zeit merkten wir, dass es neue Erklärungen und neue Einordnungen für das brauchen würde, was sich dabei entfaltete. Das in diesem Buch dargestellte Ergebnis folgt keinem Handbuch und keiner vorgegebenen Theorie.

Meine Ausführungen werden daher in Teilen eher einen essayistischen Charakter haben und nicht den Anspruch verfolgen, eine wissenschaftlich geschlossene Darlegung zu leisten. Man kann sie als den Versuch verstehen, sozusagen das Narrativ unserer Erfahrungen und Schlussfolgerungen darzustellen, ohne dass ich in diesem Buch dafür Nachweise erbringen kann.

Auf der anderen Seite werde ich Bezüge zu Quellen verschiedener Disziplinen herstellen, die meine Überlegungen stützen, kontrovers ergänzen oder ihre Herkunft zeigen. Zu meinem eigenen Hintergrund der Körperpsychotherapie werde ich mich weitestgehend auf U. Geuter beziehen, der in zwei Bänden ein umfassendes Kompendium zur Theorie und Praxis der Körperpsychotherapie erstellt hat (2015, 2019). Bezugnahmen zu manch anderen relevanten Wissenschaftsdisziplinen werden fehlen. Dazu kommt, dass wir uns einer weiten Bedeutung des Aggressionsbegriffs bedienen, die bei vielen Fachleuten umstritten ist bzw. gänzlich abgelehnt wird. Dies mag bei manchen Leser*innen Kritik und Zweifel einladen.

Ich habe mich trotzdem dafür entschieden, diese persönliche Darstellung – zum Teil mit unserer eigenen Terminologie – zu verfolgen, weil ich die Essenz unserer Übungs-Arbeit so am stimmigsten fassen und Interessierten vermitteln kann.

Uns geht es um Integration sowohl der positiven Kraft wie des destruktiven Potenzials von Teilnehmenden in ihr eigenes Selbstbild: Kraft, die genutzt werden will, und Destruktivität, die verantwortet werden muss. Dazu verwenden wir den weiten Aggressionsbegriff, den ich erläutern werde. Um aber die wichtige Kontroverse um einen eindeutigen und unmissverständlichen Aggressionsbegriff nicht zu übergehen, widme ich ihr einen Abschnitt am Ende des Buchs.

Ich bedaure, wenn ich manches Rad neu erfunden haben sollte und die eigentlichen Entdecker*innen zu würdigen versäume.

Um einer gendergerechten Sprache möglichst nahezukommen, habe ich mit dem Gendersternchen * gearbeitet und gleichzeitig versucht, die Lesbarkeit zu gewährleisten. Von nur einem Geschlecht ist nahezu nur dort die Rede, wo auch nur dieses betroffen ist. In diesem Fall wird ein eindeutiger Bezug aus dem Zusammenhang deutlich. Eine Ausnahme bildet der Begriff »der Andere«, der großgeschrieben im Sinne der philosophischen Kategorie für ein beliebiges, sich von der*dem Betroffenen unterscheidendes Gegenüber steht.

Übungsbeispiele erscheinen in Rahmen und theoretische Hintergrunderläuterungen in grau hinterlegten Kästen, sie sind vertiefend gedacht und können beim Lesen ggf. übersprungen werden.

Ein Hinweis zu den Abbildungen von Übungssequenzen und den Praxisbeispielen:

Die Protagonist*innen haben sich für einen Foto-Workshop speziell zur Erstellung der Abbildungen für dieses Buch zur Verfügung gestellt. Keine der abgebildeten Personen ist mit denen aus den Falldarstellungen identisch. Bei allen Übungsbeispielen sind die Namen geändert.

Die von uns gewählten Übungsbeschreibungen dienen dazu, anschaulich zu machen, aus welcher Praxis die Erkenntnisse dieses Buches erwachsen sind und wie sie erfahrbar gemacht werden können. Die Lektüre dieses Buches allein befähigt keinesfalls dazu, die Übungen ohne fachliche Ausbildung im Gebiet der Körperpsychotherapie, oder ohne eine entsprechende Aus- oder Fortbildung mit ausgiebigen Selbsterfahrungsanteilen, für andere Menschen anzuleiten.

Eine persönliche Einführung

Für meinen Impuls, das Thema Aggression überhaupt und in dieser Weise anzufassen, hat meine Prägung eine Rolle gespielt, in der sich erlebte mit vermiedener Aggression mischte. Ich wuchs in einer kleinen Industriestadt auf und war dort immer wieder dem mitunter rauen Ton des Arbeitermilieus ausgesetzt. In meiner eigenen Familie wurde hingegen auf gesittetes Benehmen und die Vermeidung lauter Töne geachtet. Dies hatte zur Folge, dass ich mich in körperlichen Raufereien und gegen Prügelattacken nur schlecht bis gar nicht zur Wehr setzen konnte. Als Kind versuchte ich mich im Judo, um doch irgendwie zu lernen, mich zu wehren – dummerweise ging es mir dort auch zu grob zu. Später spielte ich Handball, weil mir Tennis zu vereinzelt und zu elitär war. Doch auch dort scheiterte mein Talent an meiner mangelnden Durchsetzungsfähigkeit, es fehlten mir die »sportliche Aggressivität« und die Raffinesse dafür, andere auszutricksen. Als Kind versuchte ich manchmal, mit verschiedenen Gemeinheiten gegen Schwächere doch noch ein bisschen Machtgefühl zu ernten. Das wiederum brachte mich in ernste Konflikte mit meinem katholischen Gewissen. Im Grund wartete immer eine Klemme auf mich.

Auf einem Schulfest erlebte ich als Jugendlicher den Überfall einer Rockerbande, bei dem einem Mitschüler das Brillenglas ins Auge geschlagen wurde. Ich fasste Mut und zeigte der herbeigerufenen Polizei den Täter. Seine Kumpels raunten mir dafür umgehend zu: »Jetzt bist du tot!« Den Mut zur Anzeige hätte ich möglicherweise nicht gehabt, wenn ich geahnt hätte, dass ich wenig später zur Zeugenaussage auf der Polizeiwache an genau diesem Schläger vorbei zur Vernehmung würde gehen müssen – man hatte uns praktischerweise zur selben Zeit vorgeladen – und wenn ich gewusst hätte dass ich mich im Folgenden über ein Jahr bis zur Aussage vor Gericht wie angstkrank durch die Stadt bewegen würde. Ich fuhr nachts mit dem Fahrrad nur Seitenwege ohne Licht und trug ein Pfefferspray bei mir. Vor Gericht mochte ich den Täter ein Jahr später nicht wiederkennen – ich stand im Zeugenstand alleine der ganzen Bande gegenüber, die auf der Anklagebank saß. Darauf hatte mich niemand vorbereitet. Mein Mut war aufgebraucht.

Interessanterweise begegnete ich einigen von den Kerlen später wieder, weil unser Religionslehrer ein Projekt zur Begegnung über soziale Gräben hinweg organisiert hatte, bei dem wir Gymnasiasten uns mit sozialen Randgruppen zum Austausch treffen sollten. Und das waren dann – welche Fügung – einige dieser Leute. Irgendwie hatte unser Lehrer, der gleichzeitig auch Vikar einer Kirchengemeinde war, sie dazu bewogen, sich mit uns über ihre soziale Herkunft und ihre Familienerfahrungen zu unterhalten. Das kam mir wie ein Wunder vor. Hier wirkten diese Rockertypen nicht mehr übermächtig, sondern auf ihr schmerzvolles Normalmaß geschrumpft, weil sie nahbar waren – wie der Scheinriese bei *Jim Knopf und die Wilde 13*, der nur in der Ferne riesig ist. Das brachte mir auf sehr direkte Weise den Zusammenhang zwischen gewaltgeprägter Erziehung in benachteiligten Milieus durch alkoholkranke Eltern und dem blinden Ausagieren von Wut nahe. Ich bekam auch eine erste Ahnung, welche Macht hier im Sinne von Selbstwirksamkeit für mich als »defizitär Aggressiven« bereit lag, so empfand ich mich innerlich. Es winkte eine Art der Verheißung, dass ich mich nicht in Prügeleien zum »ganzen Mann« stählen müsste, um der willkürlichen Gewalt der Gewaltbereiten etwas entgegenzusetzen. Es schien also auch einen Weg der Konfrontation im Dialog zu geben. Einen Weg, bei dem man gemeinsam rauen Wahrheiten ins Gesicht schaut, statt dem Anderen ins Gesicht zu schlagen, um diese Wahrheit nicht im eigenen Gesicht sehen zu müssen.

Diese Erfahrung begleitete mich und trug zu meinem Vertrauen in den Wert von Zivilcourage bei. Ich machte unterschiedliche positive Erfahrungen mit der Verständigung auf Augenhöhe. Ich lernte im Rahmen von Fabrikarbeit, als Soldat und späterer Kriegsdienstverweigerer, als Bankangestellter, beim Trampen alleine durch die USA, unter Waldarbeitern im Forstpraktikum, in studentischen Wohngemeinschaften und bei zahlreichen Reisen in die DDR (inkl. der oft schikanösen Grenzkontrollen), mich im Dialog auf »verschieden tickende« Menschen einzustellen, ohne mich nur anzupassen.

Anfang der 1980er Jahre empfand ich die Begegnung mit der körperorientierten Psychotherapie als schlüsselhafte Offenbarung. Gleichzeitig traf ich auf die neue Männerbewegung, welche Kraftprotzereien unter

Männern zum Beweis des eigenen Wertes ablehnte. Das bedeutete auch, sich selbst und Andere mit persönlichen Empfindungen und biografischen Hintergründen wahrzunehmen. Ich begann eine Ausbildung in »Integrativer Biodynamik«, einer neoreichianischen Richtung der Körperpsychotherapie. Der Ausbildungsleiter ermutigte dazu, Ängste vor sich selbst zu erkennen, anzunehmen und zu überwinden. Das bedeutete sowohl Träume zu wagen, die kaum erfüllbar schienen, als auch dunkle, d. h. kalte oder grausame Seiten in uns zu erkennen, um sie nicht unbewusst auszuagieren.

Parallel dazu nahm ich an Männergruppen und Männerkongressen teil und gründete zusammen mit anderen das Männerbüro Göttingen, das sich zu einer Beratungsstelle und zum Seminaranbieter entwickelte. In diesem Feld war die Kritik an traditionell-patriarchal geprägten männlichen Rollenbildern ein roter Faden. Diese wurden in der Männerbewegung als eine ursächliche Quelle für Dominanz- und Gewaltverhalten betrachtet und riefen nach Veränderung. Aus der Frauenbewegung stammte die Anklage von sexueller und häuslicher Gewalt von Männern gegen Frauen. Die Männerbewegung griff dies damals auf und diskutierte, wie Männer ihr Gewaltverhalten ändern konnten. Im Männerbüro Göttingen interessierte mich damals speziell die Anwendung körperorientierter Methoden. Sie sollten dabei helfen, mehr Sinnlichkeit und Beziehungsfähigkeit als Mann zu erreichen. Und sie sollten die Überwindung von Aggression und Gewaltneigungen unterstützen. Wir sammelten Erfahrungen mit Boxen, Ringen, mit dem Schlagen auf Polster oder mit gepolsterten Objekten.

Ein Schlüsselerlebnis war für mich ein Boxkampf im Rahmen meiner Therapieausbildung. Die Ausbildungsgruppe war in Frauen und Männer getrennt worden. Und in unserer nun reinen Männergruppe wollten wir ausprobieren, was in einer Begegnung mit Boxhandschuhen passieren könnte. Zuvor hatte ich ein persönliches Thema geäußert, das für mich mit einem Gefühl von Stillstand verbunden war. Und auf die Frage an mich, was daran meinem Empfinden nach etwas ändern könnte, entfuhr mir spontan der Satz: »Da müsste mich schon der Schlag treffen!« Und so kam es dann auch. Wir hatten vereinbart, nicht auf den Kopf zu schlagen, aber im Oberkörperbereich langsam steigernd herauszufinden, wie sich ein Boxkampf innerhalb einer therapeutischen Gruppe sinnvoll nutzen ließe. Es kam für mich anders als erwartet, denn ich bekam wegen schlechter Deckung einen harten Schlag auf den Solar Plexus, der mir den Atem raubte und mit dem verzögert gespürten enormen Schmerz blieb mir nur das Zusammensacken. Das Eigentliche folgte von da an. Mein Kontrahent nahm mich auf Anweisung des Leiters am Boden sitzend auf seinen Schoß und hielt mich in den Armen. Dies schaffte eine emotionale Öffnung für mich fast wie mit einem Büchsenöffner, es quollen, so fühlte es sich an, uralte zurückgehaltene Schmerzen aus mir heraus, bis ich ein Gefühl hatte, wie entleert zu sein, aber auch wie gereinigt. Eine derart eigentümliche Kombination von Aggression, Nähe, Halt und Hingabe in ein und derselben Begegnung war tatsächlich nur in einem laborartigen Gruppenrahmen wie diesem möglich. Für mich war das eine glückliche Fügung, das Stillstandsgefühl war »schlagartig« beseitigt. Mir war klar, dass es keine vertretbare Methode würde sein können, jemanden zum Zwecke der therapeutischen Katharsis niederzuschlagen. Aber die Kombination aus sportlich-aggressiver Begegnung, bei der man sich als Gegner etwas zumutet, und der Möglichkeit, vom selben Gegner auch gehalten zu werden, war eine phänomenale Entdeckung. Sie hatte eine initiatorische Bedeutung für meine weitere Arbeit an der in diesem Buch beschriebenen Methodik. Ganz nebenbei schloss sich damit auch das immer noch offene Ende aus meiner Kindheit mit der Scheu vor körperlichen Auseinandersetzungen. Ich hatte es gewagt, wurde getroffen, überstand es und ging nicht dabei verloren. Das war etwas ganz anderes, als sich der Härte anderer anzupassen. Es verhieß die neue Möglichkeit, eine kraftvolle Konfrontation mit Blessuren einzugehen und dabei herzoffen zu bleiben. So hatte ich jetzt ein Bild dafür, dass es eine Beziehung nach einem Niederschlag geben kann – und nicht einfach nur eine demütigende Verwundung zurückbleibt.

Dieses ungeplante Erlebnis bildete auch einen wichtigen buchstäblichen *Anstoß* für mich zur Mitgründung des Männerbüros in Göttingen. Ein zentrales Projekt war das Jahresgruppenkonzept »Mannsein – eine einjährige Forschungsreise«, das ich 1990 zusammen mit Matthew Speyer startete. Es ging vom Bild einer Abenteuerreise in den »inneren Dschungel der Gefühle« aus und machte elementare Aspekte des männlichen Selbstverständnisses über das Körpererleben erforschbar. Dies sahen wir im Umgang mit Aggression, Hingabe, Sexualität und Schattenthemen wie Angst, Abschied und Tod. Elementar war dabei auch, so etwas wie eine archaische, animalische Urkraft aus der Verleugnung zu holen und in das eigene Selbstbild zu integrieren. Das Konzept traf etwas Zeitloses im Kern von Männern auf der Suche nach einer ganzheitlichen Männlichkeit. Die »Forschungsreise« lief in verschiedenen Varianten von 1990 bis 2017 dreißigmal mit mehr als vierhundert Absolventen.

Seit 1996 entwickelten Heide Gerdts und ich das Männer-Frauen-Begegnungskonzept »Furchtbar und Fruchtbar« zur Aggression. Wir hatten zusammen die fünfjährige körperorientierte Psychotherapieausbildung absolviert und teilten viele Erfahrungen aus dieser experimentellen Zeit. Nachdem wir beide wir über zehn Jahre hinweg unabhängig voneinander – sie in Frauengruppen, ich in Männergruppen – mit Körperarbeit zur Aggression weitergearbeitet hatten, führten wir unsere Erfahrungen damit in einem Workshop-Konzept zusammen. Es ermöglichte, schwierige Wahrheiten zwischen Männern und Frauen zur Sprache und zum Körperausdruck zu bringen. Und es half dazu, die Lust am *sinnlichen Ringen um Lösungen* zu entdecken. Es führte uns zu manch überraschender Erkenntnis über die Unterschiede und Nicht-Unterschiede zwischen Männern und Frauen. Ich habe dem im Teil IV ein eigenes Kapitel gewidmet, ebenso der Arbeit mit Männern.

Wir trugen verschiedene Methoden aus allen Himmelsrichtungen zusammen und nutzten sie in therapeutischen bzw. Selbsterfahrungs-Zusammenhängen dazu, einen bestimmten Ärger auszudrücken, eine Vitalisierung zu erreichen oder eine verdrängte Wut aufzudecken. Mit der Zeit erkannten wir, dass sich das angesammelte Repertoire auch für ein eigenständiges Themenkonzept anbot. Nämlich dafür, dass Teilnehmende sich grundsätzlich mit ihrem aggressiven Potenzial beschäftigen sollten, um darin zu einem wesentlichen Teil des eigenen Selbst zu finden. Wir gewannen die Vorstellung, dass es so etwas wie das »Kraft-Ich« als Anteil in jedem Menschen gibt, das nur dann zur vollen und dabei *fruchtbaren* Wirksamkeit kommt, wenn man sich auch damit identifizieren kann. Dazu gehört auf der Schattenseite die Auseinandersetzung mit den destruktiven, unter Umständen *furchtbaren* Seiten dieses inneren Anteils, die sonst oft verleugnet bleiben und unterschwellig zerstörerisch wirken. Diese Auseinandersetzung mit Kraft und ihren Schattenseiten führte zur Erkenntnis, dass sie letztlich nur in dialogischer Begegnung mit einem Gegenüber gelingen kann. Deshalb sprechen wir von der Bedeutung des Dialog-Prinzips und nennen unseren Ansatz *Aggressions-Dialog-Arbeit.*

Schließlich begann ich 2010, den Aggressionsansatz zusammen mit Martina Kronenberger auch in der Gruppenarbeit mit forensisch-psychiatrischen Patient*innen einzusetzen. Dort fungieren die Übungssets als Einstieg in Prozesse der emotionalen Öffnung und zur Unterstützung eines Persönlichkeitsnachreifungsprozesses mit dem Ziel einer verbesserten Selbstverantwortung. Sie bieten den Patient*innen einen Werkzeugkasten aus energetischen Übungen, die sie selbst aufrufen können und die der Selbstregulation emotionaler Spannung dienen. Parallel verwenden wir den Ansatz auch in einer supervisionsähnlichen Gruppenarbeit mit Pflegepersonal und anderen Berufsgruppen, die im Patientenkontakt stehen. Dort dient es der Psychohygiene und Stressregulation (beide Anwendungsfelder werden in Teil IV beschrieben).

Aggression – Neu betrachtet

In der alltagssprachlichen Bedeutung meinen wir mit Aggression im engen Sinne einen negativen Angriff oder Übergriff. Entsprechend klar gibt der Duden (2011, S. 115) Auskunft:

1. (Völkerrecht) rechtswidriger militärischer Angriff auf ein fremdes Staatsgebiet
2. a) (Psychologie) durch Affekte ausgelöstes, auf Angriff ausgerichtetes Verhalten des Menschen, das auf einen Machtzuwachs des Angreifers bzw. eine Machtverminderung des Angegriffenen zielt
   b) (Psychologie) feindselige, ablehnende Einstellung, Haltung

Es gibt aber auch weite Auffassungen zur Aggression, wie z. B. als:

- »jedes Verhalten, das im wesentlichen das Gegenteil von Passivität und Zurückhaltung darstellt« (Bach & Goldberg, 1974, S. 14);
- »alles, was durch Aktivität – zunächst durch Muskelaktivität –, eine innere Spannung aufzulösen sucht« (Mitscherlich, 1969, S. 12, zit. nach Nolting, 1998, S. 24);
- »jene dem Menschen innewohnende Disposition und Energie, die sich ursprünglich und später in den verschiedensten individuellen und kollektiven, sozial gelernten und sozial vermittelten Formen von Selbstbehauptung bis zur Grausamkeit ausdrückt« (Hacker, 1971, S. 80.).

Ähnliche Sichtweisen findet man vor allem im Feld der humanistischen Psychotherapie, zuvorderst in der Gestalt- und in der Körperpsychotherapie, worauf ich noch eingehen werde.

Allein in diesen Beispielen, sowohl im Duden wie in den Erweiterungen, zeigt sich, dass mit Aggression sowohl ein Verhalten, eine Absicht, eine Haltung bzw. Einstellung als auch eine Energie oder ein Antrieb gemeint sein können. Von der Bedeutung der Wortzusammensetzung her meint Aggression (vom lateinischen *aggredi*, *aggressio*) schlicht *Herangehen* oder *Annähern*, der Begriff hatte aber auch schon im Lateinischen ein ganzes Spektrum an Bedeutungen, von *etwas angehen* oder *Anlauf eines Redners* bis hin zum *Angriff* im kriegerischen Sinne (Menge, 1966[1], S. 30).

In ihrer Alltagsbedeutung erfüllt die eindeutig negativ wertendende Variante den wichtigen Zweck, destruktives Verhalten kennzeichnen und brandmarken zu können. Dazu kommen neurowissenschaftliche Erkenntnisse, nach denen es bezüglich der Aggression zwei gänzlich unterschiedliche Motivationssysteme im menschlichen Organismus gibt, bei dem das eine positiv-explorierend, das andere reaktiv-aversiv wirkt. Dies sind Argumente für die Ablehnung eines weiten Aggressionsbegriffs (z.B. Dornes, 1997, S. 251f. oder Bauer, 2011, S. 47).

In unserer Arbeit *mit dem inneren Erleben* rund um das ganze Phänomen der Aggression hat sich dagegen die Erweiterung des Begriffs bewährt. Und dabei sind wir noch einen Schritt weiter gegangen und sehen die Aggression für diesen Zweck:

1. als übergeordnete Begrifflichkeit für zielgerichtetes Verhalten auf jemanden oder etwas zu, um dort etwas bewusst oder unbewusst zu bewirken,
2. als Sammelbegriff für die dahinterliegenden Absichten, die nicht zu trennen sind von den wiederum dahinterstehenden Einstellungen, bzw. Haltungen – und für die darin wirkende Antriebs- und Handlungsenergie, diese wiederum verbunden mit der Ebene der emotionalen Gestimmtheit,
3. als ein Kontinuum zwischen Konstruktivität und Destruktivität entlang des ganzen Spektrums mit all diesen Aspekten.

Dazu ein Beispiel:

> Ich habe Hunger, aber kein Essen. Ich sehe, du hast mehr zu essen, als du gerade brauchst. Ich begehre einen Teil davon, gehe auf dich zu und sage dir das. Ich denke, dass das legitim ist, ich darauf moralisch ein gewisses Recht habe. Trotzdem frage ich dich, ob ich etwas abbekommen kann, weil ich es dir nicht einfach wegnehmen möchte. So fühle ich mich am stimmigsten, denn dir Essen zu stehlen, könnte noch unangenehmer ausgehen, als Hunger zu haben. Aber ich möchte auch nicht,

1 Langenscheidts Taschenwörterbuch Lateinisch-Deutsch.

> dass du dich unnötig unter Druck oder gar von mir bedroht fühlst, weil ich will, dass wir noch weiter miteinander in einer wohlwollenden Beziehung bleiben können. Und darüber hinaus finde ich es auch nicht richtig, über eine solche Sache unnötig Unfrieden zu erzeugen, denn das könnte auch für die Gemeinschaft, zu der wir beide gehören, ungünstig sein. Ich könnte aber auch anders. Könnte dir ohne etwas zu sagen einfach was stibitzen oder gleich alles rauben. Wie es dir dann ginge, wäre mir egal und an die Anderen denke ich erstmal nicht, hoffe ansonsten, dass sie mich nicht erwischen würden. Ich muss mich entscheiden.

Zwei Varianten, zwei Wertewelten. Dazwischen verläuft die Scheidelinie zwischen sozial konstruktiv und vergiftet, wie wir es in unserer Übungsterminologie nennen. Die Vergiftung passiert, wenn ein*e Beteiligte*r in der Auseinandersetzung so handelt, dass kein gemeinsamer Wertekontext mehr besteht und der Dialog über das Geschehen und seine Folgen abreißt. Das hat immer zwei Seiten. Denn spannend wird es auch aus der Gegenperspektive: wie gehe ich darauf ein, dass jemand eine Forderung an mich stellt oder wie wehre ich ein Vorgehen gegen mich ab, das ich falsch, unfair oder ungerecht finde? Auch hierfür muss ich mein aggressives Potenzial nutzen, denn auch eine Abwehr bzw. eine Entgegnung bedeutet eine zielgerichtete Handlung. Wenn wir in der Aggression also nicht nur das Handeln und die Absicht sehen, sondern auch die innere Haltung miteinbeziehen, dann handelt unsere Arbeit von Aufrichtigkeit und vom Mut, sich Anderen mit der eigenen Wahrheit zuzumuten. Und sie handelt vom Vertrauen, damit gemeinsamen Werten zu dienen. Wir nehmen das ganz wörtlich und erarbeiten die dazu dienenden Qualitäten auch körperlich: das physische Aufrichten, das Losgehen, sich einem Gegenüber zuzuwenden und ganz wörtlich zu nehmend einen Standpunkt einzunehmen, also Stellung zu beziehen. Das führt im direkten und übertragenen Sinn zum aufrechten Gang.

Mit diesen Qualitäten Begegnungen und Konflikte auf Augenhöhe gestalten zu können gelingt nicht, wenn zu viel Negatives in sich reingefressen, unterdrückt, verdrängt, verleugnet, auf Andere projiziert und dort bekämpft wird. Das meinen wir mit der Vergiftung von Aggression. Das alles kostet zu viel Energie und zu viele Opfer. Konflikte machen Angst und verständlicherweise gilt Aggression im üblichen Verständnis als negativ. Allerdings wird oft nicht nur die konkrete schädliche Handlung, sondern die aggressive Regung dahinter als solche schlecht bewertet.

Ohne Frage gehört schlechtes Verhalten klar und deutlich als schlecht benannt – sonst kann man es nicht unterlassen oder verändern. Aber der Impuls dahinter enthält zu viel wertvolle Energie, die wir nicht im bloßen Hemmen oder Vermeiden vergeuden sollten. Das passiert aber schnell im Zusammenhang von Aggressionstabus und der Angst, jemandem auf die Zehen zu treten. Kein Mensch ist einfach nur »aggressiv«, sondern er oder sie befindet sich immer in einem komplexen Ich-Zustand, von dem die aggressive Stimmung und aggressive Handlungen nur äußerliche Aspekte sind (zu der Betrachtung von Ich-Zuständen siehe Teil III).

In diesem Buch geht es um einen Übungsweg, mit dem es möglich ist, den Teil von sich, der immer wieder – oder viel zu selten – Ärger wegen seines aggressiven Charakters bekommt, als sein »Aggressions-Ich« kennen, schätzen und verantwortlich nutzen zu lernen. Daraus erwächst aber auch eine über den einzelnen Menschen hinausgehende Sichtweise, nämlich Aggression als eine Kraft mit großer Bandbreite und als Ressource zu verstehen, die, wenn sie vergiftet wird, Schaden anrichtet und, wenn sie genügend entgiftet ist, quasi Stroh zu Gold spinnen kann. Dafür werden in Kindheitstagen wichtige Weichen gestellt. Wir haben alle Verantwortung dafür, wie Kinder lernen oder nicht lernen, mit ihrem »Aggressions-Gold« gut umzugehen. Dessen Spektrum kann jeden Tag in der Zeitung bestaunt werden, es reicht vom Amoklauf in der Schule bis »Jugend forscht«. Wir können Kindern aber nur positiv vorleben, was wir von uns selbst begriffen haben. Dafür stehen die Erkenntnisse aus der Körperarbeit mit Aggression als Aufforderung zur Selbstentwicklung. Sie sollen dazu anstoßen, fatale Abspaltungen zu überwinden – sei es mithilfe der beschriebenen Körperarbeit oder auf anderen Wegen. Es geht uns also um die Integration des ganzen Spektrums aggressiver Kräfte im eigenen Selbst. Deswegen wird auch von *Integrativer Aggressionsarbeit* die Rede sein.

Um dies alles aufstellbar und übbar zu machen, haben wir Settings entwickelt, in denen zwei oft widerstreitende Polaritäten vereinbar werden können: nämlich sich in die Konfrontation über einen Dissens zu wagen und dabei trotzdem im Dialog bleiben zu können. Das heißt, dass sich eine unter Umständen sogar hohe Konfliktspannung aufbauen kann, aber die Verständigung darüber nicht abbricht. Um diesen Widerspruch und seine Integration auch begrifflich zu fassen, nennen wir unsere Übungssettings *Dialogische Konfrontationen*. Damit ist auch benannt, dass in dialogischen Aufstellungen gearbeitet wird, also grundsätzlich mit einem*einer

Begegnungspartner*in als Gegenüber. Man steht sich partnerschaftlich zugewandt und gleichzeitig konfrontativ gegenüber – entweder ganz wörtlich in den Stand-Übungen oder im übertragenen Sinne wie im Ringen.

Zur Diskussion der Aggression innerhalb der Körperpsychotherapie

U. Geuter formuliert zentrale Aspekte für die körperpsychotherapeutische Arbeit mit Aggression (2019, S. 179ff.). Zunächst betont er, dass Aggression als übergeordnete Kategorie des Verhaltens von der Wut als Emotion unterschieden werden müsse. Dies sei in der körperpsychotherapeutischen Literatur bisher oft synonym oder nicht klar differenziert gesehen worden (ebd., S. 185). Viele Autoren sähen Aggression als etwas an, dass in konstruktiv und destruktiv unterschieden werden solle (ebd., S. 185). Nach Geuter stellt Wut als Emotion in Therapien meist den Anlass dar, Aggression als Verhaltensmöglichkeit zu thematisieren. Dabei trage sie »die Absicht, etwas in der Beziehung zu einem Menschen zu verändern«. Mit Aggression, die auch kalt ohne Wut agiert werden könne, gehe man gegen den Anderen an. Sie stifte keine Beziehung, von daher müsse sie reguliert werden (ebd.). Hier setzt unsere neue Sichtweise an (die in den Thesenkapiteln in Teil II näher ausgeführt wird): Aggression, die Beziehung zerstört, statt sie zu stiften, wollen wir als *vergiftet* bezeichnen. Geuter zitiert Röhricht (ebd., S. 185), der positive Aggression als ein Verteidigungs-/Problemlösungsverhalten und somit als eine Kompetenz ansieht – was unserer Sicht nahekommt. Die Qualität dieser Kompetenz misst sich in unserer Sicht daran, wie es gelingt, aggressives Handeln unvergiftet zu halten.

Geuter weist auch darauf hin, dass die therapeutische Arbeit mit Ärger und Wut berücksichtigen müsse, wie die Persönlichkeit von Übenden strukturiert ist, d. h. ob oder wie diese z. B. mit Traumata oder Entwicklungsdefiziten überhaupt in der Lage sind, Impulse zu steuern. Er spricht von »Aggressionskompetenz«, die nicht durch falsches Ermuntern zu hefigem affektivem Ausdruck überfordert werden dürfe (ebd., S. 180).

Dazu gehört auch die Mahnung in Bezug auf kathartische, also auf affektive Abreaktion zielende Übungsinterventionen (ebd., S. 186). Er weist auf die Gefahr hin, zu übersehen, welche Beziehungsmuster dadurch konstelliert werden könnten, wenn die Anleitenden ihre eigene gute Erfahrung mit dem Ausdruck in der Übung weitergeben wollten mit der gutgemeinten Absicht, irgendetwas zu befreien (ebd., S. 187). Dabei bestünden besondere Schädigungsrisiken mit kathartischen Prozessen bezüglich traumatisch-dissoziativer Dynamiken, wenn sie

> »nicht mit einer deutlichen Wahrnehmung der Situation, auf die sich Gefühle beziehen, verbunden sind. Patienten, die Dissoziation als Schutzmechanismus verwenden, zu empfehlen, ihre schrecklichen Gefühle auszudrücken, stößt sie tiefer in die Dissoziation hinein und manchmal auch in den Orkus der Dekompensation« (S. 189, mit Bezug auf L. Reddemann und M. Huber).

Ich führe dies an, weil die noch folgenden Übungsbeschreibungen den Eindruck erwecken könnten, es ginge uns wesentlich um kathartische Abreaktion. Diese kommt in unserem Rahmen kaum zum Tragen. Die Einbindung energetischer Köperaktionen in den dazugehörenden Kontext steht für uns immer im Vordergrund. Wir *drängen* ausdrücklich nicht zu heftigem Ausdruck, sondern laden dazu ein. Dies ggf. zu verweigern, darauf einzugehen und die Gründe dafür zu verstehen, ist für manche Teilnehmende sogar der aufschlussreichere Weg. Dies spielt bei unseren Vorgehensweisen eine durchgehende Rolle, weswegen es uns gelingt, die von Geuter beschriebene Problematik zu vermeiden, was insbesondere bei der Anwendung im psychiatrischen Kontext wichtig ist (siehe Anwendungskapitel, S. 170). Ich werde versuchen zu zeigen, wie nicht Katharsis im Sinne von Spannungsabbau, sondern Transformation unsere Absicht kennzeichnet (näher unter These 4 und Abschnitt S. 119).

Eine Anmerkung zur Aggressionskompetenz: für unseren Ansatz bezeichnet die von Geuter genannte *Aggressionskompetenz* nicht nur die Mindestvoraussetzung für affektmobilisierende Übungen, sondern der Begriff steht auch für das Ziel der Übungsarbeit: die gereifte und zur Dialogfähigkeit beitragende Fertigkeit, aggressive Impulse in sich wahrzunehmen und zu kontrollieren. Dies bedeutet, sie entweder zu hemmen oder bahnend-kontrolliert benutzen zu können. Am Anfang steht die minimale, am idealen Ende die maximale Aggressionskompetenz.

Körperlichkeit, Authentizität und Dialogfähigkeit

Die dialogisch-konfrontativen Übungen eröffnen ein experimentierendes Herangehen an aggressive Impulse. Und je mehr dabei vor allem die verunsichernden Seiten der Aggression einbezogen werden, desto mehr Echtheit lässt sich im zwischenmenschlichen Kontakt erreichen. Daran schließen sich auch die weiteren Ziele der Aggressionsarbeit an: verbesserte Selbstwahrnehmung, gesteigerte Verantwortungsfähigkeit, vertiefte Kontakt-, Konflikt- und Beziehungskompetenzen. Die körperpsychotherapeutische Besonderheit dieses Übungsansatzes liegt in der Einbeziehung der Körperlichkeit als der wesentlichen Basis für Entwicklung. Es geht um Erfahrungen auf allen Sinnesebenen, was ein umfassendes und vertieftes Lernen über sich selbst und den Kontakt mit Anderen ermöglicht. Hierfür nutzen wir vor allem solche körperlichen Aspekte wie Stand, Atmung, Körperausdruck und eben Aggression als Kraft.

Embodied Mind – Verkörperter Geist

In der Körperpsychotherapie gehen wir davon aus, »dass sich ein Mensch […] in seinem ganzen Sein psychisch und körperlich erlebt, sich entdeckt, zu sich selbst findet«. Das bedeutet, dass er »sich selbst, seine Bedürfnisse und Emotionen besser zu regulieren lernt […], indem er all das spürt, was in ihm vorgeht« (Geuter, 2015, S. 78).

Dies folgt dem Paradigma des Embodied Mind (ebd., S. 81), was man sowohl mit verkörpertem Geist als auch mit verkörperter Seele übersetzen kann. Geuter bietet im Kapitel über das lebendige Subjekt (ebd., S. 73ff.) einen guten Überblick zu einem holistischen Menschenbild. Wie wir damit das körperpsychotherapeutische Vorgehen im Kern verstehen, bündelt sich im Begriff des Enaktivismus. Damit ist eine philosophische Geistesströmung gemeint, die davon ausgeht, dass ein Lebewesen seine Wahrnehmung und sein Denken im verkörperten Handeln in der Welt erzeugt. Das bedeutet, »dass es einen Geist, ein Bewusstsein immer nur in einem Körper und in Bezug auf das Verhältnis dieses Körpers zur Welt gibt«. Und es bedeutet überdies, »dass es einen subjektiv erlebten Körper nur in einem Geist gibt, der diesen Körper als erlebenden erlebt und mit Bewusstsein seiner selbst ausstattet« (ebd., S. 82).

Energie

In der körperpsychotherapeutischen Arbeit benutzen wir zentral den Begriff der »Energie«. Damit ist in phänomenologischer Weise das subjektive Energieerleben im System von Körper und Seele gemeint. Wenn wir von Seele sprechen, meinen wir damit die Gesamtheit der nicht materiellen Ebenen einer Person, sein Unbewusstes, seine Emotionen, sein Bewusstsein und wenn man will seine transpersonalen Aspekte.

Ich sage z.B.: »Meine Energie zieht sich nach innen«, wenn ich erlebe, dass mein Körper sich zusammenzieht, der Atem flacher wird und wenn ich dabei mein Seeleninneres verberge und zurückhalte. Umgekehrt erlebe ich meine Energie nach außen strömend, wenn ich expressiv bin, wenn ich einen Seeleninhalt nach außen oder auch auf jemanden zuleite. Wenn ich mich zeige, gehe ich nach außen, geht also mein Ich nach außen – Energie ist in dieser Begrifflichkeit wie der gefühlte Treibstoff meines Ichs oder besser meines Selbst, wenn ich darin auch alle unbewussten Anteile einschließe. Energie erlebe ich dann wie eine um die Dimension der Bedeutung erweiterte physikalische Kraft. Im Körper wirken verschiedene physikalisch messbare Energien: elektrische Ströme, kinetische Bewegungsenergie, thermische Energie, Gravitation. Der köperpsychotherapeutische Energiebegriff ist ein Sammelbegriff für das gleichzeitige Erleben dieser Energien auf der sensorischen Ebene, der kognitiven Ebene von Bedeutung und der emotionalen Ebene ihrer seelischen Wirkung. Aus alledem bildet sich eine Ganzheit des subjektiven Energieerlebens.

Geuter geht in seinem Kapitel über die Systemebenen des Erlebens (2015, S. 99ff.) auf die Schwächen von Energiemodellen ein, die psychische und physikalische Vorgänge in eine erklärbare Verbindung bringen wollen: »Der Begriff der Energie kann auf einer phänomenalen Ebene bestimmte körperlich empfundene Erlebnisweisen beschreiben. Als Begriff für eine vermeintlich physikalisch bestimmbare Lebenskraft ist er ohne Erklärungswert« (ebd., S. 125). Von daher bewegen wir uns auf der von ihm beschriebenen phänomenalen Ebene, auf der »der Begriff der Energie eine Abstraktion für unterschiedliche Erlebnisweisen« ist, die mit physiologischen Funktionsveränderungen einhergehen. Man solle das aber »nicht mit der konzeptionellen Vorstellung verwechseln, es fließe eine Substanz durch den Körper«. Geuter lehnt es deshalb ab, unterschiedliche Phänomene des Körpererlebens, des Affekterlebens oder des affektiven Austauschs mit dem einen Begriff der Energie zu versehen, weil dies klinisch die Wahrnehmung einenge. Der Energiebegriff sei in der Körperpsychotherapie vielfach benutzt worden, »um intensive Erfahrungen zu beschreiben, die schwer in Worte zu fassen sind«. Er räumt aber ein, dass der Begriff geholfen habe, die Intensität von Emotionen und fließend-lustvollen Strömungsempfindungen festzuhalten (ebd.). In diesem Sinne verwenden wir den Energiebegriff in unserer Arbeit.

Die Erweiterung des Aggressionsbegriffes als Mittel gegen Verleugnung

Wenn wir die Verleugnungen von Schattenseiten menschlicher Aggression ansprechen, steht eine weitere Begründung dafür an, warum wir den Aggressionsbegriff erweitert verwenden wollen. Üblicherweise trennen wir unsere vorwärts gerichteten Kräfte grob betrachtet in »konstruktiv-offensiv« und »destruktiv-aggressiv«, um zwischen erwünscht und unerwünscht zu unterscheiden. Doch das lädt dazu ein, die unerwünschten Anteile in sich abzuspalten und zu verleugnen. Wenn wir dagegen von einem Kontinuum zwischen Kräftepolen in uns ausgehen, von dem ein Teil des Spektrums nun mal in »schattige«, d. h. von uns als dunkle Regungen empfundene Bereiche hineinragt, wird es schwieriger, diesen Teil einfach abzukappen. Es zeigt sich dann auch, dass dies gar kein sinnvoller Weg ist, denn was nur verdrängt und verleugnet wird, kommt irgendwann wieder hervor. Die Betrachtungsweise der *Vergiftung* für das, was wir an der Aggression vermeidenswert finden, gibt uns die Möglichkeit, in dieses innere Dunkelfeld hineinzuleuchten, um dann an der »Entgiftung« unseres Impulses zu arbeiten (die Idee, mit den Kategorien der Ver- und Entgiftung zu arbeiten, erläutere ich näher im Teil II, S. 101), sie wird aber auch schon im Praxisteil I eingeführt.

Dies führt uns auf einen Weg, auf dem wir uns bei der Konfrontation mit bislang tabuisierten Aggressionen darüber klar werden können, was wir eigentlich wollen. Dazu geben uns die als destruktiv erscheinenden Regungen die entscheidenden Hinweise, wenn wir der Spur der Vergiftung folgen. Das bedeutet, den destruktiven Gehalt bis zu dem Moment zurückzuverfolgen, als ein ursprünglich legitimer Impuls nicht zu seinem Recht gelangen konnte und sich quasi »kontaminiert« abgelagert hat. Dieser Forschungsprozess lässt sich mit gezielten Übungen fördern und gestalten.

Bevor unsere Vorstellung von einer dialogischen Konfrontation zur Anwendung und Wirkung kommen kann, muss natürlich überhaupt erst einmal eine Kontaktsituation mit einem Gegenüber hergestellt werden, welche die Chance zum Dialog hat. Von daher greifen unsere Betrachtungen nicht auf einer gesellschaftlichen Ebene für Fragen von legitimer oder illegitimer Gewalt und propagieren auch kein Heilmittel gegen politisch oder kriminell begründete Selbstermächtigung zur Gewalt. Denn dabei sind Menschen aggressiven Dynamiken ausgesetzt, die gänzlich unpersönlich, anonym oder ohne jeden direkten Bezug und somit außerhalb von Dialog stattfinden.

Unser Ansatz richtet sich an diejenigen, die an einer selbstkritischen Auseinandersetzung mit ihrem Aggressionspotenzial interessiert sind. Dies vielleicht einerseits, weil es unterdrückt und unentwickelt oder andererseits, weil es zu wenig begrenzt und überschießend ist. Mit letzterem sieht man sich ggf. auch durch die Kritik Anderer, oder durch eine strafrechtliche Anklage bzw. Verurteilung zu Auseinandersetzung gezwungen. Nicht selten existiert das Unterentwickelte neben dem Überschießenden in einer Person und das eine liegt im anderen begraben. Und manchmal liegt der Schlüssel allein darin, mit derlei Problemen überhaupt in einen Dialog einzutreten, was sozusagen schon die halbe Miete sein kann, bevor man irgendwelche Übungen ausprobiert.

Aggressionsbalance

Es geht uns also um eine Balancierung des Aggressionsgeschehens auf mehreren Ebenen und zwischen mehreren Polaritäten: zwischen konstruktiv und destruktiv, zwischen Dir und Mir, Mir und den Anderen, zwischen Innenerleben und Außendarstellung – und nicht zuletzt zwischen Bewusstem und Unbewusstem. Vereinfacht heißt das für das Üben im realen Kontakt aus der Ichperspektive: Ich strebe an, mir in Konflikten mit meinen Mitmenschen darüber gewahr zu sein, ob oder wie ich im Begriff bin, mein oder unser Ziel durch vergiftete Aggression selbst zu sabotieren. Das Spannende daran ist nun, dass ich das nicht durch eine unterdrückende

Deckelung meiner Handlungsenergie im Sinne einer Selbstzensur erreichen muss, sondern meine Impulse durch einen qualitativen inneren Filter leite, der von wacher Intuition im Sinne von Achtsamkeit geprägt ist. Für Menschen mit einer (mitunter depressiv gefärbten) Neigung zu einseitiger Zurückhaltung bedeutet dies, eine neue Balance in Richtung Offensivität zu finden. Hier ist der Mut zu fördern, sich Anderen mehr zuzumuten. Diese Dynamik begegnet uns überwiegend bei mittelschichtsgeprägten Teilnehmer*innen in Selbstentwicklungsseminaren.

Für Menschen am anderen Ende des Spektrums mit mangelnder Impulskontrolle oder mit einseitigem Dominanzverhalten wäre die neue Balance hingegen, mehr Empathie für ihr Gegenüber zu finden. Dies kann je nach Persönlichkeitsstruktur auch eine Phase benötigen, in der zunächst das Zurückhalten von körperlicher Gewalt und solchen Handlungsimpulsen geübt werden muss, die den Kontakt z. B. durch Einschüchterung sabotieren und die Beziehung zum Gegenüber mit Angst oder Verärgerung vergiften. Dafür kann aber in der dialogisch-konfrontativen Übungspraxis eine positive Motivation geschaffen werden, wenn dem negativen Gehalt des Agierens in einem geschützten Rahmen ein eigener Ausdruck gegeben werden kann, statt ihn zu unterdrücken. Dann beginnt der Neubalancierungsprozess damit, dass zunächst – und vielleicht zum ersten Mal – selbst Empathie für die eigenen vergifteten Aggressionen erlebt wird. Diese Dynamik treffen wir überwiegend bei Patient*innen mit Persönlichkeitsdefiziten in Einzeltherapien oder im psychiatrischen Klinikkontext an. In der forensischen Klinik oder auch in ambulanten Verantwortungstrainings treffen wir auf Menschen, die durch ihre mangelnde Impulskontrolle und meist in Verbindung mit destruktiven Einstellungen straffällig geworden sind. Bei etlichen davon finden Nachentwicklungsprozesse statt, die wie eine Art emotionaler »Alphabetisierung« anmuten können. Das bedeutet, die eigenen Impulse überhaupt bewusst wahrzunehmen und z. B. als Bedürfnis oder eben als Aggression benennen zu können. Oft ist es erst dann möglich, auch die Wirkung des eigenen Handelns auf Andere zu verstehen und warum sich dieses vergiftend für die Beziehung auswirkt. Rund um die elementare Bedeutung dieser psychischen Prozesse hat sich nicht von ungefähr eine eigene therapeutische Lehre gebildet, die solche Vorgänge des Bewusstmachens als *Mentalisierung* bezeichnet (Schultz-Venrath, 2013, S. 15).

Ich lade nun auf einen Rundgang durch unsere Übungspraxis ein, um nachzuvollziehen, warum uns die Vorstellung von der Aggression als eines Kräftekontinuums zwischen gegensätzlichen Polen so unumgehbar erscheint.

Teil I Körperarbeit mit Aggression

Die Haupt-Übungsfelder für dialogische Konfrontationen

Stehen – Boxen – Schlagen – Ringen: Diese vier markanten Begegnungsformen haben sich mit ihren unterschiedlichen Schwerpunkten als besonders geeignet dafür erwiesen, die Kraft der Aggression im Kontakt erlebbar zu machen. Zusammen mit der Vor- und Nachbereitungsebene bilden sie die wesentlichen Übungsfelder unserer Aggressionsarbeit.

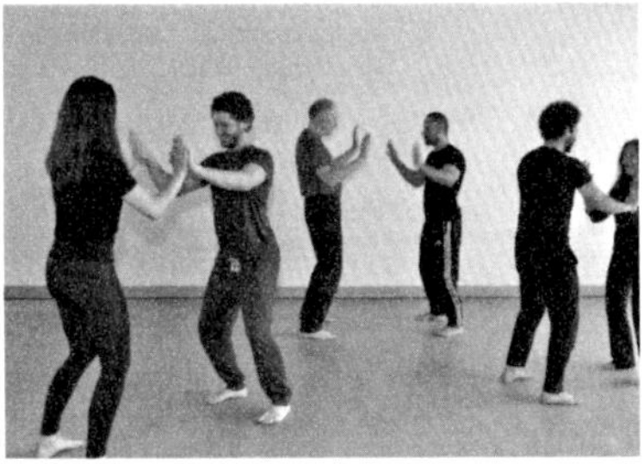

1. Stehen

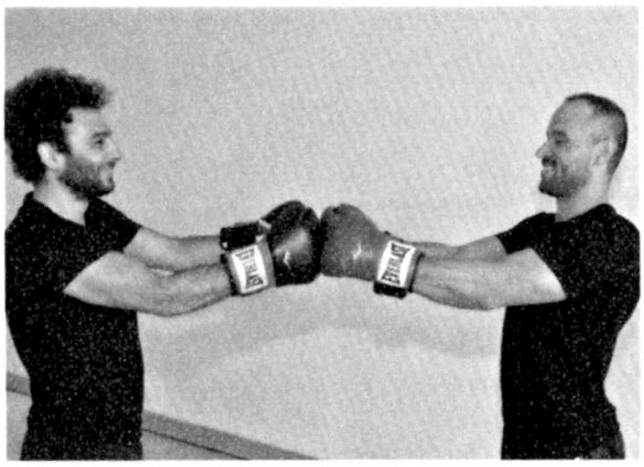

2. Boxen

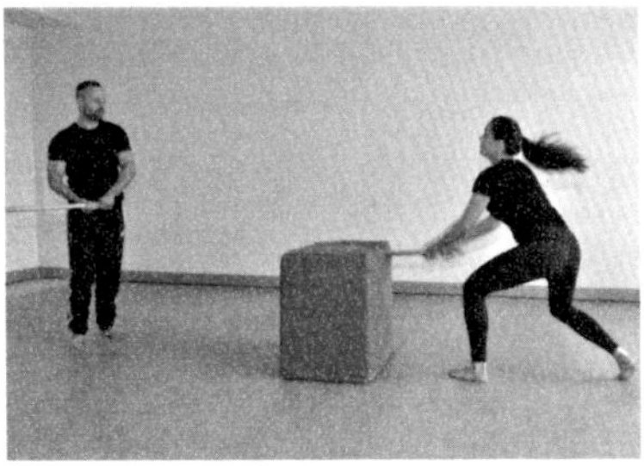

3. Schlagen

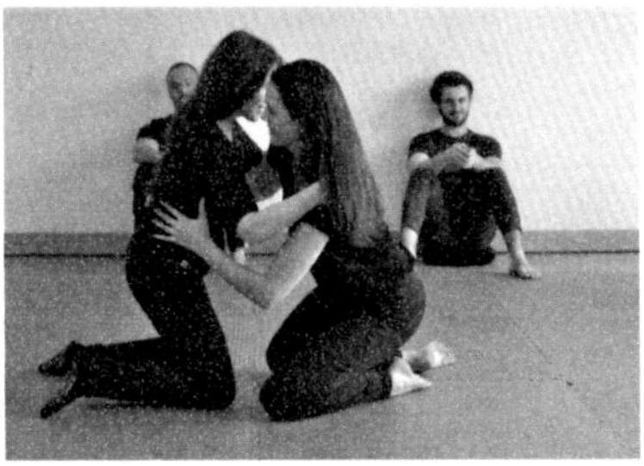

4. Ringen

Abbildung 1: Körper-Selbst-Wahrnehmung

In der Vorbereitung wie im Anschluss an die kraftvollen Übungen erfolgen vielfältige Anleitungen zur Selbstwahrnehmung. Die Arbeit mit Aggression ist damit eingebettet in viele Spürräume zur Vor-, Zwischen- und Nachbereitung der Erlebnisse für die Teilnehmenden.

Die Schwerpunkte der dialogischen Konfrontations-Settings im Überblick:

1. *Stehen:* das sind Übungen zum Gehen, Stehen und Haltfinden, zur Erforschung von Standfestigkeit und Standschwäche, sowie von Ab- und Anlehnung. Zusätzlich gibt es Übungen mit dem Wegschieben, um sich Raum zu verschaffen.
2. *Boxen:* bedeutet Stoßkraft in der Bandbreite zwischen *Anstoß geben* und *Anstoß erregen* – u. a. mit der Form des »sicheren Boxens« kann der *Mut zur Zumutung* geübt werden.
3. *Schlagen:* ermöglicht im Schlagdialog den Ausdruck von Kräften, die in der direkten Einwirkung aufeinander schädigen würden – es ist ein schützendes Ritual zum Erleben der eigenen puren Kraft zunächst im »Rohzustand«. Gelingt eine Wandlung im Sinne von *Entgiftung*, kann diese Kraft psychisch als *Empowerment* im Sinne von Ermutigung und Selbstermächtigung erlebt werden.
4. *Ringen:* ist die direkteste Form der gegenseitigen Reibung im Kontakt – hier kann man den Anderen einmal physisch anpacken, sich ihn oder sie buchstäblich »zur Brust nehmen«, oder in Gestalt des Gegenübers so etwas wie »die eigenen Dämonen niederringen«.

Um solche herausfordernden Übungen für die Teilnehmenden verträglich zu gestalten, müssen von der Leitung zu folgenden Punkten Rahmen und Grenzen markiert werden:

- Die Anleitenden bringen eine Haltung der Einladung und Akzeptanz ein, die für die Teilnehmenden die Sicherheit schafft dass sie stets freiwillig und selbstregulierend entscheiden, ob und wie sie den Übungsanleitungen folgen wollen. Es braucht einen mindestens mündlichen Vertrag, dass die Teilnehmenden jederzeit selbstverantwortlich für sich entscheiden. Sie können diese Freiheit gar nicht von der Leitung gewährt bekommen, sondern besitzen sie ohnehin, brauchen aber unter Umständen Hinweise, sie auch zu nutzen, um sich z. B. bei drohender körperlicher Gefährdung oder psychischer Überforderung rechtzeitig zu schützen. Dies kann erfordern, sich ggf. gegen einen subjektiv empfundenen Gruppendruck oder Gruppensog mutig abzugrenzen. Hier ermutigt die Leitung dazu, Schamgefühle oder Versagensängste zu überwinden, etwa wenn man die einzige Person ist, die einer Übungsanleitung nicht folgen mag oder kann.

- Der Rahmen muss eine klare Struktur mit Regeln und Grenzen für die Begegnungs-Übungen bereitstellen, wobei die Teilnehmenden ihr Vertrauen im Wesentlichen dadurch gewinnen, dass alle Prozesse in genügend kleinen Schritten geschehen und stets auf allen Übungsstufen verlässliche Ausstiegstüren offenstehen. So sind sich alle durchgängig der Freiheit zur Abwandlung, zum Distanznehmen und zum Auslassen von Übungsteilen gewiss. Die Übungen werden so transparent demonstriert, dass potenzielle Verletzungsrisiken analog zum Sport nach individueller Fitness selbst eingeschätzt werden können.
- Es hat sich bewährt, die Teilnehmenden mithilfe eines bildhaften Vergleichs darauf hinzuweisen, dass sie im eigenen Empfinden quasi zwischen zwei »Alarmkreisen« unterscheiden mögen: Ist der erste erreicht, geht im Instinktsystem eine »rosa Lampe« an, die einen innehalten lässt. Sie markiert aber meist Scham- und Peinlichkeitsgrenzen, oder schlicht die Grenzlinie des ängstigenden Ungewohnten. Diese »rosa Linie« lohnt es in der Regel mutig zu überschreiten. Ist aber der zweite Alarmkreis erreicht, leuchtet der Instinkt nicht rosa, sondern rot bis dunkelrot. Es droht die Gefahr von körperlicher Verletzung oder eine seelische Beeinträchtigung, die über das Seminar hinauswirken könnte und auch längerfristig keinen Wachstumsgewinn verspricht. Diese nun wirklich rote Linie soll man nicht übertreten. Manche Teilnehmende fühlen sich in diesem Bereich der Gefährdungs-Selbstwahrnehmung ein bisschen »farbenblind« und neigen dazu, rot und rosa zu verwechseln. Sie werden dann dazu ermuntert, einen auftauchenden Alarmkonflikt offen anzusprechen.
- Es kann vorkommen, dass Teilnehmende traumatische Erlebnisse schildern, nachdem sie sich vom Übungsgeschehen daran berührt fühlten. Für den Umgang damit gibt es verschiedene Optionen, vom Beschreiben des inneren Erlebens über das sofortige Aussteigen aus Übungen bis hin zu gemeinsamen kreativen Veränderungen des Settings. Sobald die Traumadynamik von den Betroffenen selbst oder von der Leitung als solche erkannt wurde, lässt sich flexibel herausfinden, wie nah oder weit der Übungsverlauf an der traumatischen Thematik vorbeiführen soll. Je nachdem, auf welchem Stand der Verarbeitung die Betroffenen damit und ob sie noch in einem anderen

therapeutischen Zusammenhang geborgen sind, können punktuelle Berührungen damit stattfinden. Grundsätzlich gilt es aber, jede unnötige Reaktualisierung des Traumatischen zu vermeiden und das Bewusstsein für die eigene Bewältigungsstärke zu unterstützen.

Im Laufe der Übungsschilderungen werde ich am Beispiel der Schlag-Übung Betrachtungen zur speziellen Bedeutung der Gruppe, des Blickkontaktes oder zu unserem Verständnis von Kraft einfügen. Sie erfolgen dort, weil es mir aus dem Zusammenhang heraus besonders sinnfällig erscheint. Sie gelten aber im Prinzip für alle Übungsfelder.

Vorbereitung/Achtsamkeit

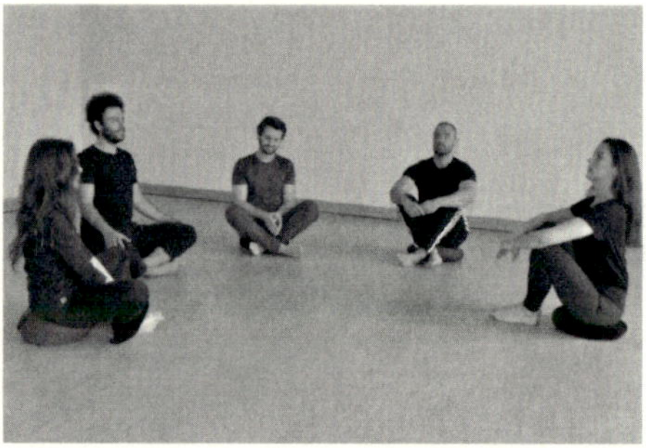

Abbildung 2

Die Arbeit mit Aggressions-Übungen erfordert eine ausreichende Vorbereitung innerer Achtsamkeit. Gerade das Mobilisieren heftiger Impulse und der damit oft verbundenen heftigen Affekte ist nur fruchtbar, wenn die Übenden den Ablauf ihrer körperlichen Reaktionen genügend bewusst in sich wahrnehmen. Dazu gehört der gesamte Prozess des energetischen An- und Abschwellens eines Impulses vom Ruhezustand an. Eine Übungssequenz beginnt zunächst mit ruhigem Atmen im Sitzen oder Liegen und der Sensibilisierung für die Wahrnehmung des eigenen Körperbefindens. Auch kleine Experimente mit Schreckreizen, z. B. in Form eines angekündigten Händeklatschens, das mit geschlossenen Augen erwartet wird, können eine bewusste Stressverarbeitung anregen. Dazu werden bewusstes Atmen und gezieltes An- und Entspannen der gesamten Muskulatur einbezogen. In überschaubaren Kurzsequenzen folgen dann Kontaktexperimente mit zunächst leichten Berührungen bis hin zum Erproben von »klassisch-aggressiven« Handlungen wie Drücken, Schieben, Ziehen, sich gegenseitig aus dem Stand bringen, Grimassieren, Anknurren. Hier sind der Fantasie keine Grenzen dafür gesetzt, sich spielerisch vom noch harmlosen »Aufeinanderzu« zum heikleren »Aufeinanderlos« vorzutasten.

Abbildung 3

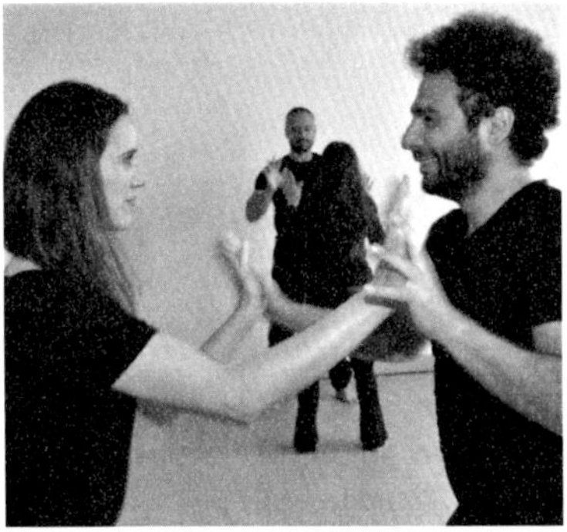

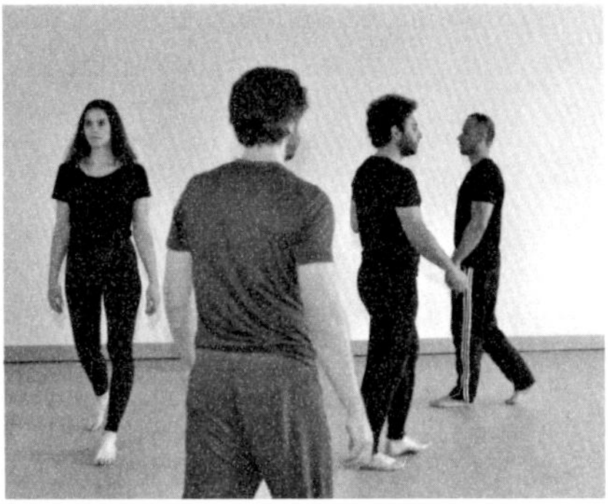

Abbildung 4

Eine Übung, die wir immer wieder vor, zwischen und nach Konfrontations-Übungen einsetzen, ist das *verlangsamte Gehen* durch den Raum, um elementare Dinge wie Sich-Aufrichten, Stehen, das Gehen selbst sowie das Zusammenspiel von Atem und Bewegung bewusster wahrzunehmen.

Erst nach solchem gründlichem »Warmup« geht es weiter zu den zentralen Konfrontationsaufstellungen.

Achtsamkeit in der Körperpsychotherapie – Vom bewussten Umgang mit der Wahrnehmung

Wir nutzen den Bewusstseinszustand der Achtsamkeit innerhalb der Übungseinheiten, indem wir das achtsame Hinspüren auf den Körper mit den Teilnehmenden durch Körperwahrnehmungs-Übungen (Body-Scan), Gehmeditation u. a. wiederholt schulen. Bei allen Übungen steht das nicht wertende Annehmen dessen, was gerade im Augenblick wahrnehmbar ist, im Vordergrund. Das können Körperempfindungen, Emotionen, Stimmungen, Sinneswahrnehmungen oder/und Gedanken sein. Diese Methode ermöglicht einen einfachen und natürlichen Zugang zum vorbegrifflichen und präverbalen Erleben. So wird die Bedeutung einer Situation, die außen oder innerpsychisch sein kann, zuerst im Körper repräsentiert und erst später werden Fragmente davon mental zugänglich. Zuerst kommt die körperliche Wahrnehmung und dann die Sprache. Vor diesem Hintergrund bekommt der Körper eine zentrale Bedeutung bei der therapeutischen Intervention. Bei der Arbeit mit Gefühlen, Imaginationen, Kognitionen u. a. liegt der wesentliche Ansatz für Interventionen darin, die Achtsamkeit hin zum körperlichen Erleben zu führen, da sie aus dem Körpererleben entstehen (vgl. Geuter, 2019, S. 126ff.; 2015, S. 217ff.).

Die Erkenntnis aus der Körperpsychotherapie, dass Sprache, Bilder, das gesamte explizite Erleben mit dem Körper verbunden sind, anstatt ausschließlich im Gehirn stattzufinden, wird zunehmend neurobiologisch verifiziert, sodass von einem umfassenden *Body-turn* in der Wissenschaft gesprochen wird (Geuter, 2015, S. 9).

1. Übungsfeld: Stand und Halt

»standfest und durchlässig« – statt »starr und labil«

In diesem Übungsfeld können metaphorische Begriffe wie *Boden finden*, *Standpunkte bilden*, *Stellung beziehen*, *Stand halten*, *sich vorstellen* oder *widerstehen* wörtlich genommen und körperlich erforscht werden.

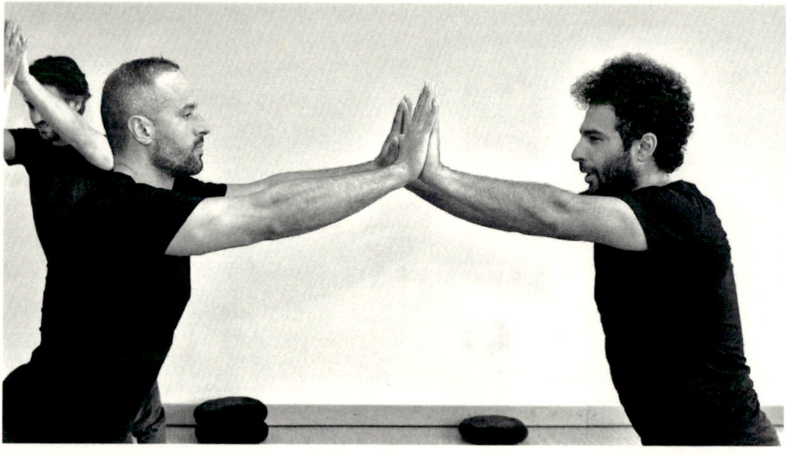

Abbildung 5

Die Stand-Stoß-Übung

Technischer Ablauf und Regeln

Die Partner*innen stehen sich einen Schritt weit in schulterbreitem und parallelem Stand gegenüber und heben die Hände zu einer schiebendstoßenden Haltung vor den Körper. Dies ausdrücklich nicht in Schrittstellung, damit das Balancehalten als Aufgabe erhalten bleibt. Denn es geht darum, die Spielgegnerin oder den Übungspartner durch Stöße mit den Händen aus ihrem Stand zu bringen. Bei dem nun folgenden spielerischen Kampf um Punkte sind nur die gegenseitigen Berührungen mit den Handflächen erlaubt, wobei der Berührungskontakt nicht permanent sein muss, sondern in einzelnen Stößen immer wieder neu angesetzt werden kann. Berührungen an anderen Körperstellen oder das Umfassen der Hände des Gegenübers gelten als Foul und zählen als Punkt für die*den Gefoulte*n. Punkte gibt es dafür, wenn das Gegenüber einen Fuß nach vorn, hinten oder zur Seite versetzen muss – das bloße Heben von Ferse oder Zehen zählt nicht. Je nach Zeitrahmen kann man bis 3, 5 oder 10 Punkte oder auch mehrere Revanche- und Entscheidungsrunden spielen.

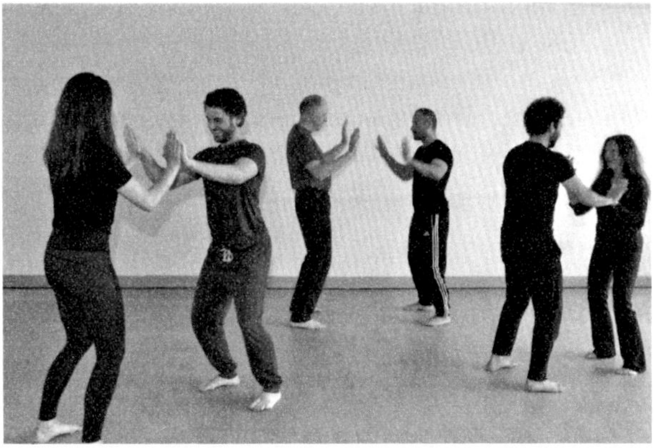

Abbildung 6

Ziele

Es gilt den Stand der Dinge des eigenen Standes zu erforschen. Die Übung dient auch zur Vermittlung eines Grundverständnisses für das Üben mit Aggression im direkten Kontakt mit einem Gegenüber. Sie stellt die Einführung des dialogischen Prinzips dar und ist so als niedrigschwelliger Einstieg mit Spielcharakter bestens geeignet. Als aggressive Kraft wird hier angesehen, mit dem Krafteinsatz in der Stoßbewegung auf ein Gegenüber hin bei diesem eine Wirkung zu erzielen. In der Stand-Stoß-Übung wird eine für viele Alltagssituationen prototypische Grunddynamik bildlich und sinnlich erfahrbar:

- ein Ziel zu verfolgen (Punkte machen), bei dem ich ein Gegenüber dazu bringen muss, seinen Standpunkt zu verlassen und einen Schritt zu tun,
- zu verarbeiten, dass dieses Gegenüber dasselbe gleichzeitig bei mir versucht
- und dabei meinen eigenen Stand zu bewahren.

Der Spielablauf wird immer wieder einmal von der Leitung mit einem Ruf oder Pfiff angehalten, vergleichbar mit dem Drücken einer »Pausentaste«. Die Teilnehmenden »frieren« ihre Bewegung – so gut als möglich – für einen Moment ein, schließen die Augen und spüren in den Körper hinein. Je nachdem, ob sie zu diesem Zeitpunkt eher ein Plus oder Minus auf ihrem Punktekonto haben, können sie zwischen Kopf und Füßen nachspüren, was an ihrer zunächst rein körperlichen Haltung und Einstellung ihrem Stand nutzt oder ihn sabotiert. Die Leitung weist auf Aspekte hin, wie die Bodenhaftung der Füße, Steifheit oder Lockerheit in den Knien, Anspannungen im Beckenbereich, angehaltenen Atem und den Umgang mit dem Schwerpunkt. Schon hier beginnt sich die Grunderkenntnis zu bilden, dass man es ja selbst ist, der oder die den eigenen Stand stärkt oder eben schwächt. Beim Weiterspielen können nun erste Eigenkorrekturen in der Gestaltung der Standstrategie ausprobiert werden:

- lockerer in den Knien zu bleiben und damit den Stand flexibler gegen die Störungen durch die Stöße des Gegenübers zu machen;
- entsprechend das Becken und damit seinen Schwerpunkt beweglich in alle Richtungen – vor allem nach unten – zu halten, was eine blitzartig wirksame Erdung ermöglicht;
- den Atem fließen und ihn mit dem Ausatmen hörbar die eigenen Aktionen unterstützen zu lassen;
- den Schwerpunkt nicht einseitig nach vorn oder hinten zu verlagern, was von einem geschickten Gegenüber leicht dazu ausgenutzt werden kann, einen dazu zu bringen, sich im Grunde selbst aus dem Stand zu katapultieren.

Bei einem weiteren Innehalten und erneuten Einfrieren der Bewegung erfolgt die Innenschau mit dem neuen Fokus auf die *psychischen* Einstellungen und Haltungen. Manch eine*r wird nämlich feststellen, dass sich die so plausibel klingenden technischen Ratschläge nicht so leicht umsetzen lassen wie erwartet. So ist den Übenden schlüssig, auch auf die mitgebrachten inneren Lebenshaltungen zu schauen und dabei z. B. zu überprüfen, wie leicht oder schwer es ihnen fällt, sich in einem fair vereinbarten Rahmen einem Gegenüber zuzumuten und sich Freude an der eigenen Kraft und an der Herausforderung zu erlauben. Häufig tauchen dann typischerweise unbewusste Verhaltenseinstellungen auf wie:

- Ich darf mich nicht zumuten
- Ich muss unbedingt gewinnen
- Minuspunkte und Niederlagen sind eine Schmach
- Ich hasse Niederlagen und muss sie um jeden Preis vermeiden
- Pluspunkte und Siegen machen schuldig
- Ich schäme mich für meine Kraft und Überlegenheit
- Dich steck ich in die Tasche
- Ich kann das nicht
- Ich verliere ja sowieso

Manche realisieren auch, dass sie dazu neigen, bevor der Andere einen Punkt gewinnt lieber gar nichts zu machen und selbst nicht zu punkten. Dann regiert die Sicherheit, entsprechend wenig lustvoll entwickelt sich die Übung. Oder jemand findet das Kämpfen um Punkte schlicht »doof« und will, dass wir uns doch liebhaben und uns gegenseitig nicht weh tun sollten.

Soweit es den Übenden nicht schon sofort wie Schuppen von den Augen fällt, können sie in kleinen Austauschgesprächen mit dem*der Übungspartner*in darüber nachsinnen, wie die für die Standfestigkeit oder aber für das Punkteerzielen ungünstigen Körperhaltungen von psychischen Haltungsschemata mit erzeugt werden. So führt die Überzeugung, dass nur ein Sieg infrage kommt, oft dazu, dass z. B. ein Übender sich zu weit nach vorne lehnt, um bloß nicht nach hinten umgestoßen zu werden. Wenn er dann seinerseits stößt, braucht der Gegner nur seine Hände wegzuziehen, und der Siegesfixierte schießt sich mit der eigenen Energie selbst nach vorne aus dem Stand. Eine andere Variante davon sind die aus Angst durchgedrückten Knie, um den eigenen Stand quasi »pfostengleich« zu befestigen. Das Gegenteil davon ist das eindrückliche Ergebnis: der*die Gegner*in hat über die starre Hebelverlängerung – denn die Becken-Hüftregion wird gleich mit versteift – leichtes Spiel, das Gegenüber umzustoßen. Am anderen Ende des Spektrums gibt es z. B. den zu sehr nach unten verlagerten Schwerpunkt, der zwar fest wie eine

Burg wirkt, aber kaum noch erlaubt, Kraft nach vorne zu bringen, um das eigentliche Ziel zu verfolgen. Dahinter steckt oft die Angst, etwas falsch zu machen und dafür lieber auf eigenen Erfolg und das Erlebnis von Wirksamkeit zu verzichten – von der wirksamen Verhinderung des gegnerischen Erfolges einmal abgesehen.

Die Stand-Halt-Übung

Technischer Ablauf und Regeln

Der zweite Teil ist eine *Stand-Halt-Übung*. Es kommen exakt die gleichen Grundregeln zum Einsatz: paralleler Stand, ausschließliche Berührung an den Handflächen und die Bewegung nach vorne auf das Gegenüber zu. Mit paradox umgekehrter Zielsetzung geben aber beide ihren eigenen Schwerpunkt quasi auf und bilden einen neuen gemeinsamen Schwerpunkt, indem sie sich aneinander anlehnen. Dies geschieht langsam und schrittweise, etwa indem beide die Füße weiter nach hinten setzen, um noch mehr Gewicht in den gemeinsamen Halt einbringen zu können. Dabei wird die Vertrauensschwelle immer mehr herausgefordert, schließlich würde jede*r von beiden nun ohne das Gegenüber nach vorne umstürzen. Die Haltenden erspüren – nach eigener Wahl mit offenen oder geschlossenen Augen – was sie in ihrem Körper wahrnehmen. Dies umfasst typischerweise ein Spektrum zwischen entspannt balanciertem Druck- und Lastausgleich im ganzen Körper bis hin zu starkem Stress mit hoher Anspannung in Armen, Rücken oder Beinen. Auch hier erfolgt zunächst die Fokussierung auf den Körper und in einem zweiten Schritt die Frage nach auftauchenden psychischen Einstellungsmustern. Im Verlauf der Übung testen die Partner*innen, ob sie sowohl körperliche als auch psychische Haltungsveränderungen erzeugen oder zulassen können, mit denen sie den gemeinsamen Halt positiv beeinflussen können.

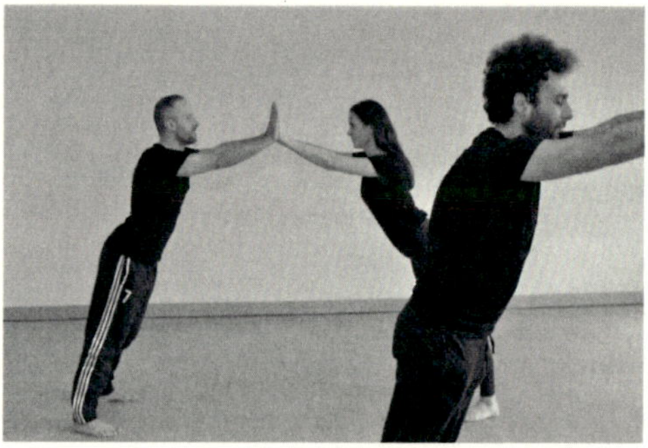

Abbildung 7

Ziele

Mit diesem zweiten Teil der Übung führen wir ein weiteres unserer Grundprinzipien für die Aggressionsarbeit ein: nämlich Aggression als nur den einen Teil einer dualen Ganzheit zu erkennen, d.h. als Teil der *Polarität* von Aggression und Hingabe. In der Stand-Halt-Übung wird genauso wie im Stand-Stoß-Teil Energie auf das Gegenüber zu geleitet. So gesehen handelt es sich im Grunde auch um Aggression im Sinne des Nach-vorne-Gehens. Im Sinne des Modells von Yin und Yang ist es Hingabe mit dem Kern der Aggression darin.

Denn man will ebenfalls und durchaus auch drastisch etwas beim Gegenüber bewirken: durch die Aufgabe des eigenen Standes und die Hingabe mit dem eigenen vollen Gewicht wird der*die Partner*in eingeladen, sich ebenfalls fallen zu lassen. Dadurch sorgen beide durch ihre »aggressive Hingabe« für gemeinsamen Halt. So bildet sich darin ab, dass Hingabe – vor allem als Element einer wohl von den allermeisten ersehnten Liebe – nicht einfach nur etwas Passives ist, das sich einstellt oder ausbleibt wie das Wetter. Sie kann ganz körperlich als ein äußerst aktives Handeln entdeckt werden – mit allen Risiken und Nebenwirkungen.

Die Übung zeigt anschaulich, was Menschen mit der Angst meinen, auf etwas oder jemanden »hereinzufallen«. Im ersten Teil, also bei der Stand-Stoß-Übung, geht es darum, genau dies durch geerdeten und flexiblen Stand zu vermeiden. Hier im zweiten Teil liegt der Fokus darauf, zu erforschen, ob und wie einen die Angst vor dem »Reinfall« daran hindert, sich einem Menschen hinzugeben, dem man eigentlich Vertrauen schenken möchte. Andererseits kann auch buchstäblich die *Neigung* (!) dazu ent-

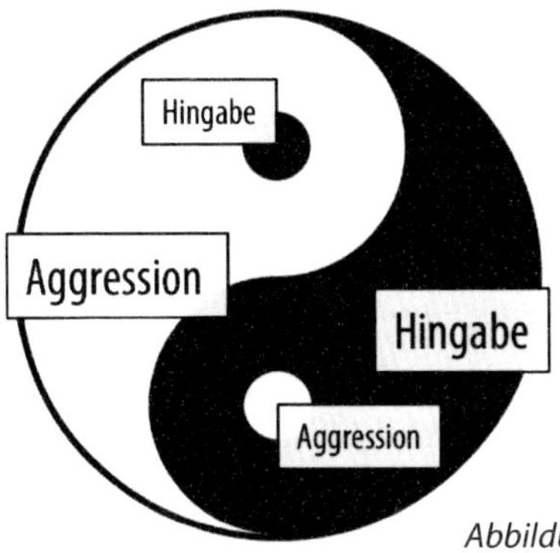

Abbildung 8

deckt werden, sich dem Gegenüber allzu unbekümmert aufzulasten, ohne mitzukriegen, wie dieses ins Schwitzen gerät.

Im so simplen wie brisant-prekären gegenseitigen Anlehnen bei Aufgabe der eigenen Standsicherheit spüren die Übenden wieder ihren mitgebrachten Glaubenssätzen nach. Einige lauten dabei z.B.:

- Gib niemals deine Sicherheit auf
- Traue keinem, du fällst bestimmt drauf rein
- Trage immer des Anderen Last und entspanne dich selbst dabei niemals
- Ich lasse mich fallen – koste es (den Anderen) was es wolle
- Hingabe ohne Anstrengung kann es nicht geben

Was die Teilnehmenden schon vorher wussten, ist, dass der Kontakt mit anderen Menschen, von denen und mit denen man etwas Elementares will, immer wieder schwierig und reibungsvoll ist. Aus den Stand-Stoß-Halt-Übungen gewinnen sie aber die Neugier und sogar Lust darauf, sich aktiv und entschlossen auf reibungsvolle Begegnungen einzulassen.

Schub-Gegenschub

Diese Übungsform verwenden wir zusätzlich optional. Zum einen bietet sie eine Alternative zum Boxen, zum anderen ist sie gut geeignet, bei Bedarf den Zugang zur klassischen Aggressionsdynamik in einer niedrigschwelligeren Weise zu wecken.

Eine instinktive Funktion von Aggression ist der Schutz des eigenen Raumes. Das beinhaltet sowohl die Wahrung der Intimsphäre, also Schutz vor unerwünschter Berührung bzw. vor der Überschreitung körperlicher Intimgrenzen, als auch die Behauptung des eigenen Platzes in sozialen Gefügen oder in Territorien. Eine unmittelbare sinnliche Symbolisierung davon lässt sich im Gegeneinander-Schieben mit Augenkontakt und Stimmausdruck aufstellen.

Hier kommen die Übenden zum ersten Mal körperlich-energetisch mit dem aus sich heraus, was klassisch im Alltagsverständnis als aggressive Energie gilt: jemanden als Gegenüber mit beiden Händen an den Schultern buchstäblich »an die Wand zu drücken«. Dort steht dann eine passiv mitübende Person zum Auffangen bereit. Innere fesselnde Aggressionshemmungen zeigen sich dabei unverblümt, wenn etwa der Einsatz

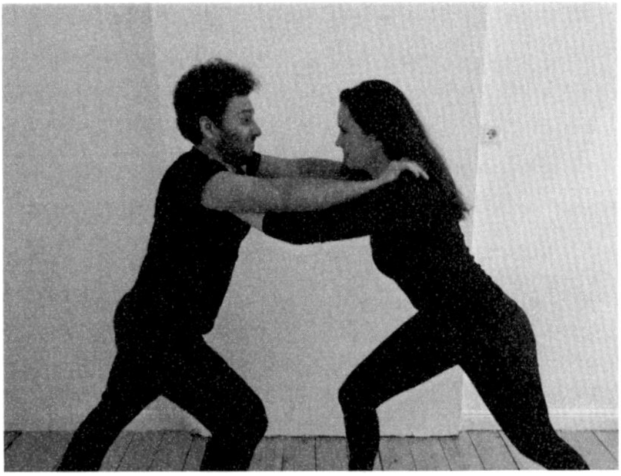

Abbildung 9

der Stimme, der Armkraft, der Bodenhaftung – also letztlich der eigenen Schubkraft – nicht machbar erscheint. Ergebnis: Die Person landet an der Wand und verliert symbolisch ihr Territorium.

Erste Experimente mit dem Wagnis, doch die Stimme laut(er) werden zu lassen, richtig zuzufassen und dem Gegenüber entschlossen in die Augen zu blicken, zeigen den Weg zur Aneignung des im Inneren schlummernden oder auch lauernden Kraftpotenzials.

Diese Übung bietet auch Gelegenheit, sich als körperlich weniger großer oder kräftiger Mensch gegenüber einem größeren und stärkeren durchsetzen zu können. Dies gelingt, wenn die »Kleinere« dem »Größeren« kraft ihrer Stimme, ihrer Entschlossenheit plus des mechanischen Vorteils der Hebelwirkung von unten Terrain abtrotzen kann. Das ist besonders im Mann-Frau-Übungssetting eine gute Möglichkeit, internalisierte Selbstkonzepte von hoffnungslosem Unterlegensein verändern zu können.

2. Übungsfeld: Boxen

»Anstoß geben« und »zumuten statt zufügen«

Die Bezeichnung »Boxen« markiert hier eine eher äußerliche Ähnlichkeit mit dem, was wir aus dem Fernsehen als Boxen kennen. Was wir stärken wollen, ist der Mut zur *Zumutung*, d. h. sich mit seinen Kräften zuzumuten und dabei eine klare Abgrenzung zum *Zufügen* von Verletzungen mitzubringen. Das führt dahin, dass wir uns eine verlässliche Unterschei-

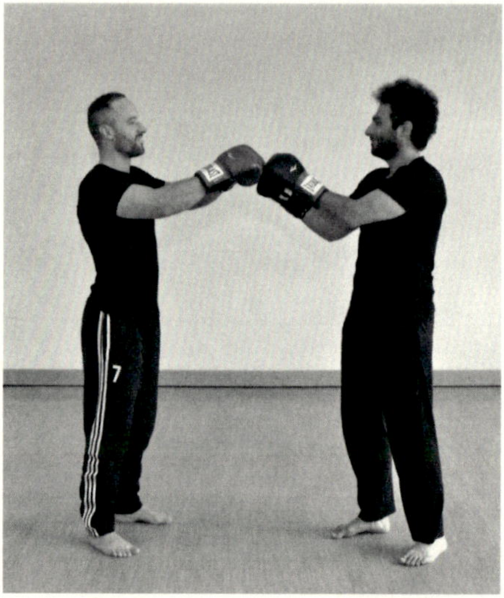

Abbildung 10

dung zwischen Aggression und Gewalt erarbeiten. Dazu können – vor allem bei Männern – vergiftende Muster des »Ein- und Wegsteckens« von verletzenden Angriffen entdeckt werden und ihre Veränderung in Richtung einer bewussten Verarbeitung beginnen. Wir benutzen das Stoßen mit den gepolsterten Fäusten nicht mit dem Ziel, Überlegenheit zu gewinnen, sondern dazu, sich über Kraft im Kontakt zu *»unterhalten«*. Mit der Boxform führen wir das Dialogprinzip als Idee eines nonverbalen Gesprächs ein – hier mit der Sprache der Fauststöße. Dazu ist sozusagen erst einmal ein »Sprachkurs« nötig, in dem wir die »Grammatik und Vokabeln« einüben.

Technischer Ablauf und Regeln – Teil 1: Formalisierter Schlagabtausch

Zwei Übungspartner*innen stehen sich mit Boxhandschuhen gegenüber. Sie sind nach den Vorbereitungs-Übungen darauf eingestellt, einen wachen Spürsinn für das Geschehen im Körper einzubringen. Die Übung nimmt die Standschulung auf und geht einen Schritt weiter. Die Partner*innen beginnen langsam, wie in Zeitlupe und zunächst sachte, gegenseitig Fauststöße auf eine festgelegte Trefffläche im Schulterbereich zu führen.

Es handelt sich um die Muskelpartien jeweils links und rechts zwischen Schlüsselbein und Schultergelenk. Dies wird so langsam gesteigert, dass die Partner*innen schrittweise einüben können, die Stoßenergien mit dem ganzen Körper aufzunehmen und sich dafür durchlässig zu machen. Indem die Partner*innen sich über die Steigerung von Tempo und Stärke der Stöße immer wieder neu abstimmen, sind diese absolut vorhersehbar. Dieser Prozess darf gerne einige Zeit in Anspruch nehmen, nämlich so lange, wie jede*r für die Selbstregulation benötigt, um ohne Angst oder

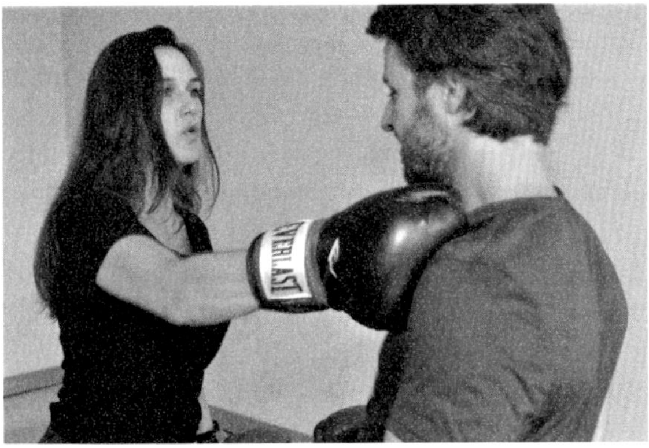

Abbildung 11

Verhärtung Zutrauen zu der tatsächlichen Austauschbarkeit der »Anstoßenergie« zu entwickeln. Wenn der Stoß des Gegenübers kommt, folgt der Getroffene dem Vorbild eines Baumes, in den ein Windstoß hineinfährt und lässt sich von dem Stoß bewegen. Er geht weder dem Stoß mit der Schulter entgegen, um ihn »einzustecken«, noch weicht er dem Stoß vorbeugend aus, um ihn abzumildern. Stattdessen konzentriert er sich auf einen geerdeten Stand mit locker schwingenden Knien, auf einen frei fließenden Atem und darauf, die Stoßenergie mit einer frei schwingenden Drehbewegung quasi »auszureiten«, wie es im Boxsport genannt wird. Damit ist das Mitgehen mit der Stoßenergie gemeint, also sich von ihr bewegen zu lassen.

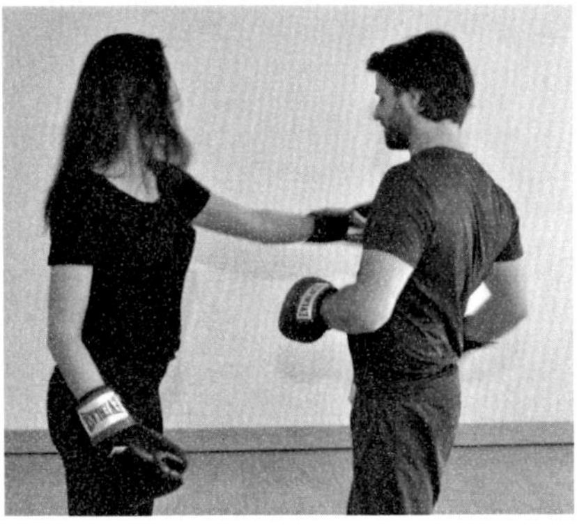

Abbildung 12

Die Stöße werden soweit in ihrer Stärke gesteigert, wie es jedem noch verträglich erscheint. Die Grenze dafür kann für die Teilnehmenden deutlich höher liegen, als sie sich zuvor vorgestellt haben. Nicht selten wird ein Maß an Stoßkraft erreicht, das – nicht nur als verträglich, sondern ausdrücklich als erwünscht eingeladen – so groß ist, dass sie den Getroffenen buchstäblich »von den Socken haut«. Dabei stehen dann hinter ihm andere Teilnehmende bereit, den Übenden sicher aufzufangen.

Variationen

Die streng formalisierte Boxform kann auch ohne Handschuhe mit einer zusammengefalteten Decke als Polster über der Schulter durchgeführt werden. Dies ist für Teilnehmende interessant, bei denen durch die Boxhandschuhe negative Assoziationen mit dem Boxen ausgelöst werden, wie sie es aus dem Fernsehen kennen.

Auch das Üben ganz ohne Schutz mit nackter Faust und Schulter ist möglich. Dabei muss auf ein gänzlich flächiges Auftreffen mit der durch die Finger gebildeten Vorderfläche der Faust geachtet werden. Diese Variante eignet sich für schon gut geschulte Teilnehmende, die sich in noch feinerer Präzision und Sensibilität üben wollen. Gerade hierbei ist besonders eindrücklich erfahrbar, welch enorme Stärke die Stoßenergien annehmen können, bevor sie nicht mehr in verträglicher Form als partnerschaftlich und als »anstoßgebend« empfunden werden.

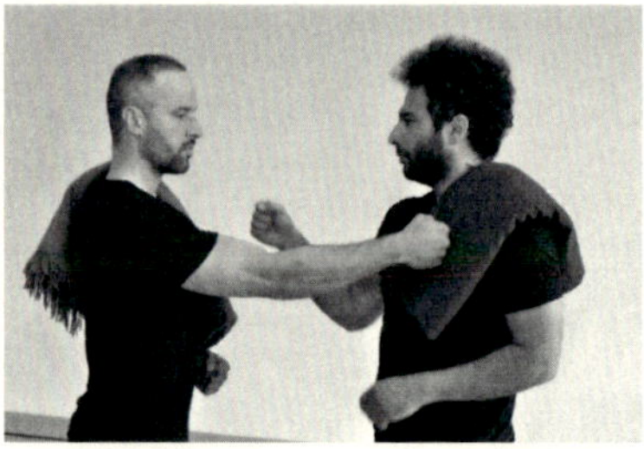

Abbildung 13

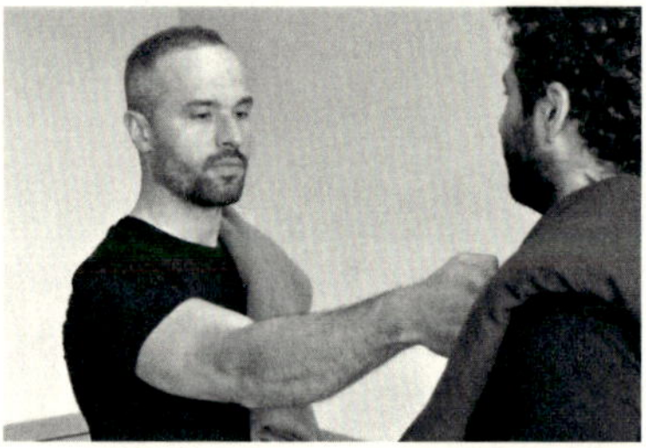

Abbildung 14

Technischer Ablauf und Regeln – Teil 2: Freier Schlagabtausch

Erst wenn im ganzen Körper ein Zutrauen zur prinzipiellen Austauschbarkeit von Kraft auf dieser Ebene entstanden ist, wird die Begegnung in einen offenen Schlagabtausch überführt: das »freie Gespräch über die Kraft des Anstoßens«.

Dabei werden die freigegebenen Trefferzonen strikt auf die Vorderseite des Oberkörpers eingegrenzt, Boxstöße oberhalb des Schlüsselbeines – also auch auf Hals und Kopf, unterhalb der Gürtellinie, von der Seite oder von hinten – unterbleiben. Zusätzlich können die Übenden das Ausschließen bestimmter Trefferbereiche vereinbaren, z. B. den Solar Plexus oder Rippenpartien. Bei Frauen wird der Brustbereich ausgeschlossen oder ein Brustschutz benutzt. Auch hier wird sich nach einem klar von beiden markierten Startsignal langsam in die Begegnungsform hineingetastet und berechenbar gesteigert.

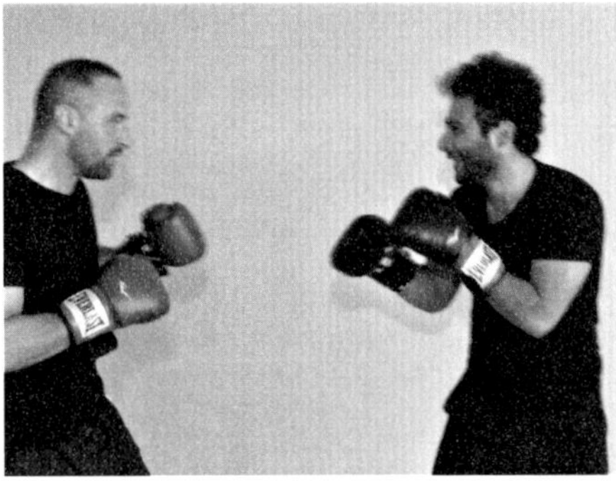

Abbildung 15

In einer Übungsgruppe bilden die anderen Teilnehmenden einen verlässlichen Ring um die Übenden in der Mitte, sodass diese in keinem Fall nach hinten umfallen können, wenn sie ins Taumeln geraten sollten. Hier steigern die meisten aus ihrer Selbstregulation heraus und in Abstimmung mit dem Gegenüber die Heftigkeit in einen Bereich, der Verletzungsgefahren nicht ausschließt. Deshalb müssen die Teilnehmenden vor der Begegnung auf Risiken wie z. B. Rippenprellungen, fehlgehende oder abgerutschte Treffer hingewiesen werden, die sie ausdrücklich bereit sein müssen, selbstverantwortlich zu tragen. Diese Risiken bewegen sich in einem mit Sportarten wie Fußball oder Skilaufen vergleichbaren Bereich. Während jeder Phase des gesamten Übungsaufbaus gilt die Regel, dass alle Beteiligten zu jeder Zeit einen Stopp veranlassen können, ganz gleich aus welchem Grund. Daran werden die Übenden immer wieder erinnert – in der Regel nicht um sie vor dem*der Gegner*in, sondern um sie vor dem eigenen Überschwang zu schützen. Die Boxbegegnung endet, wenn mindestens eine*r der Partner*innen oder der*die Leiter*in dies entscheidet. Häufige Gründe dafür sind, dass eine*r oder beide meinen, »alles gesagt« zu haben, die Kondition an eine Grenze gelangt ist oder der*die Leiter*in den Eindruck hat, dass die Bewegungskontrolle der Übenden nicht mehr zu einer vernünftigen Risikominderung ausreicht. Am Ende wird kein Leistungsvergleich oder Punktestand ermittelt, sondern beider Arme werden erhoben, beide Partner*innen werden als Gewinner*innen gewürdigt und beklatscht. Und eine fast schon obligatorische Umarmung bringt die Gewissheit über die grundsätzliche Verbundenheit der beiden Sparringspartner*innen zum Ausdruck, denn ohne das Gegenüber hätte niemand diese Erfahrung machen können.

Ziele

Die Begegnung im klassisch anmutenden Setting des Boxkampfes dient zuvorderst der unmittelbar körperlichen Erfahrung des Anstoßes. Anders als im Boxsport wird hierbei nicht um Sieg oder Niederlage gekämpft. Statt eines Gegners gibt es ein Gegenüber. Dieser ist ein Partner, ein »Beschenkender«. Das Geschenk besteht in der Bereitschaft zum Geben und Nehmen, im Zumuten und Sich-zumuten-Lassen von kraftvoller Berührung.

Beide Partner*innen schulen sich in der Wahrnehmung und im Signalisieren ihrer Grenzen. Gängige Muster des »Einsteckens und Wegsteckens« werden registriert und verändert. Statt dieser gilt eine Kultur der achtsamen Wahrnehmung, des Durchfließenlassens der Schlagenergie und der Freiheit zu einem jederzeitigen Stopp. So wird es möglich, das sonst vielleicht bedrohlich erscheinende Boxen neu zu definieren: ein Boxstoß wird zum »Anklopfen« im Sinne der Frage: »Ist da jemand zu Hause?« Mit der Sprache der gepolsterten Fäuste entsteht ein »Gespräch der kontrollierten Zumutung«. Die Teilnehmenden sind fast jedes Mal überrascht davon, wie viel schonungslose Kraft in einen partnerschaftlichen Dialog hineinpasst. Damit ist keine Rücksichtslosigkeit gemeint, sondern der Verzicht auf *falsche* Schonung, *falsche* Rücksicht eben, die zur Vermeidung von fruchtbarer Reibung führt und damit zur Verhinderung von wirklicher Konfliktlösung.

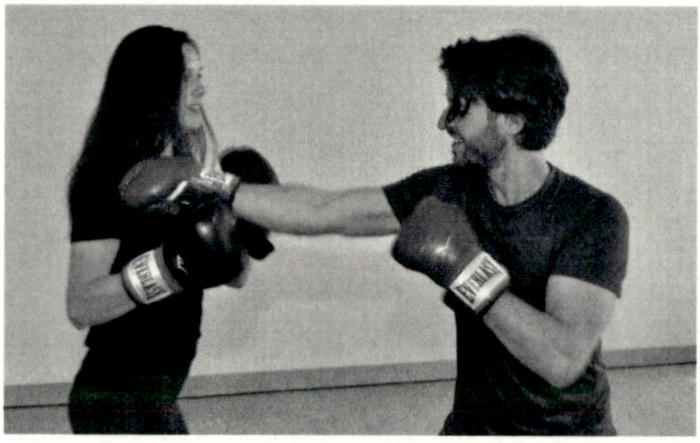

Abbildung 16

Übungsbeispiel aus einem Wochenendseminar für Männer

Harald steckt in einer Beziehungskrise. Beruflich ist er Dozent an einer Verwaltungshochschule. Er möchte etwas an seiner unterdrückten Aggression ändern. Harald bezeichnet sich als »Aggressionsverweigerer«, was Verwunderung auslöst. Er erscheint als recht agiler Typ, der schnell in Kontakt geht, er wirkt nicht gehemmt. Allerdings fällt bei seiner Vorstellung vor der Gruppe auf, dass er nicht genau hinschaut, wie ihn die Anderen anschauen. Er scheint eher wie in einen inneren Spiegel zu schauen, in dem das Bild schon von vornherein feststeht. Ein Bild, das vermutlich die Angst vor Missbilligung und Beschämung ausdrücken würde. Harald geht vital und freudig in die Aggressions-Übungen hinein. Bei der Vorbereitungs-Übung, bei der versucht wird, den Partner aus dem Stand zu stoßen, erlebt er sein eingefahrenes Muster. Er hat im letzten Moment Hemmungen, den Punkt zu machen, obwohl – oder gerade weil – er taktisch und technisch überlegen ist. Im Sport heißt es bei so etwas, es fehle der »Killerinstinkt« oder man spricht von »Beißhemmung«. Bezeichnenderweise enthalten diese Begrifflichkeiten genau solche Vergiftungen, wie sie Gründe zur Fesselung des Impulses liefern. Wer will schon seinen Spielpartner killen oder beißen? Sicher, die Begriffe sind eher bildhaft gemeint und für die meisten auch kein Hindernis. Für Harald bilden sie aber den Kern seiner Fesselung ab. Der potenzielle Vorwurf, er wirke wie ein Killer oder Beißer, versetzt ihn innerlich in Angst und er »killt« im letzten Moment lieber seine eigene Energie, als in die chronisch erwartete Scham- und Schuldfalle zu laufen.

Besonders die Einleitungs-Übung zum Boxen erweist sich für Harald als Schlüssel. Hier wird in streng ritualisierter Form die Wirkung der gegenseitigen Stoßkraft in fein abgestuften Schritten auf die Schulter gesteigert. Dabei gewinnen die Boxpartner Zutrauen zur Dosierbarkeit der eigenen Kraft und Vertrauen in die Verträglichkeit der ausgetauschten Kräfte. Hier kann die Unterscheidung zwischen Zumutung und Zufügung eingeübt werden. Dies wirkt heilend auf Haralds Verunsicherung. Es ist jetzt nicht mehr seine Kraft als solche, die unverträglich ist, sondern das falsch dosierte, vom Partner als für ihn unverträglich rückgemeldete Maß an Anstoß. Dies kann aber in genügend feiner Portionierung getestet werden, sodass kein Übermaß entsteht, das beim Partner die befürchtete Empörung hervorrufen würde. Es entsteht ein neues Zutrauen zur eigenen Sensibilität und zu dem Gefühl, grundsätzlich das Recht zu haben, sich zuzumuten. Am nächsten Tag sagt er, er sei ein gutes Stück vorangekommen und schaut die Anderen dabei wirklich an. Er hat sie als neuen Spiegel zugelassen.

Die Boxpartner*innen sind mitunter geradezu davon überwältigt, wie viel Freude es macht, das Gegenüber auf diese Weise mit ihrer*seiner Kraft spüren zu können und sich selbst für sie*ihn spürbar zu machen. Groß ist das Erstaunen, wie überflüssig manche gewohnte Schonhaltungen und Energieblockaden sind, ja wie sehr ansonsten gefürchtete »Anstöße« nun geradezu herbeigesehnt werden. Hierzu passen solche Redewendungen wie: »Das haut mich glatt um!« oder: »Du bist eine Wucht!« Andererseits kann einen eine harte Wahrheit »wie eine Faust treffen«, vielleicht mit »schlagenden Argumenten« usw. Diese Sprachbilder enthalten den grundmenschlichen Wunsch danach, von starken Energien erfasst und bewegt zu werden, sie sollen uns »von den Socken hauen«, sollen uns hochdosierte Lebendigkeit spüren lassen und wachrütteln.

Anschließend an die Übung werden in der Gruppe Übertragungsmöglichkeiten dieser archaischen, quasi grobstofflich-grobenergetischen Erfahrung für Alltagsbeziehungen diskutiert. Die Entbehrlichkeit falscher Schonung und auch das eigene Bedürfnis nach einem sich klar äußernden Gegenüber bilden dabei meist den Fokus.

Der zentrale Gewinn aus der Übungsform ist,

- sich mit der eigenen Kraft mehr zuzumuten,
- die Zumutung Anderer mehr zu begrüßen
- und sich beides nun im Dienste fruchtbarerer Beziehungsgestaltung vorstellen zu können.

Für Menschen, die eher die Neigung zur Überschreitung der Grenzen Anderer mitbringen, stellt die Übung eine Möglichkeit dar, sich das achtsame Austarieren von Kraft innerhalb der Grenzen beider Partner*innen besser – oder überhaupt erst – vorstellen zu können.

Besondere Möglichkeiten

Je nach Setting und Vertiefungsbedarf können die Boxbegegnungen auch zwischendurch gestoppt werden, um sichtbar gewordene Muster z. B.

der Verhärtung oder Angst- und Ausweichreaktionen anzusprechen und gemeinsam Wege zu erforschen, diese Muster loszulassen und mit freier pulsierenden bzw. fließenden Energiebewegungen zu überschreiben. So können die Begegnungen auch als eine Art »Versuchslabor« für neue Möglichkeiten genutzt werden, mit der eigenen aggressiven Energie umzugehen. Auf der Spur von Ver- und Entgiftung der Aggression kann die Box-Übung z. B. sichtbar machen, ab welchem Grad von Heftigkeit oder ob durch einen speziellen Gegner Ressentiments oder Revanchegefühle geweckt werden. Solche Gefühle können plötzlich in den Gesichtern oder in veränderten Bewegungen der Kontrahent*innen auftauchen und die Stimmung der Begegnung buchstäblich »schlagartig« verändern. Hier kann auch ein vorübergehender Wechsel in eine andere Übungsform – vor allem die im Folgenden beschriebene Schlagklotz-Übung – angezeigt sein, um zunächst der Vergiftung einen unschädlichen Ausdruck zu ermöglichen.

3. Übungsfeld: Schlagkraft

»wild ja, aber nicht blindwütig« und »bahnende statt fesselnder Kontrolle«

Wir kennen die Urform der Schlag-Übung aus der Bioenergetik nach Alexander Lowen (vgl. 1988, S. 112). Übende schlagen hier aus dem Stand mit geballten Fäusten auf eine Polsterunterlage (z.B. eine Liege). In körperpsychotherapeutischen Praxen entwickelten sich daraus technische Erweiterungen, z. B. mit einem Tennisschläger unter Anleitung einer*eines danebenstehenden Therapeutin*Therapeuten auf einen Schaumstoffklotz zu schlagen. Dies soll verdrängte Aggression in Form von Wut oder Hass bewusst fühlbar machen, um die Spannung in diesen angestauten Gefühlen durch die Schläge entladen zu können. Dabei können Erinnerungen an Menschen aufsteigen, gegen die sich die Wut einmal gerichtet hat, welche aber nicht adäquat ausgedrückt werden konnte.

Bei unserer Übungsform dagegen handelt es sich um eine Weiterentwicklung, bei der man einem*einer gegenüberstehenden und mitübenden Partner*in in kraftvollen Schlägen sein Aggressionspotenzial ausdrückt und es für die ganze Gruppe quasi »veröffentlicht«. Damit wird für alle spürbar und sichtbar, welche Kraft und Energie von ihnen freigesetzt

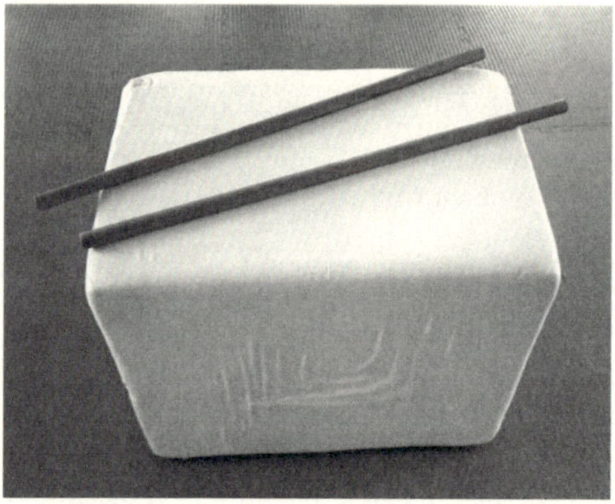

Abbildung 17

werden kann, und wie diese enormen Körperkräfte gelenkt und gebahnt werden können. Es werden Rundholzstäbe aus Hartholz von einem Meter Länge verwendet, die noch wuchtigere Schläge als mit einem Tennisschläger ermöglichen. Die Wahl der Stöcke hilft auch, den Charakter der Schlagbewegung radikal buchstäblich mehr auf den Punkt zu bringen, denn die Trefffläche des Holzes auf dem Stoff ist praktisch nur eine Linie. Die Begegnung am Schlagklotz wird dabei wieder als Dialog angeleitet, als ein »Gespräch über die Wahrheit der Kraft«, die in jedem der beiden Übenden steckt. Dieses Gespräch wird mit der »Sprache« des Schlagens und dessen lautem Knallen auf der Oberfläche des Klotzes geführt. Dazu sollen sich die Übenden immer wieder gegenseitig anschauen und die Ausdrucksenergie des Anderen an sich heran- und damit deren Wirkung auf sich zulassen.

Technischer Ablauf und Regeln

Die beiden Übenden stehen sich gegenüber, zwischen sich einen knie- bis hüfthohen Schaumstoffklotz mit hohem Härtegrad, der mit einem wi-

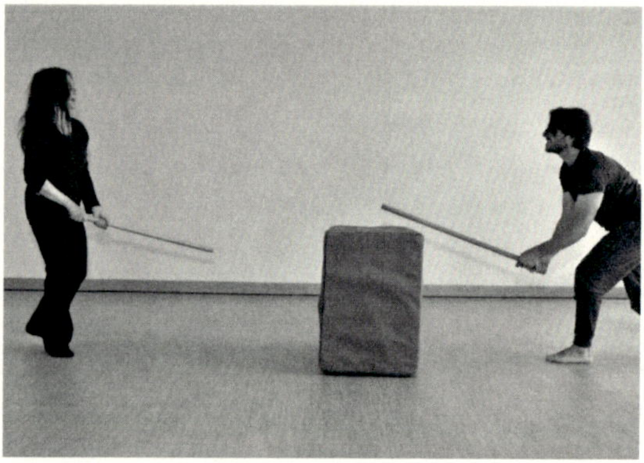

Abbildung 18

derstandsfähigen Stoff bezogen ist. Jede*r hält den jeweiligen Holzstab mit beiden Händen fest am unteren Ende umfasst. Die Schlagbewegung ist ähnlich der beim Holzspalten oder beim Einschlagen eines Pfahls. Der Abstand der Schlagenden zum Klotz wird so gewählt, dass der Stock beim Schlag waagerecht auf der Oberseite auftrifft und einen satten klatschenden Knall erzeugt. Vor dem Start eines Schlagdialogs wird die Übung kurz vorgestellt und alle Anwesenden nehmen einmal einen der Holzstäbe in die Hände. Jede*r verschafft sich einen Sinneseindruck davon, wie es sich anfühlt, das Holz zu greifen und sich als Symbol für die eigene Kraft vorzustellen. Es soll dazu dienen, diese Kraft im direkten wie im übertragenen Sinn »in die Hand« und damit auch »in Besitz« zu nehmen. Sie kann so mithilfe und in Gestalt des Holzes in Bewegung gebracht, benutzt und sicher geführt werden. Alle Teilnehmenden probieren dann kurz mit einem Gegenüber aus, wie sich der Stab technisch am besten in einer flüssigen Bewegung zielsicher auf den Klotz schwingen lässt.

Eine strikte Regel legt als »Grammatik« fest, dass nur abwechselnd geschlagen wird, sodass sich die Hölzer niemals berühren. Misslingt dies, wird sofort unterbrochen – ebenso, wenn die Übungspartner*innen aus dem Blickkontakt gehen sollten, sodass sie nur noch starr vor sich hin prügeln, als ob sie Holz hackten. Das Wesentliche in dieser Übung wird in den Augen und in der Mimik der Übungspartner*innen sichtbar, deshalb wird zwischen den Schlägen immer wieder Blickkontakt hergestellt. Im Moment des Schlagens fokussiert der Blick die Trefffläche auf dem Klotz, danach geht er sofort zurück zum Gesicht des Gegenübers. Zunächst gibt jede*r einen Probeschlag ab – der zweite mit einigen Atemzügen Pause zum ersten. Der eigene Probeschlag soll keine Reaktion auf den Anderen sein, sondern ein Test der Innenwahrnehmung dafür, wie es gelingen kann, sich mit den Füßen gut zu erden, die Knie locker genug und damit durchlässig zu machen, dem Atem Raum zu geben und seinen Schwerpunkt zu fühlen. Das alles, um einen möglichst fließenden und »satten« Kraftausdruck zu erzeugen, eine wirkliche Hingabe an den eigenen Kraftfluss zu finden. Es soll so zu Beginn Raum für das Erstaunen geben, wie die Resonanz des eigenen Schlages zu einem selbst zurückschwingt. Man ist als Schlagender genauso Empfänger der Schlagwelle wie der Adressat auf der anderen Seite. Schlage ich mit einem Ast auf die Wasseroberfläche eines Teiches, breiten sich die Wellen in alle Richtungen aus – eben auch zu mir selbst hin.

Durch die klaren Regeln kann es den Akteur*innen freigestellt bleiben, wie schnell oder langsam und wie heftig oder sachte sie auf den Klotz dreschen.

Sie können also auch beliebig *wild* werden, solange sie dabei nicht *blindwütig*[2] agieren. Die eingeübte innere Achtsamkeit und Aufmerksamkeit für den Anderen bleibt ganz und gar präsent. Jede*r Akteur*in kann die Übung jederzeit unterbrechen, kommentieren, verändern oder verlassen.

Die folgenden Zwischenresümees zur Übungspraxis beziehen sich zwar auf die Schlag-Übung, gelten aber im Prinzip für alle Übungsfelder.

Archetypisches Bild der Selbstwirksamkeit

Ebenso wie das (An- oder Ab-)Stoßen oder das (Sich-durch-)Ringen stellt auch das Schlagen mit den Stöcken eine im jungschen Sinne archetypische Aggressionsäußerung dar. Es knüpft an Schwertmythen an, an den schneidenden Schlag als machtvollen Akt der (Er-)Lösung und (Selbst-)Befreiung. Legendär ist das Durchschlagen des gordischen Knotens durch Alexander den Großen mit dem Schwert. Die Figur des Schlages verdichtet symbolisch das grundmenschliche Bedürfnis nach Selbstwirksamkeit mit »schlagartigem« und – ja eben »durchschlagendem« Erfolg. Das Illusionäre darin ist andererseits ebenfalls Stoff von (Spott-)Mythen: als tapferes Schneiderlein haben wir alle unsere Chance auf »sieben auf einen Streich«, auch wenn wir dabei nur Fliegen besiegen. Ab und zu möchte vielleicht auch jeder gerne »mal mit der Faust auf den Tisch hauen«, um sich Respekt zu verschaffen. So ließen sich noch viele Sprachbilder des Schlagens finden, die letztlich auch von Ich-Zuständen handeln – real erlebten, oder sehnsuchtsvoll imaginierten.

Die Bedeutung der Gruppe

Soweit die Übung in einer Gruppe stattfindet, kommt den Umstehenden eine wichtige Rolle zu. Sie schauen nicht nur zu, vielmehr erleben und be-

2 Hier ist mir interessanterweise bewusst (gemacht) geworden, dass »blind« oft als abwertender Begriff im Sinne von *schusselig, nichts mitkriegend* verwendet wird. Nach der Erfahrung mit der Anwendung in einem Seminar für Blinde und Sehbehinderte war mir klar, dass optisch blind zu sein im Gegenteil ein hohes Maß an Gewahrsein für Andere und deren Präsenz schulen kann, von dem sich optisch Sehende ein große Scheibe abschneiden können. (Hierzu folgt noch das Kapitel zur Anwendung in Teil IV zum *Empowerment*.)

gleiten sie das Geschehen aktiv mit. Vor dem Start des ersten Schlagabtausches üben alle gemeinsam noch einmal die Verarbeitung des Schreckreflexes, d.h. bewusst mit dem Einatmen in den Anspannungsmodus zu gehen und dabei so viele Muskeln im Körper anzuspannen wie möglich. Dann wird die Spannung kurz gehalten und schließlich mit einem lauten Seufzen und leicht in die Knie sinkend ausgeatmet. So können alle jeweils an ihrem Platz die Schlagenergien in sich verarbeiten. Konkret sind sie in der Lage, die lauten Knalle, heftigen Stimmlaute und die dramatische Wirkung der Schlagbewegungen bewusst aufzunehmen, aber auch wieder abzuleiten. Eine gute Durchlässigkeit für das energetische Geschehen sicherzustellen ist eine wichtige Voraussetzung dafür, als Umstehende den Prozess in gebannter Aufmerksamkeit verfolgen zu können, sozusagen »offen« zu bleiben, und nicht das Gefühl zu bekommen, selbst von der Spannung und Dramatik »erschlagen« zu werden. Damit veratmet die ganze Gruppe gewissermaßen die Spannungen der Übenden mit, sie können sich dadurch getragen und ermuntert, in der eigenen Durchlässigkeit unterstützt fühlen. Daneben üben alle Beiwohnenden auch die Wahrnehmung ihrer Toleranzgrenzen. Manche haben Assoziationen mit Gewaltbildern oder fühlen schmerz- bzw. angstbehaftete Erinnerungen. Assoziationen mit gewaltvollen Bildern des Schlagens oder Geschlagenwerdens müssen weder von den Akteur*innen noch von den Umstehenden vermieden werden. In jeder Gruppe gibt es in der Regel einige, welche die Übung am Anfang als beängstigend empfinden. Sie werden eingeladen, dies mitzuteilen und andere Gruppenteilnehmende genau zu beobachten, die eher das Kraft- und Freudvolle an der Übung

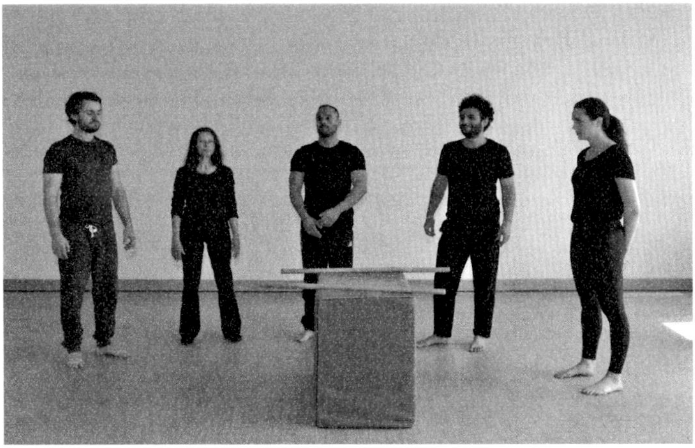

Abbildung 19

rückmelden. So finden sie so gut wie immer den Weg zur Unterscheidung zwischen der früher erlebten Gewalt und dem freudvollen Ausleben der eigenen Kraft im sicheren Rahmen.

Darüber hinaus stellt die Gruppe eine Art »öffentlichen Spiegel« dar. Was in der Gruppe gezeigt und von dieser damit umgekehrt bezeugt wurde, stellt eine nicht mehr zurücknehmbare Veröffentlichung dar. In Kombination mit dem Spiegel des direkten Dialoggegenübers repräsentiert die Gruppe gewissermaßen die soziale Welt, die Gesellschaftsebene. Was dort als neue Wahrheit gezeigt und bezeugt wurde, kann dadurch Teil einer neuen Identität werden (siehe auch Vertiefung dazu im Kapitel über Ich-Zustände in Teil III).

Ziele und mögliche psychosomatische Wirkungen

Ein Ziel der Schlag-Übung ist es, die Unterscheidbarkeit zwischen dem Schrecklichen und dem Freudvollen in der eigenen Aggression direkt zu erleben. Diese oft überraschende und tiefgreifende Erfahrung ist die Voraussetzung für einen Prozess, den wir als »mentale Entgiftung« von Aggression bezeichnen können. Im Zuge dieser mentalen Entgiftung kann es begleitend auch zu einer körperlich-energetischen Entgiftung kommen, d.h. dem Lösen von fesselnden Verspannungsmustern, die aus der mentalen Tabuisierung entstanden waren. Diese können sowohl in Verspanntheit (Überladung) als auch in zu schlaffen, kraftlosen Haltungsmustern (Unterladung) verkörpert gewesen sein. Sie entgiften sich dann dadurch, dass die entsprechenden Körperpartien mehr belebt werden. Wir stellen uns das so vor, dass diese Körperbereiche nun wieder am aufrichtenden Aggressionsstrom teilnehmen. Das »psychische Rückgrat« wird analog zum physischen wieder stärker und beweglicher (diesen Gedanken führe ich näher in Teil II, These 1 aus, siehe S. 87f.). So verwundert es nicht, dass Teilnehmende danach oft einerseits von gestärktem Selbstvertrauen oder andererseits mitunter von nachlassenden Rückenschmerzen berichten.

In der Körperpsychotherapie sprechen wir von *Körperabwehr*, »wenn der physische Körper selbst oder die Wahrnehmung des Körpers eingesetzt wird, um sich vor etwas zu schützen, das man nicht wahrhaben, fühlen oder tun will. Körperabwehr wird vor allem dann benutzt, wenn nicht Vorstellungen, sondern ungewollte Affekte verhindert werden« (Geuter, 2015, S. 253ff.; mit Bezug auf Downing, 1996). Dabei werden etwa schmerzhafte

Erinnerungen, verbotene Wünsche oder bedrohlich-ungewollte Erregung bzw. Handlungsimpulse auf der Körperebene unterbunden. Downing beschreibt mehrere solcher Abwehrformen, die verschiedene Körperfunktionen durch Verkrampfung, Fehl-, Unter- oder Überaktivierung betreffen können, so etwa den Atem hemmen, eine Bewegung durch Gegenbewegung blockieren oder durch Muskelversteifung unangenehme Gedanken und Gefühle aus dem Bewusstsein fernhalten (vgl. ebd).

Übungsbeispiel aus einem Seminarwochenende für Männer

Martin hat schon viel Erfahrung als Teilnehmer und auch Leiter von Gruppen zur Selbstentwicklung. Er gibt an, trotzdem unter chronischen Nackenverspannungen zu leiden. Immerhin bestreitet er sein Auskommen als Freiberufler und steht unter dem Druck, Kunden und Einnahmen akquirieren zu müssen. In der Vorstellung zu Seminarbeginn äußert er als Ziel, sich »satt, entspannt und wild« zu fühlen. Am Hauptseminartag geht er quasi »hungrig« in die Box- und Schlag-Übungen. Er entdeckt sehr schnell, wie freudvoll und stimulierend das mit der Aggressionsenergie für ihn sein kann. Am Sonntagmorgen habe er alle Ziele erreicht, allerdings sei er noch nicht ganz satt, er wolle noch einmal eine Runde boxen. Die Nackenverspannungen sei er aber über Nacht bereits losgeworden. Dies sei das erste Mal seit Jahren, dass er sie nicht mehr spüre. Nun bleibt natürlich abzuwarten, wie nachhaltig dies sein wird, die Rückkehr des Verspannungsmusters ist zu erwarten. Trotzdem sucht Martin nach einer Erklärung, wie sein Nacken überhaupt verändert sein kann nach so langer Zeit und vielen anderen Behandlungsversuchen. Wie könnte das ausgerechnet durch eine so kurze Anwendung von Aggressions-Übungen herbeizuführen sein?

Wir sehen Aggression als eine Energie (im Sinne eines inneren Energiebildes), die wir uns beim Aufrichten und Nach-vorne-Losgehen in Form des »Kraftbogens« vorstellen können (näher erläutert in Teil III, Kapitel 1). Kann sich diese Kraft (weitgehend) unvergiftet entfalten – so wie es Kleinkinder in der Phase des Stehen- und Gehenlernens noch genießen – staut sie sich nicht, fließt in der gerichteten

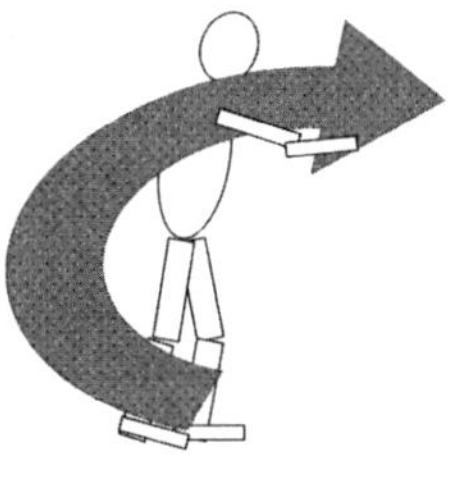

Abbildung 20

Handlung vollständig ab und hinterlässt keine Reste. Wird die Ausführung des Handlungsbogens aber durch Verbote, Entwertungen, Beschämungen u.ä. unterbrochen, können sich Verspannungsmuster bilden, die als blockierende Energiestaus empfunden werden. Die unterbrechenden Einflüsse wirken, indem die Psyche eine Bedrohung durch Nichtakzeptanz wahrnimmt, eine Angst vor sozialem Ausgeschlossenwerden erzeugt und diese in Form von Muskelverspannungen umsetzt. Die Körperabwehr ist aktiv. An irgendeiner Stelle des Handlungsbogens muss der Handlungsimpuls gestoppt, quasi eingefroren werden, sonst droht soziale und psychische, ggf. auch körperliche Gefahr durch Strafe. Bei Martin ist dies offenbar im Nackenbereich geschehen. Dergleichen formt sich nicht durch einmaliges Erleben – es sei denn, es ist extrem und damit traumatisch – sondern durch hundertfaches Einüben entlang von Familien- und Gruppennormen, oft sogar nur durch Beobachten. Welche Hemmungen Martin nun konkret in seinem Lebensprozess aufgebaut hat, warum und wem gegenüber, ist noch nicht exploriert. Es wird sich zeigen, ob und wo dies genauer herauszufinden nötig oder überhaupt sinnvoll ist. Zunächst hat sich offenbar das alte Hemmmuster zurückgezogen und zeitweise einem neuen, unvergifteten »heilen Bogen« Platz gemacht. Dass dies so schnell ging, hat mit dem erlaubnisgebenden Rahmen der Gruppe zu tun. Martins Körperabwehr in Form des Nackenverspannungsmuster ist kontextabhängig, dieses muss quasi immer neu getriggert werden, was in einem gewohnheitsmäßigen Umfeld leicht funktioniert. Der Gruppenrahmen ist jetzt aber ganz ungewohnt und stemmt wie einen vorläufigen Freiraum um Martin, in dem er eine neue Energieerfahrung zulassen kann, denn sein unbewusstes »Tabuisierungsradar« meldet keine Bedrohung. Die anderen Männer im Gruppenraum bilden wie einen »Befürwortungskordon« für Martin, sie halten die sonst chronisch erwarteten Zurückhaltungszwänge draußen. Wenn Martin nach dem Seminar nach Hause fährt, wird es spannend. Wie wird er dann dem Alltagsfeld begegnen? Wird es ihn wieder einfangen? Wahrscheinlich wird es eher darum gehen, wann und wie. Aber er trägt nun eine neue Erfahrung mit sich. Das Erlebnis mit dem unvergifteten – im Übrigen enorm kraftvollen – Energiebogen hat sich unter Umständen stark eingeprägt. Diese Erfahrung verankert sich durch ihre starke emotionale Besetzung besonders gut. Wenn es gut läuft, wird das neu erfahrene Muster sich melden, quasi konkurrierend neben dem Alten Anwendung einfordern. Es wird dann eine Vorlage wie eine Folie liefern, wie entgegen der früheren Gewohnheit nun einem Konfliktpartner anders gegenübergetreten werden könnte. Es meldet die Erinnerung an das Lustvolle in der unvergifteten Aggression und an die Verheißung, dass ein kraftvoller, mit Klarheit und Bestimmtheit vorgetragener Standpunkt nicht die Beziehung oder den Status gefährden muss, so wie es ihm das alte Muster weismachen will. Dieses stammt aber aus einer früheren Lebensphase, wo es einmal elementar wichtig zum psychischen Überleben gewesen ist. Der Preis für dieses Überlebthaben war aber das Einrasten der Hemmung mit unproduktiver Langzeitwirkung. Nun ist es schon lange überlebt und hinderlich, nein sogar schädlich und gesundheitsgefährdend. Wahrscheinlich wird die eine Erfahrung nicht ausreichen, um das alte Verspannungsmuster aufzulösen. Aber es ist ein Impuls gesetzt und Martin wird vielleicht dranbleiben, um weitere Schritte zu gehen. Vielleicht beginnt er eine Therapie oder kommt noch einmal in ein Fortsetzungsseminar. Oder er findet einen Weg, sich selbst in kleinen Schritten umzutrainieren.

Eine solche Übertragung vom Körpererleben auf die Psyche geschieht wesentlich dadurch, dass durch das Gegenüber und ggf. die Umstehenden eine identitätsstiftende »Bezeugung« stattfindet. Gezeigt und bezeugt wird gegenseitig, dass große Körperkräfte in einem stecken, mit denen Nützliches bewirkt oder Furchtbares angerichtet werden kann. Entscheidend ist dabei die Lenkung (Bahnung) dieser Kraft, nicht ihre Vermeidung (Fesselung). Wie am Beispiel der Schlag-Übung gut erkennbar für die körperliche Ebene, gilt dies genauso für unsere mentalen Fähigkeiten. Was müsste ich z. B. tun, um einen von mir geschätzten Menschen davon abzuhalten, einen großen Fehler oder gar ein Verbrechen zu begehen? Wie viel kompromisslose Entschlusskraft könnte verlangt sein, dies allein mit überzeugenden Worten zu erreichen? Durch eine übervorsichtige präventive Fesselung meiner Aggression raube ich mir wichtige Anteile meines Handlungspotenziales. Fesselnde Kontrolle kann und sollte durch *bahnende* Kontrolle ersetzt werden. Es kommt also darauf an, konkret den Holzstab und symbolisch die eigene Schlagkraft in die Hände zu nehmen. Es schafft im Übrigen auch mehr Vertrauen zum Anderen, wenn ich zeige, dass ich meine Kräfte kenne und führen kann (Abb. 21 und 22).

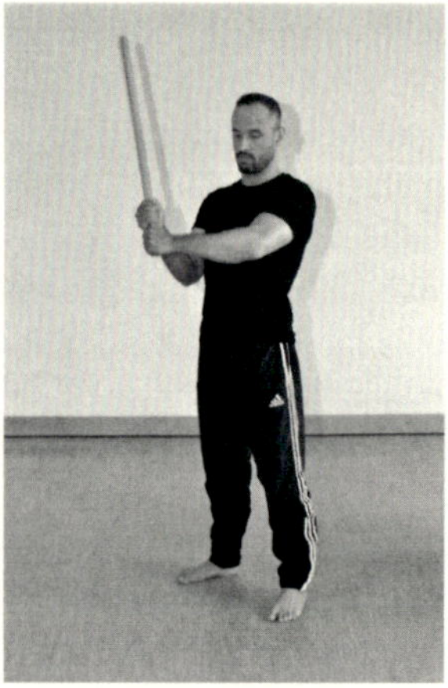

Abbildung 21

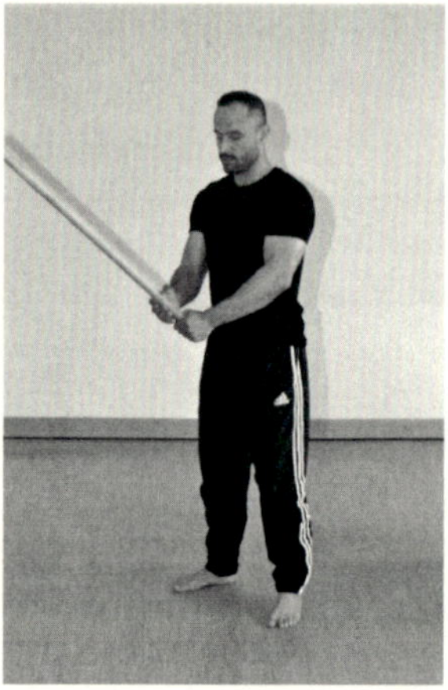

Abbildung 22

Mit der Übung lässt sich symbolisch verdeutlichen, dass es hingegen kaum Vertrauen weckt, wenn ich den Stock und damit meine Kraft hinter meinem Rücken verstecke um harmlos zu erscheinen. Dies als Bild für falsche Freundlichkeit im Modus der Verleugnung der Kraft (Abb. 23 und 24).

Entsprechend lässt sich eine Figur dafür aufstellen, wenn man versucht, seine Kontrolle durch unterdrückende Fesselung zu bewerkstelligen (Abb. 25).

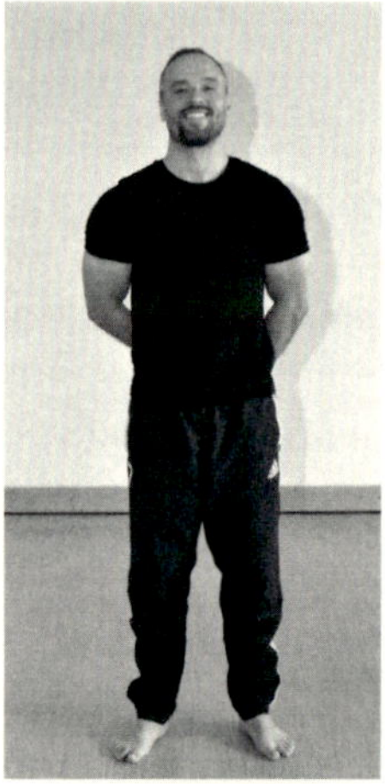

Abbildung 23

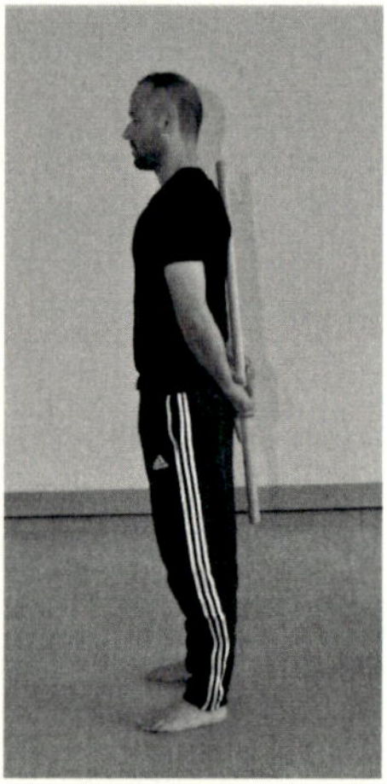

Abbildung 24

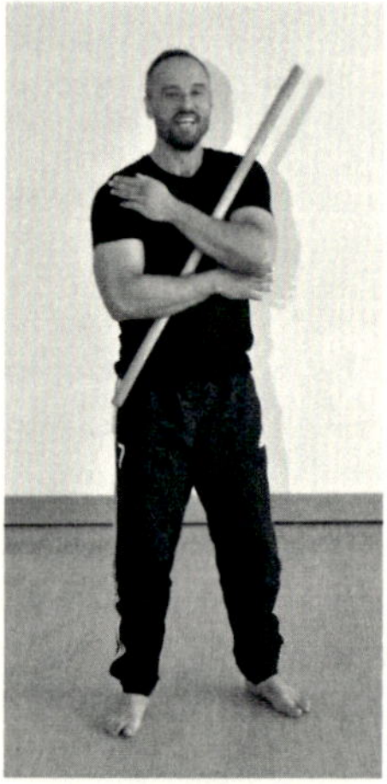

Abbildung 25

Es bleibt in der Übung ausdrücklich offen, ob nun Schlagkraft im wörtlichen oder im übertragenen Sinne auf der verbalen Ebene »schlagender Argumente« gemeint ist.

Die dialogische Schlag-Übung ermöglicht es den Teilnehmenden, zwei grundlegende Erfahrungen im Umgang mit der eigenen Aggression zu machen. Die erste Erfahrung liegt in dem Bekenntnis zur eigenen Schlagkraft im Spektrum der Aggression zwischen kräftigem Zupacken und tödlichem Zuschlagen. Wohlgemerkt heißt das nicht, dass man sich nun eine wie auch immer geheimnisvolle Absicht unterstellen lassen müsste, tödlich zuschlagen zu wollen. Es ist mehr das zunächst rein technisch zu verstehende Handlungspotenzial und die grundsätzliche Fähigkeit dazu gemeint, in sich eine Kraft in Bewegung zu bringen, die unter bestimmten Umständen sogar tödlich wirken könnte. Ein Satz wie: »Das könnte ich niemals tun!« ist allein schon aus körpertechnischen Gründen bei normal bewegungsfähigen Menschen unwahr. Es ist nun einmal möglich, auch wenn es bisher aus dem Selbstbild ausgeklammert war. Wird diese brisante Wahrheit der eigenen Kraft verleugnet, stehen Tür und Tor dafür offen, sie auf Andere zu projizieren oder an Andere zu delegieren.

Die zweite wichtige Erfahrung besteht darin, das eigene Aggressionspotenzial als annehmbar, verantwortbar und auch als darstellbar zu erleben. In der Übung kann das potenziell Tödliche und das freudvoll Kraftvolle als zunächst unheilvoll verwoben und dann als voneinander unterscheidbar erlebt werden. Die Wut und auch Trauer über oft jahrelang vergeudete seelische Energie im »Wegsperren des inneren Monsters« kann gefühlt und ausgedrückt werden – und dies in einer mobilisierenden, aufrichtenden und ermutigenden Weise. Fast alle Übenden erleben in der Endphase des Schlagprozesses eine euphorisierende Freude an ihrer Kraft, die sie ganz neu, weil »unvergiftet« erleben. Es löst Stolz und vitale Freude aus, sie als kontrollierbar zu erfahren und dabei als ungefesselt genießen zu können. Dies ist ein Prozess, der über das Seminar hinauswirkt

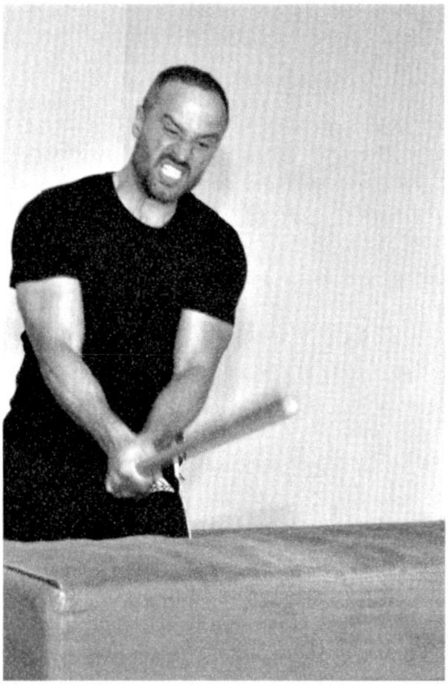

Abbildung 26

und später im Alltag reale Gestalt gewinnt, wenn das Lösen von unnötigen Fesseln erfolgreich unter neuer bahnender Kontrolle gelingt. Manche Teilnehmende melden solche Erlebnisse mit einigen Tagen, Wochen oder sogar Monaten Abstand zurück und manche kommen zu weiteren Durchführungen, um neue Schritte zu gehen.

Die Besonderheit des Blickkontakts

Ein besonderer Aspekt in der Wirkungsweise der Schlag-Übung besteht im Blickkontakt zwischen den Partner*innen. Blickkontakt heißt, auch die ganze Mimik und den gesamten Körperausdruck des Gegenübers bewusst wahrzunehmen.

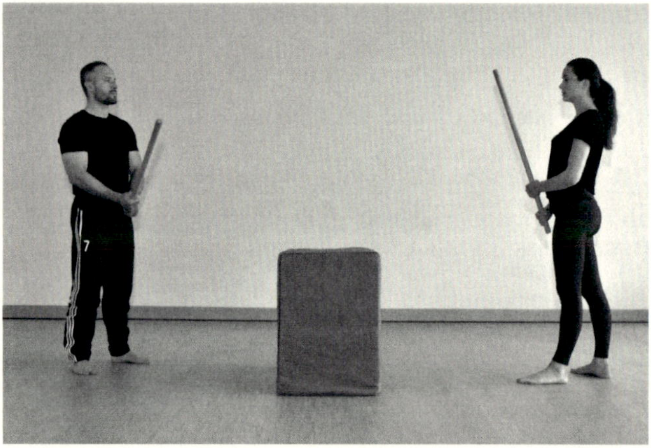

Abbildung 27

Was in Blick und Gesicht der Übenden sichtbar wird, ist so etwas wie »das wahre Kraft-Ich« (siehe die theoretische Vertiefung zu »Ego-States«, Teil III). Das bedeutet eine Wahrheit, die über das reine Ausmaß der eigenen und der Kraft des Gegenübers hinausgeht. Ich habe nicht nur enorme Kräfte, bzw. kann sie in Bewegung bringen, sondern sie sind das, was ich aus ihnen mache und damit sind sie Teil und Ausdruck meines Selbst. Das wiederum bedeutet, dass ich nicht nur über Kraft verfüge und sie Ausdruck meines Selbst ist, sondern dass sie dabei immer auch eine Wirkung und damit eine Bedeutung hat. All das ist auch im Begriff der Identität eines Menschen enthalten. Ich bin was ich verkörpere, was ich von mir selbst direkt und durch den Spiegel Anderer wahrnehme. Wirkung und Bedeutung meiner Kraft kann ich nur dadurch als mit meiner Identität verbunden begreifen, dass ich erlebe wie sie ein Anderer wahrnimmt. Zeige ich mich und lasse ich mich auf jemanden wirken, dann veröffentliche ich diesen Teil von mir. Erfahre ich dabei Annahme und Bestärkung, kann ich die erlebte Wahrheit meiner Kraft als Teil meines Wesens, meiner Persönlichkeit begreifen. Nur dann finde ich einen Zugang dazu, in meiner Kraft eine Quelle für die Umsetzung meiner elementarsten Lebenswünsche zu sehen. Genauso kann ich entdecken, wie das Verleugnen dieser Kraft als Teil meines Selbst mich daran hindert, das am meisten Ersehnte zu erreichen. Hier setzt der Blick zum Gegenüber und vom Gegenüber in der Übung an. Der Blickkontakt bildet den Zugang zur Identifizierung mit dem inneren Kraftpotenzial – im Guten wie im Schlechten. Zur Verantwortung gehört das Bewusstsein für die Chancen, die Risiken und die unerwünschten Nebenwirkungen der eigenen Kraft.

Was meinen wir mit »Kraft«?

Wenn wir hier mit dem Begriff der Kraft hantieren, ist damit kein objektives Maß an gespeicherter und abrufbarer Kraft gemeint, die man wie in inneren »Tanks« mit sich führen könnte. Kraft in Verbindung mit der Verantwortung für die eigene Aggression ist gerichtete Energie, die ich in mir und aus mir heraus in Bewegung bringe. Eher wäre hier von einem Kraft*fluss* zu sprechen. Ich verfüge nicht über ein fest umschreibbares Maß an Kraft, sondern über die Fähigkeit, Energie umzusetzen und fließen zu lassen. Dabei spielt die mentale Kraft der Psyche eine entscheidende Rolle – eine Erfahrung, die z. B. im Sport zur Geltung kommt. Leistungssportler*innen trainieren gezielt ihre Konzentrationsfähigkeit und ihre Entschlusskraft, ebenso wie ihre Frustrationstoleranz bei eigenen Fehlern. Vor allem bei solchen »Duell«-Sportarten wie Tennis oder eben Boxen wird die Fähigkeit geradezu beschworen, sich selbst immer wieder neu aufzubauen. Der Tennisspieler Boris Becker legte eine legendäre Fähigkeit an den Tag, sogar nur noch einen Punkt von der Niederlage entfernt das Match wie ganz neu zu beginnen und doch noch zu gewinnen. Für ihn beginne ein Match mit jedem Aufschlag neu, so erklärte er seine mentale Stärke. Nun sind solche modernen Heldenmythen durch Sportlegenden nur begrenzt als Vorbild tauglich. Für unsere Betrachtung liegt der wahre Kern in der für jeden herstellbaren Erkenntnis, dass man seinen eigenen

Kraftfluss steuern kann. Und hierfür stellt die Schlag-Übung einen geeigneten experimentellen Zugang dar, sie ermöglicht eine Begegnung mit dem eigenen »Kraft-Ich«.

Die wichtigsten Varianten der Schlag-Übung

Je nach individuellem Hintergrund sind für die Übenden unterschiedliche Aspekte der Schlag-Übung besonders wirksam. Daraus ergeben sich einige wichtige Varianten. Bei der *Standardvariante* fordern sich die Partner*innen gegenseitig heraus, mehr und noch »wahrere« Kraft leben, sehen und hören zu lassen. Sie steigern Tempo und Heftigkeit. Dabei durchschreiten sie klassischerweise erst eine Phase des Explorierens, dann die Phase der Begegnung mit dem Schatten der Aggression: Zerstörungsmacht, der Ausdruckskraft von Zorn, ggf. sogar Hass. Wohlgemerkt ist den Akteur*innen immer klar, dass sie sich dabei nicht gegenseitig meinen, sondern sich von diesen Regungen berichten – aber dennoch in Resonanz zueinander sind. Dies im Sinne der nicht mit Worten ausgedrückten Frage: »Was trägst du dazu in dir?« und im Sinne der Aufforderung: »Sieh mich, fühl mich – spiegele mich!« In einer dritten Phase wartet die Freude über die pure Kraft, die dabei nicht selten als ekstatisch empfunden wird.

Wichtig ist, jederzeit eine Alternative in Form einer ganz simplen, eher *sportlichen Variante* wählen zu können, ohne den Druck, nun besondere Gefühle haben und auch noch zeigen zu müssen. Diese Schamhürde ist für manche zu hoch oder es ist für sie schlicht zu ungewohnt, sich intim mit inneren Empfindungen zu zeigen. Dann ist es dennoch wertvoll, sich als kraftvoll und fähig zur bahnenden Kontrolle zu erleben. Manche Übende müssen dies erst sicher erfahren und entdecken dann unerwartet eine nicht gekannte Freiheit, sich mehr zu öffnen.

In einer Abwandlung können auch »Änderungen der Grammatik« vereinbart werden, z. B. die *Monologvariante*. So kann eine*r der Partner*innen einen Monolog halten, dem der Andere ohne eigene Schläge nur gegenübersteht. Dies kann wichtig sein, um einmal ohne die Irritation durch die Regungen des Dialogpartners zu seinem eigenen innersten Ausdruck zu finden. Dann gibt der Partner nichts als seine pure Aufmerksamkeit. Nicht selten wirkt dies als der wirksamste Spiegel für die eigene Aggression. Ein Spiegel besonders auch für die hasserfüllte, verbissene, vergiftete Aggression. Eine Wahrheit, die endlich einmal jemanden findet, der bereit ist, sie ungeschönt zur Kenntnis zu nehmen.

Und so sind auf diesen Grundformen aufbauend vielfältige Aufstellungen auch mithilfe der ganzen Gruppe möglich. Ein Beispiel:

Übungsbeispiel mit Aufstellung

Michaela hat in der Standardvariante der Übung mit einem männlichen Übungspartner eine ihr gut bekannte mörderische Wut auf ihren Vater erinnert, schafft es aber nicht, sie auszudrücken. Sie erklärt auf Nachfrage der Leiterin, dass ihr Vater sie nicht vor ihrer dominanten Mutter schützte, von der Michaela immer wieder abgewertet und quasi als seelischer Mülleimer benutzt worden war. Erst als die Männer der Gruppe sich einmal probehalber hinter dem Partner in einer Reihe aufstellen, realisiert sie, dass ihr Vater ein schwacher, vaterloser Mann war, der auf Grund nie erfahrenen Rückhaltes keine gute männliche Identität hatte entwickeln können. So hatte sich ihr eingebrannt, dass er nicht belastbar und niemals adressierbar für ihr Schutzbedürfnis und ihre Wut auf ihn sein könnte. Mit den anderen Männern im Rücken kann der Partner nun Teil eines neuen Bildes werden. Sie kann den Vater als jemanden visualisieren, der mit gewachsener Stärke und mit männlichem Rückhalt ihren Gefühlen endlich standhalten kann. Wichtiger als das, was tatsächlich mit dem realen Vater nicht geschehen konnte, oder immer noch unmöglich wäre, ist, dass sie jetzt ihre über Jahre, gar Jahrzehnte gefesselten Gefühle adressieren kann. Wie sie anschließend der Gruppe erklären kann, war auch ihre Beziehung zu Männern immer wieder von dieser feststeckenden Wut vergiftet. Insbesondere deshalb, weil ihre Aggression gegenüber ihren Partnern nicht nur blockiert, sondern von ihrer Resignation und von ihrer Verachtung für die Schwäche des Vaters vergiftet war, die sie auch in ihren Partnern zu sehen meinte. Michaelas Übungspartner kann nun ihre Gefühle entweder einfach ruhig stehend entgegennehmen, oder aber – in Rückkopplung mit Michaela – seinerseits mit kraftvollen Schlägen in spiegelnde Resonanz zu ihr gehen.

In Teil III greife ich die Dialogform am Schlagklotz noch einmal auf. An ihrem Beispiel stelle ich Überlegungen zur psychodynamischen Wirkungsweise des konfrontativen Dialogs über die Veränderung von Ich-Zuständen an.

4. Übungsfeld: Ringen

»mit dem inneren Dämon ringen« und »der Gewinn in der Niederlage«

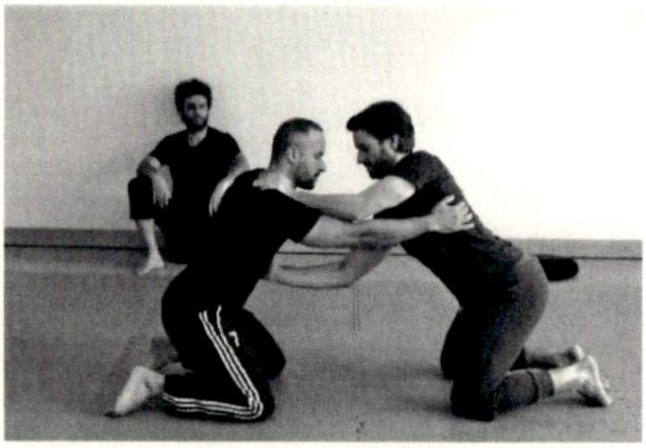

Abbildung 28

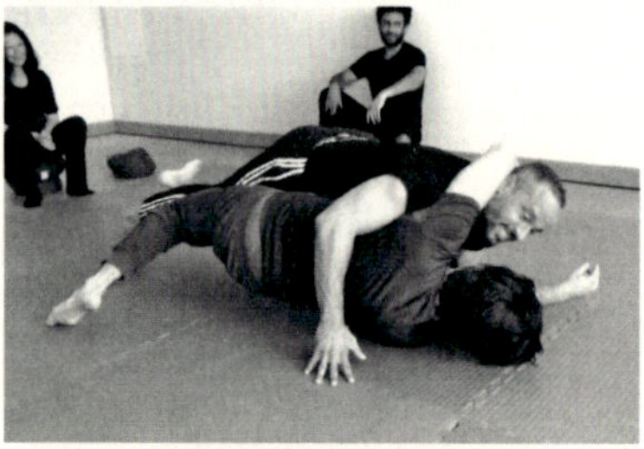

Abbildung 29

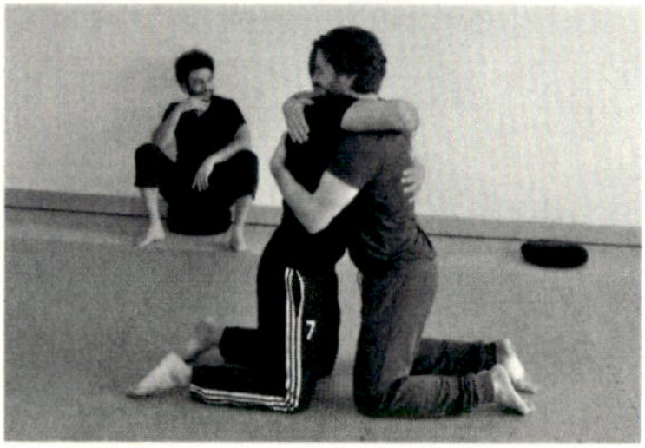

Abbildung 30

Die ebenfalls klassische Form des Ringkampfes öffnet weitere Zugänge zur Hingabe an die eigene Kraft. Bei der Arbeit mit dem Ringen gilt es, sich von Gleichsetzungen wie einerseits *Gewinnen = Siegen* und andererseits wie *Verlieren = Unterliegen* zu lösen. Im Gegensatz zur Schlag-Übung und zum Boxen wird hier – in einer der Varianten – ausdrücklich bis zur Entscheidung über Sieg und Niederlage gerungen. Forschungsstoff ist für die Teilnehmenden auf der einen Seite die Entschlossenheit, zu riskieren, sich durch- bzw. zu widersetzen. Auf der anderen Seite gilt es die Erfahrung von Ohnmacht und Niederlage zu studieren. Immer wieder bestätigen Kämpfende anschließend, dass der größere Gewinn auf eine paradoxe Art in der Niederlage zu finden sei, da nur der Unterlegene sicher sein könne, seine ganze Kraft benutzt zu haben. Die Gleichsetzung von Niederlage mit Verlieren passt dann nicht mehr. Es erfüllt manche auch mit Stolz, sich die Niederlage »ehrlich erkämpft« zu haben. Das buchstäbliche Ringen mit Schicksalskräften, das Ringen mit sich selbst oder das Sich-Durchringen zu Entscheidungen bekommen hier eine verkörperbare Plattform. Der*die Ringpartner*in kann zu einem*einer Protagonisten*Protagonistin in der Verkörperung von ungreifbaren Kräften werden, gegen die man gleich »seelischer Dämonen« im inneren Ringen steht. Von solch eher angstnahen Aspekten des Ringens abgesehen, stellt es andererseits eine sehr intensive, weil ganzkörperliche Begegnung in großer Nähe dar. Natürlich kann auch genau das Angst auslösen, in der Übungspraxis sind es aber eher das Ungewohnte und mit Berührungstabus verbundene Schamgefühle, die manche zögern lassen. Recht schnell werden aber die lustvoll-belebenden Verheißungen im Ringen erkennbar und öffnen die Tür für echte Begeisterung für diese »heiße« Kontaktform.

Technischer Ablauf und Regeln des Ringens allgemein

Die dialogische Begegnung des Ringens findet auf einer mindestens 4 x 4 m großen Fläche aus Ring-, Judo- oder Turnmatten statt. Hautunfreundliche Oberflächen können einfach mit einem Baumwollstoff überspannt werden.

Die Teilnehmenden gruppieren sich auf ihren Sitzunterlagen um die Matte und stellen – wie auch beim Boxen und bei der Schlag-Übung – einen atmosphärisch haltenden Ring zur Verfügung. Das kann gelegentlich einen handfesten Akt der Begrenzung bedeuten, etwa wenn Akteur*innen mit zu viel Schwung über den Rand zu purzeln drohen, doch hauptsächlich geht es um den energetisch gefühlten Halt durch aufmerksame Begleitung. Alle Teilnehmenden bekommen nach den ersten Einweisungen die Gelegenheit, zur Probe mit einem Gegenüber ein kurzes Balgen zu vollführen, das weder thematisch verknüpft ist, noch auf Entscheidung zielt. Es geht dabei darum, diese spezielle Form des Kontaktes und des körperlichen Kräftespiels einfach für sich zu spüren, d. h. den Körper und die Sinne auf das gegenseitige Anpacken und Zugreifen einzustellen. Zuvor ist es ratsam, gemeinsam einige Lockerungs-Übungen für den Schulter-Nacken-Bereich zu machen, um Zerrungen vorzubeugen (z.B. die »Fahrradpedal-Übung« [Abb. 32] mit den Armen in Paaren, bei dem man gegenseitig die Hände mit den Fingern ineinander verschränkt und vorwärts/rückwärts, schnell/langsam, sowie locker/kraftvoll in Armen und Schultern kreist, als ob man zusammen imaginäre Pedale betätigen würde).

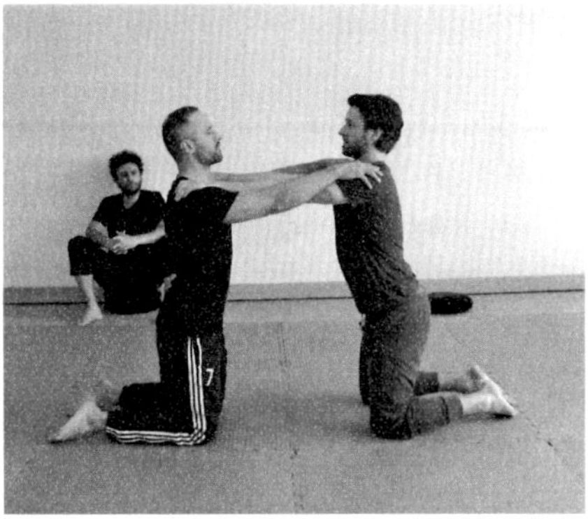

Abbildung 31

Die Ringpaarungen kommen zustande, in dem sich jemand entweder offen als Gegner*in anbietet, eine andere Person gezielt auf-, bzw. herausfordert oder sich vorab schon verabredet. Nehmen Paare teil, können sie für ihre Beziehung in der Regel sehr von der Begegnungsform des Ringens profitieren, es kann aber auch gute Gründe geben, ein Thema ausdrücklich mit einer anderen Person als dem*der Partner*in auszukämpfen. Alle Begegnungen auf der Ringmatte beginnen mit einem kleinen Begrüßungsritual, bei dem sich jede*r jeweils ausdrücklich vom Gegenüber eingeladen fühlen kann und beide ein eindeutiges Signal zur Startbereitschaft geben. Aufrecht voreinander kniend schauen sich beide an und legen dabei die Arme auf die Schultern des Gegenübers (Abb. 33).

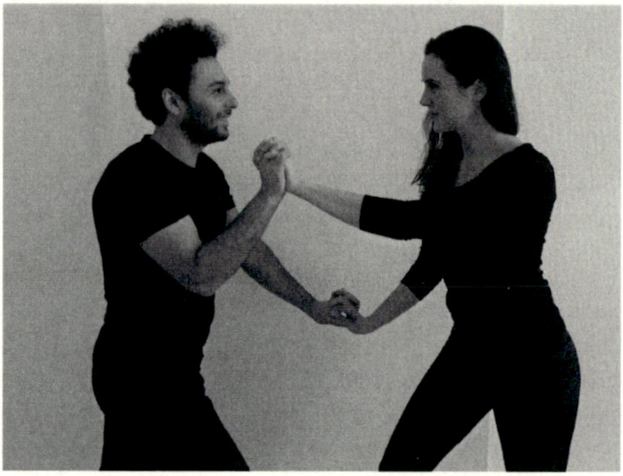

Abbildung 32

Erst wenn beide genickt haben, ist klar, dass sie bereit sind. Aus Sicherheitsgründen ist es untersagt, den Partner nach hinten umzustoßen. Zur Vermeidung von Knöchelverletzungen ist nur das Schieben und Ziehen zur Seite erlaubt, um den Anderen auf die Matte zu zwingen. Ebenso ist es untersagt, sich höher als kniend aufzurichten, weil sonst die Fallhöhe für Ungeübte zu hoch werden kann. Untersagt ist weiterhin, zu kratzen, zu kneifen, zu schlagen, zu treten, zu spucken oder zu beißen. Auch hier ist auf das allgemeine Verletzungsrisiko hinzuweisen, das wie beim Sport selbstverantwortlich in Kauf genommen werden muss. Worte zu benutzen ist ausdrücklich erlaubt. Dies kann taktisch geschehen, um den Anderen abzulenken oder zu verunsichern oder um eigene Empfindungen auszudrücken. Klingen Worte nach ernstgemeinten Beleidigungen statt nach der Benennung innerer Impulse oder als humorvoll gemeint, wird der Kampf unterbrochen. Ebenso wie bei körperlich-energetisch sichtbar werdenden Anzeichen von Verbissenheit oder Verbitterung kann dann ein daran sich zeigender Seeleninhalt der Aggressionsvergiftung aufgegriffen und auf anderer Ebene bearbeitet werden. Dies kann einfach verbal geschehen oder durch den Wechsel an den Schlagklotz in die Entgiftung geleitet werden. Mit geweckten Sinnen und einem neuen – oder altbekannten – Gefühl für das *Anfassbarsein* sind die Teilnehmenden nach dem ersten Balgen offener, zwischen drei hauptsächlichen Varianten des Ringens zu wählen: dem Ringen um Sieg und Niederlage, dem Kräftemessen ohne Kampfentscheidung und dem spielerischen Balgen als Kontakterfahrung ohne Kampfcharakter. Darüber hinaus sind viele weitere, miteinander kombinierte oder selbstentdeckte Variationen möglich. Dabei geben die jeweils individuellen Ziele und Motivationen, Konfliktlagen sowie die körperlichen und psychischen Begrenzungen den Ausschlag.

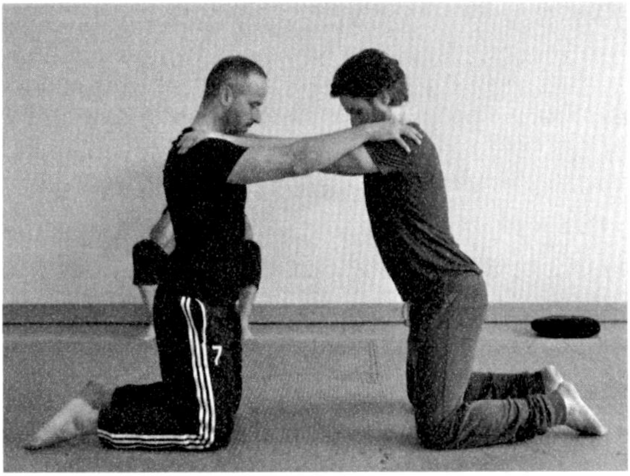

Abbildung 33

Der Abschluss ist bei allen Varianten grundsätzlich ebenfalls ritualisiert. Wenn klar ist, dass die Begegnung zu Ende ist, lösen die Übenden den Körperkontakt auf und lassen sich auf den Rücken liegend umsinken. Sie nehmen sich Zeit, die körperliche Anstrengung, die Pulsationen von Atem und Herzschlag sowie alle entstandenen bzw. noch entstehenden Gefühlsregungen zuzulassen und bewusst zu spüren. Je nach Heftigkeit des zu Ende gegangenen Ringens kann es einige Minuten dauern, bis alle körperlichen und seelischen Regungen soweit auspulsiert sind, dass dazu Worte gefunden werden können. Zunächst haben die Kämpfenden das Wort, um zu beschreiben, was jetzt in ihnen vorgeht. Danach können die Gruppenmitglieder im Kreis umher äußern, was sie an ihnen oder in Bezug auf die Kampfdynamik beobachtet haben, bzw. was sie an eigenen Gefühlsresonanzen durch Mitschwingen oder Identifikation mit den Akteur*innen erleben konnten.

Technischer Ablauf und Regeln bei Sieg und Niederlage

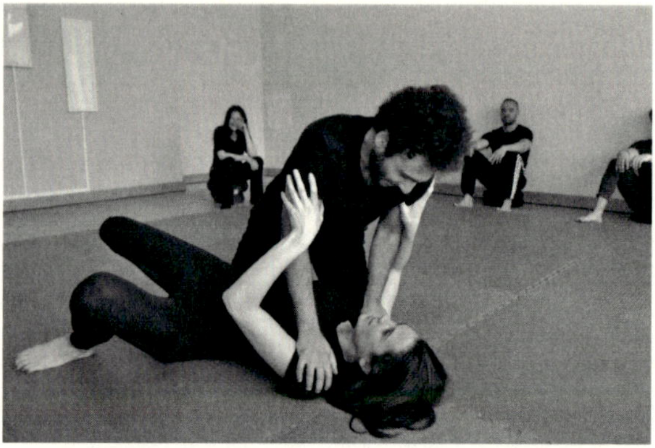

Abbildung 34

Wenn sich die Ringpartner*innen nach dem einführenden Balgen darauf verständigt haben, dass sie beide auf Sieg kämpfen wollen, vollführen sie das Anfangsritual und versuchen dann, das Gegenüber auf den Rücken zu zwingen. Der Kampf ist entschieden, wenn die*der Unterlegene für drei Sekunden mit beiden Schultern auf der Matte fixiert werden kann.

Dabei müssen beide Schultern die Unterlage berühren, es darf keine Hand mehr dazwischen sein. Die Kampfleitung zählt laut mit, sodass klar ist, ob die*der Untenliegende sich vielleicht doch noch bei »gefühlten 2,9« wieder herauswinden kann. Dazu reicht auch das Wieder-anheben-Können einer Schulter oder aber, sich mit dem Kopf oder einem Teil des Oberkörpers über den ggf. nahen Mattenrand zu schieben. Bei letzterem wird der Kampf unterbrochen und von der Mattenmitte aus neu gestartet. Gibt ein*e Kontrahent*in vor einer Zählentscheidung auf, hat das Gegenüber gesiegt. Dies kann aus unterschiedlichen Gründen geschehen: meist als Sicherheitsentscheidung zur Vermeidung einer (Wieder-)Verletzung, durch ein subjektives Gefühl von Chancenlosigkeit verbunden mit Resignation, wegen eines Panikgefühls oder wegen eines unerträglich empfundenen Ohnmachtszustandes. Es gehört dann zur inhaltlichen Auf- und Verarbeitung, die Inkaufnahme der Niederlage in dieser Entscheidung zu akzeptieren. Es kann aber auch der Entschluss der Leitung sein, einen Kampf vor der Entscheidung zu beenden, weil die Kräfte und damit die Bewegungskontrolle bei eine*r oder beiden schwinden und dadurch das Verletzungsrisiko übermäßig steigt. Dann geht der Kampf unentschieden aus. Diese Entscheidung können auch die Kontrahent*innen von sich aus im

Einvernehmen treffen. Ansonsten werden die Ringkämpfe von Leitungsseite etwa alle drei Minuten unterbrochen – je nach Eindruck vom Maße der Anstrengung – um Überanstrengungen zu vermeiden. Denn wie beim Boxen nehmen die Kämpfenden oft nicht rechtzeitig wahr, wenn sie unter Umständen unter Sauerstoffmangel im Gehirn leiden, die Bewegungskontrolle schwindet und somit das Verletzungsrisiko steigt.

Der Abschluss bei der Entscheidungsvariante enthält die Besonderheit, dass nach dem meist ausgiebig notwendigen Auspulsieren über etliche Minuten in der Rückenlage zuerst die unterlegene Person ihr Befinden berichtet. Dies wurde zuvor angekündigt, sodass die gesamte Gruppe schweigend abwartet, bis es soweit ist. Diese Phase kreiert meist eine eigentümliche Andächtigkeit, die dem besonderen Charakter der Niederlageerfahrung Respekt erweist. Viele sind auch als Beobachtende emotional mitgegangen und schauen nun schweigend auf zwei heftig atmend daliegende Körper. Jede*r weiß, dass jetzt gerade eine*r von beiden dabei ist, die Tatsache einer Niederlage buchstäblich zu veratmen.

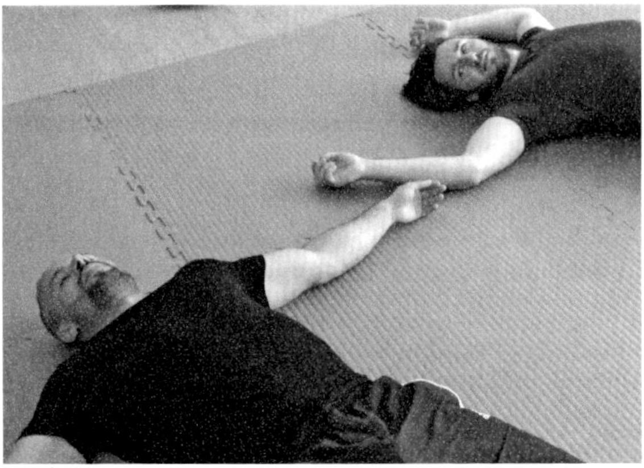

Abbildung 35

Und nicht selten ist dies mit Schluchzen und Tränen verbunden, wenn z. B. Ohnmachts- oder Trauergefühle ins Schwingen gekommen sind. Wenn beide Übenden berichtet haben, verlässt die unterlegene Person die Matte – sie hatte in der Phase des stillen Auspulsierens ihre Würdigung erhalten. Nun steht noch die Siegerehrung für die*den Überlegene*n an. Es kann sich wie eine eigene Übung anfühlen, nun aufzustehen und in der Mitte den anerkennenden Applaus aller anzunehmen.

Auch hier gibt es ein Erleben zu veratmen: »Darf ich stolz auf meinen Sieg sein?« Es wäre ein Irrtum, dies als ggf. entbehrlichen Klamauk abzu-

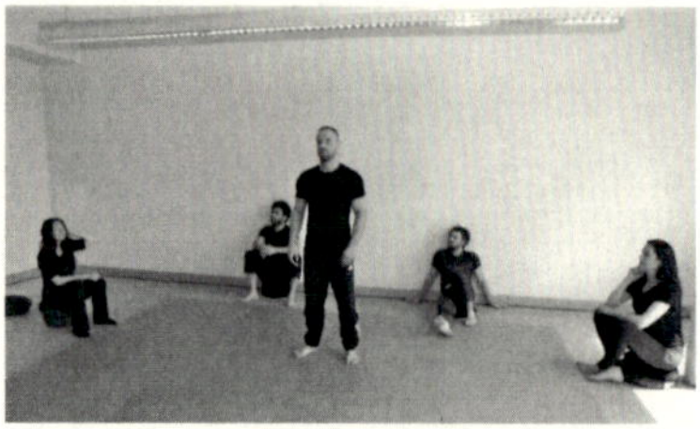

Abbildung 36

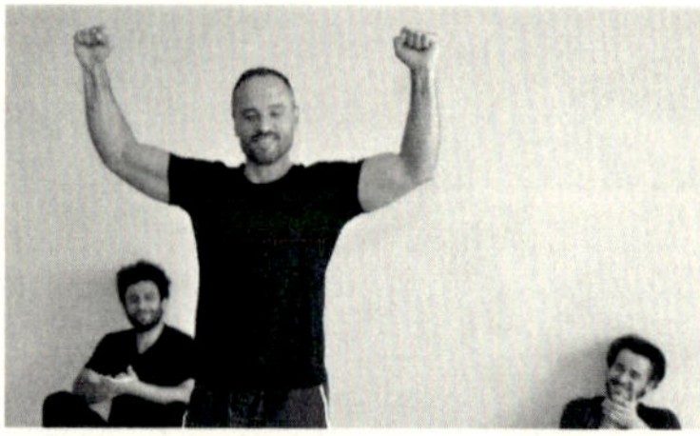

Abbildung 37

tun. Es sind gerade die Unterlegenen, die diese vollgültige Siegerehrung fordern. Denn nur durch die volle und rückhaltlose Anerkennung des Siegtriumphes wird auch dem Einsatz der Unterlegenen »auf Sieg« die angemessene Würdigung zuteil.

Sieg und Niederlage: Macht und Ohnmacht

Eine wesentliche Bedeutung der Sieg-Niederlage-Dynamik liegt in der Begegnung mit Macht- und Ohnmachtsthemen, wie man sie aus Lebensprägungen mitbringt. Für viele Teilnehmenden fühlt es sich fremd oder verboten an, eine innere Haltung anzunehmen, die »auf Sieg« zielt. Dabei können blockierende Glaubenssätze eine Rolle spielen, wie schon im Abschnitt über die Stand-Übungen angeschnitten. So kann es negativ behaftet sein, jemandem eine Niederlage zuzumuten – auch wenn sich das Gegenüber ja freiwillig auf den Kampf mit klar vereinbarten Regeln und Grenzen eingelassen hat. Oder man begegnet in dieser falschen Rücksicht der eigenen Angst vor Niederlagen, die auf den Anderen projiziert wird. Das mitgebrachte innere Bild einer Niederlage kann mit Ohnmacht und Demütigung assoziiert sein. Nicht selten schildern Teilnehmende die zu befürchtende Niederlage als eine Art drohende Vernichtungserfahrung und ahnen oder erinnern, dass dahinter alte, mindestens zum Teil verdrängte Erlebnisse stecken, die einen quasi haben schwören lassen, sich dem nie wieder auszusetzen. Andererseits lockt die Verheißung, sich einmal als entschlossen und risikobereit zu erleben. Die Ankündigung, dass vielleicht gerade in der *ehrlich errungenen* Niederlage der größere Gewinn stecken könnte, schafft eine fruchtbare Irritation vermeintlicher Gewissheiten. Die Überraschung ist unter Umständen groß, wenn eine Niederlage plötzlich als etwas vorstellbar wird, das man überleben kann und das einen Eigenwert besitzt. In diesem Moment macht es bei Manchen fast hörbar »klick« und ein Leuchten tritt in die Augen – obwohl die Hände noch zittern. Denn das könnte ja bedeuten, dass es sich unter allen Umständen lohnt, auf Sieg zu kämpfen – ganz gleich, wie es ausgeht. Und in diesem Augenblick, schon vor dem eigentlichen Kampf, entsteht bereits der Keim einer neuen, unvergifteten inneren Aggressionshaltung. Es beginnt der Prozess der Hingabe an die eigene Kraft, d.h. sie ins Fließen kommen zu lassen. Dies hat auch damit zu tun, die eigene Selbstachtung als bewahrbar zu erkennen, sie wird durch eine Niederlage nicht zerstört und erfährt vielleicht sogar eine Stärkung.

Vergiftung der Aggression durch Ohnmachtserfahrung

In vergleichbarer Weise kann eine Ringbegegnung an den Punkt kommen, an dem sich eine Erbitterung oder Verbissenheit zeigt, die von einer Aggressionsvergiftung kündet. Klassischerweise wird dies durch die Angst vor einer Niederlage bewirkt. Dabei geht es nicht darum, dass eine Niederlage niemals Angst wecken sollte – das alleine kann als naturgegeben stehen bleiben und bedeutet noch keine Vergiftung. Die Vergiftung kommt zustande, wenn die Vorstellung von der Niederlage eine Vernichtungsqualität beinhaltet, die dem fair ausgehandelten Rahmen nicht entspricht. Dies kann eher körperliche oder eher psychische Schwerpunkte haben, je nachdem, welche Art von Ohnmachtserfahrung lebensgeschichtlich dahintersteckt. Im einen Fall ist es die körperliche Überwältigung, die Panikgefühle auslöst, im anderen Fall ist es der Gesichtsausdruck der*des über einem Liegenden, der einem subjektiv als »Fratze des Triumphes« erscheint und einen in Hass versetzt. Beides unterbricht den partnerschaftlichen Kontakt und wenn das spürbar wird, wird das Ringen unterbrochen und ggf. am Schlagklotz mit der Energie und dem Hintergrund des unterbrechenden Gefühls weitergearbeitet (siehe Abschnitt »Übungen kombinieren«).

Sieg und Niederlage: Kampf gegen »Dämonen«

Eine weitere wesentliche Bedeutung der Sieg-Niederlage-Variante des Ringens wird beim Kampf mit den »inneren Dämonen« erkennbar. Als innere Dämonen bezeichnen wir bildhaft all jene negativen Erfahrungs- und innere Einstellungsmuster, die einem die Kraft rauben: Ängste, Scham-

und Schuldgefühle, Tabus, entwertende Glaubenssätze[3]. Sie wabern mitunter um einen herum wie nebelhafte Geister, die man nicht zu fassen bekommt. Und trotzdem oder gerade deswegen empfindet man sich oft wie in einem permanenten Ringen mit Schicksalskräften[4]. Sprachbilder zeigen dies auf: man ringt mit sich, man ringt sich zu etwas durch, man ringt um seine Würde, seine Selbstachtung, man ringt nach Atem und frischer Luft oder gar ums Überleben. Der bildhafte Begriff des Ringens hat Verbreitung dafür gefunden, den inneren und äußeren Kampf gegen Widerstände und um ein besseres Leben zu kennzeichnen. Als sich die Metaphern um das Ringen sprachlich gebildet haben, gehörte es in diesen Zeiten mutmaßlich zur Normalerfahrung von Menschen in ihrer Kindheit und auch später, mit anderen zu raufen und es bot sich an, damit auch das Auskämpfen von Lebensproblemen auf abstrakterer Ebene begrifflich zu bebildern. Und wie wir in der Resonanz von Teilnehmenden auf die Übungsform Ringen immer wieder gespiegelt sehen, ist diese Sprachwendung keine Zufälligkeit. Es scheint – wie so viele andere körperbezogene Begriffe für Psychisches – einem Körperinstinkt zu entsprechen, das Kämpfen um die Lösung von Lebenskonflikten als »Ringen« zu bezeichnen. Menschen haben oft als Kinder Erfahrungen mit Raufen und Balgen gemacht. Viele erinnern das als spaßig oder sogar lustvoll, andere verbinden damit dagegen eher unangenehme Erinnerungen an ein Niedergemachtwerden z. B. durch ältere Geschwister, Mitschüler oder Nachbarskinder – die Vernichtungsassoziation. Und einige stellen – meist mit Bedauern – fest, dass sie zu ringen, speziell das Belebende im Ringen, bislang nie kennengelernt haben.

In der Ring-Übung gibt es nun also – wieder oder endlich – die Chance, eine*n Gegner*in aus Fleisch und Blut anzupacken. Die Teilnehmenden nehmen das Angebot meist freudig auf, eine innere blockierende Kraft einmal als *Dämon* zu titulieren und auf das Kampfgegenüber zu projizieren. Dies geschieht ausdrücklich von diesem selbst ermächtigt. Wenn es sich abzeichnet, dass zwei Ringgegner*innen innere Blockadethemen bearbeiten wollen, werden sie ermuntert, dem Gegenüber zu Beginn der Begegnung zu eröffnen, als wen oder was sie sie*ihn gedenken niederzuringen. So kann z. B. ein Ringkandidat ankündigen, gegen seine Angst vor Autoritäten antreten zu wollen. Er sucht sich aus dem Kreis eine Person aus, die intuitiv gewählt diese

3 Siehe dazu »Vertiefung« bezüglich »Introjekten« im Teil III über Ego-States, S. 134.

4 Auf das Dämonen-Bild gehe ich näher im Abschnitt zur Metapher des Ringens ein (siehe S. 95).

Angst gut verkörpern kann, vielleicht weil sie ihm wie ein Spiegelbild seines eigenen Angst-Ichs erscheint. Oder er sucht sich das Gegenüber danach aus, wie gut dieses eine Figur aus der Reihe seiner Autoritätsangstgegner*innen prototypisch für alle verkörpert. Vielleicht geht es dem Ringkandidaten aber auch von vornherein um eine bestimmte Figur, wie den eigenen Vater/ Mutter, Bruder/Schwester, Chef etc. und es gilt zu üben, den Mut zur Konfrontation quasi in allen Zellen zu mobilisieren.

Die Integration: Die Macht des Dämons für sich erringen

Den Ringkampf auf die Sieg-Niederlage-Entscheidung hin zu führen, weckt im Selbst besonders effektiv quasi die Echos ungelöster Konflikte, die im Inneren permanent Kräfte binden und die deshalb für fruchtbare Zwecke nicht zur Verfügung stehen können. Damit üben sie eine unheilvolle Macht aus, für die sich das Bild des Dämons anbietet. In verschiedenen therapeutischen und weltanschaulichen Lehren gilt sinngemäß das Motto: »Benenne den Dämon und er verliert seine Macht!« (z.B. A. Grün, 2014, S. 17). In der körperorientierten Seelenarbeit lässt sich dieses Bild zu dem Vorschlag weiterspinnen: »Benenne den Dämon und *erringe dir seine Macht zurück!*« Dies funktioniert nun unabhängig davon, ob man siegt oder unterliegt. In der Niederlage liegt für manche sogar die größere Chance. Die Erfahrung der Niederlage kann eine eigentümlich transformative Kraft entfalten, wenn der Kampf von beiden Seiten mit vollem Risiko und dem Entschluss, »auf Sieg zu gehen«, geführt wird. Letztlich kann nur die*der Unterlegene die Gewissheit haben, wirklich alle Kraft bis an die Grenze benutzt und damit erfahren zu haben. Beim Ringen wird besonders deutlich, was man sich selbst, aber auch dem Gegenüber versagt, wenn man in den gewohnten Schonhaltungen verharrt. Die Aggressionshemmung wird als »Erfahrungsraub« erkennbar. Sehr eindrücklich zeigt sich dies, wenn Frauen männliche Gegner, die sichtbar überlegen sind, eindringlich auffordern, mit voller Kraft zu kämpfen. Die Essenz des Erlebens in dieser Art der Begegnung ist, sich mit seiner ganzen Kraft und ausdrücklich mit seiner Aggression angenommen und vor allem ernst genommen zu fühlen.

Dann kann dies, wie oben schon erwähnt, auch das Überschreiben von Ohnmachts- und Überwältigungserfahrungen bewirken, sobald einem jemand körperlich überlegen ist. Eindeutige, meist traumatisch begründete Erfahrungen können aus den alten Zusammenhängen entkoppelt werden und neue Erlebnisbahnen formen. So kann möglicherweise, was sonst Angst vor Überwältigung auslöste, in diesem geschützten neuen Feld als Genuss an der eigenen Kraft und der des Gegenübers erlebt werden.

Dies ist elementarer als der Triumph eines Sieges. Allerdings kann es andererseits eine überraschend schwierige Herausforderung sein, sich über einen Sieg ehrlich zu freuen und die Anerkennung in einer Siegerehrung auch wirklich an sich heran zu lassen.

Sich beim Ringen waagerecht aufrichten …?

Ich erläutere später noch die These, dass eine Wirkung bei der dialogischen Konfrontation in der Stärkung des Aufrichtungsprinzips im Sinne eines »psychischen Rückgrates« liegt (Teil III, Kapitel 1). Bei der Übungsform des Ringens wird man sich hingegen fragen, was das Herumbalgen waagerecht auf der Matte mit dem Aufrichten gegen die Schwerkraft gemein haben kann. In diesem Übungsfeld steht man ja grade nicht auf den Beinen. Doch das psychisch empfundene Aufrichten ereignet sich auch in der Horizontalen beim Ringen. Jetzt, da die Variante auf Sieg und Niederlage im Spiel ist, kommt die metaphorische Sinnebene der Begriffe rund um das Stehen umso mehr zur Geltung. Hier geht es nun ganz und gar darum, dem angreifenden Partner und damit dem eigenen inneren Dämon Wider-*stand* zu leisten. Es erfüllt fast nichts so radikal den Charakter eines *Stand*-punktes aus einer gewählten Ein-*stellung* heraus, als sich dafür entscheiden, sich in einen Ringkampf »auf Sieg« hineinzugeben.

Reines Kräftemessen ohne Entscheidung

In der zweiten Variante des Ringens, beim reinen Kräftemessen, wird auf die Sieg-Niederlage-Entscheidung bewusst verzichtet. Trotzdem können die Ringpartner*innen mit vollem Krafteinsatz bzw. mit vollem Ernst in den Kampf gehen, wobei der Teil des Ernstes, der durch einen Kampf auf Entscheidung entsteht, ausgeklammert bleibt. Aber genau dafür kann es gute Gründe geben. Es kann für Teilnehmende in bestimmten Lebenslagen oder bei zu großer Belastung durch eine traumatische Ohnmachtserfahrung kontraindiziert sein, sozusagen »das Sieg-Niederlage-Spiel zu spielen«. Denn sie würden es dann gerade nicht als ein experimentelles Kräftekampfspiel erleben, sondern eher als die (Re-)Inszenierung eines düsteren Dramas mit unfruchtbaren Nachwirkungen. Für manche ist das Durchleben der Niederlagesituation absehbar nicht transformativ wirksam, sondern ungut wiederholend. Dennoch möchten sie auf die Erfahrung des entschlossenen Krafteinsatzes nicht verzichten, was auf ein Kräftemessen im Sinne eines Kräfte-*Er*messens hinausläuft. Der Begegnungscharakter der aufeinandertreffenden Kräfte wird stärker betont, weil keine Impulse zur Abwehr einer Niederlage oder spiegelbildlich dazu keine Verbissenheit des Siegenmüssens geweckt werden. Es kann dabei reizvoll und fruchtbar sein, sich im durchaus harten Ringen an die Grenzen des Sieg-Niederlage-Themas heran zu tasten, es quasi zu »zitieren«. Das kann so aussehen, dass man versucht, sich gegenseitig auch mit den Schultern auf die Matte zu zwingen, aber nicht dabei ausgezählt wird. Es liegt dann im Interesse der*des in dem Moment Überlegenen, die Situation auch wieder aufzulösen, damit die Begegnung dynamisch in Bewegung bleibt. Das Sich-umeinander-Winden – mal oben, mal unten – bildet dann die eigentliche Dynamik. Das bewusste Erleben des eigenen Kraftflusses, die Hingabe an die eigene Kraft und das Ineinanderfließen der Kräfte beider ist dabei anders möglich als im Entscheidungskampf. Dies kann für Teilnehmende einen guten Grund darstellen, mit dieser Form zu beginnen. Nicht selten stellen sie dann aber nach ein paar »Rauf-Umdrehungen« fest, dass doch der Schritt zur Entscheidung fehlt. Dies kann auch aus der Leitungsperspektive augenscheinlich geworden sein und als Hinweis den Ringenden zur Verfügung gestellt werden. Dann können sie neu miteinander vereinbaren, nun doch »auf Sieg« zu gehen. Umgekehrt kann bei einem auf Entscheidung begonnenen Kampf der Sieg-/Niederlage-Modus wieder rausgenommen werden, wenn sich zeigt, dass zu viel nicht auflösbare Verbissenheit oder Angst im Spiel sind.

Ringen als Spiel und Tanz der Nähe – Aggression und Intimität

In der dritten Grundform des Ringens balgen die Übenden eher miteinander, als dass sie kämpfen. Es wird wie im Kräftemessen kein*e Sieger*in ermittelt und das Maß des Krafteinsatzes bleibt völlig offen. Die dialogische Begegnungsform des Ringens stellt nämlich in ihrer Bandbreite noch ganz andere Qualitäten bereit, als diejenigen, die über das Betonen der Kraft zu erschließen sind. Es ist nicht immer für alle Teilnehmenden aktuell das Wichtigste, zu ihrer Kraft zu finden, um sich durchzusetzen oder wirksam zu widersetzen. Für manche gilt es eher, innere Blockaden zu überwinden, die sie davon abhalten, körperliche Nähe zu riskieren und damit ein wichtiges Erfahrungsfeld neu zu erschließen. Das kann auch bedeuten, solchen Deprivationen aus Kindertagen, wie etwa mangelndem Körperkontakt, etwas entgegenzusetzen.

Traditionell gibt es die ritualisierten Begegnungs- und Berührungsformen von Gesellschaftstänzen, die es erlauben, körperliche Nähe zu eher fremden Personen einzugehen, die man sonst wahrscheinlich nicht berühren würde, weil es persönliche Intimgrenzen oder kollektive Intimitätstabus verletzen könnte. Dazu kommt das gemeinsame Schwingen zu Musik, was einen gänzlich anderen Bewegungs- und Stimmungsmodus als im alltäglichen Miteinander darstellt. Der Begriff des Tanzes steht dabei auch für fließende und rhythmische Bewegungen allgemein, so sprechen wir von »tanzenden Schneeflocken« oder einem »Tanz auf den Wellen«. Im Ringen auf der Matte kann nun eine dialogische Begegnung stattfinden, die als eine aufs Elementare zurückgeführte Tanzbewegung gesehen werden kann. Wenn Ringende diese Form wählen, kann es z. B. daran erinnern, wie Hundewelpen oder kleine Katzen umeinander springen und übereinander purzeln. Es geht sozusagen um das »Tummeln an sich«. Dies kennzeichnet die kindlich-spielerische Ebene, sie kann sich aber auch schnell in einem eher spannungsvoll-erotisch anmutenden Bereich bewegen, wenn z. B. die Assoziation zweier ausgewachsener Raubkatzen entsteht, die sich gegenseitig fauchend abtasten und mit der noch offenen Frage gespielt wird, ob es sich um ein Paarungsritual oder eher um einen Rival*innenkampf handelt. Auch hier wäre es ein Irrtum, diese Begegnungsqualität als nettes Spielchen am Rande abzutun. Für einige Teilnehmenden kann es das Wichtigste überhaupt sein, sich ganzkörperlich auf einen »Tanz der Nähe« einzulassen. Die geschützte Atmosphäre eines Aggressionsseminars schafft dafür einen experimentellen Innenraum, in dem die im all-

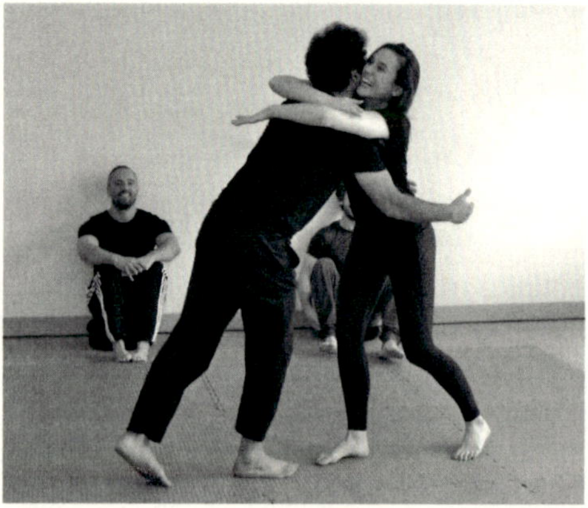

Abbildung 38

täglichen Außenraum geltenden Intimitätsregeln verschoben werden, ohne dass die selbstregulierte Nähe-Distanz-Balance infrage gestellt wird.

Mit dieser dritten Grundform des Ringens wird für alle Beteiligten vertiefter erfahrbar, was schon im Anlehnen in der Stand-Halt-Übung angeklungen war, nämlich dass auch zärtliche und erotische Annäherungen einen aggressiven Handlungsimpuls in sich tragen. Wenn wir die Vorwärtsbewegung von Handlungsenergie mit dem Ziel, etwas zu bewirken, im erweiterten Sinne als Aggression bezeichnen, stellt auch und gerade das zärtliche, freundschaftliche, liebevolle und erotische »Zugreifen« einen aggressiven Akt dar. War diese geradezu abenteuerliche Neufassung des Aggressionsbegriffs für viele bis hierhin noch weitgehend unverdaulich, ändert sich dies meist beim Erleben oder Miterleben der lustvoll Ringenden. Im Kontrast zu dem gängigen negativen Verständnis von Aggression wird bei diesem spielerischen Ringen ein elementarer Aspekt der *fruchtbaren* Aggression quasi »hautnah« erfahrbar: Soll eine Annäherung gelingen, dann muss die notwendige aggressive Handlungsenergie hinreichend unvergiftet, d. h. genügend frei von Hass und destruktiven Anteilen fließen können und darüber hinaus einer achtsamen Bahnung und Kontrolle unterliegen, die sich in einem feinen Gespür für die Grenzen und Signale des Gegenübers ausdrückt.

Diese spielerische Lust am Ringen ist im Prinzip einfach zu verstehen: Körperliche Nähe ist die erste grundlegende Erfahrung eines Säuglings im Mutterleib. Und diese Erfahrung ist auf neuronaler Ebene fest im Nervensystem verankert. Aus diesem Grund entsteht ein so elementares Bedürfnis nach Intimität und Berührung, Halt und Erotik, dass Menschen dafür auch zur Not hungern, streiten, stehlen, nötigen oder morden, wenn es ihnen nicht gelingt, ihr Bedürfnis nach Nähe angemessen zu stillen. Das Gefühl von Verbundenheit und Vertrautheit, wesentlich eben auch durch körperliche Nähe, stärkt das Immunsystem, ist Medizin gegen Ängste aller Art und bildet die Grundlage dafür, dass wir in der Lage sind, im Miteinander Probleme zu lösen und Herausforderungen zu meistern. Dieses Elementarbedürfnis löst gewissermaßen seelischen Hunger aus. Und um einen Hunger zu stillen, erfordert es Aggression im reinsten Sinne. Im Ringen lässt sich dieser grundlegende Hunger quasi tanzend feiern. Es nährt Körper und Seele bis in alle Zellen, sich dies im Zupacken auf den Anderen einzugestehen und auszudrücken.

So könnten wir uns vielleicht eingestehen, dass es das »Raubtierhafte« in uns tatsächlich gibt. Aber eben nicht im Sinne einer schrecklichen Bestie, die wir in unserem Innersten einsperren und verleugnen müssten, sondern etwa im Sinne einer eleganten Raubkatze, die sich im Rahmen ihrer ökologischen Lebensregeln mit dem versorgt, wonach sie hungert. Weniger bildhaft ausgedrückt heißt das für uns als Menschen in der Zivilisation, dass die Ausbildung eines reifen, erwachsenen Ichs vor allem dadurch gekennzeichnet ist, dass es nicht nur gelingt, grundlegende Lebensaufgaben eigenständig zu meistern (sich zu versorgen), sondern dass wir vor allem in der Lage sind, Beziehungen aktiv zu gestalten und unsere Bedürfnisse nach Nähe und Distanz adäquat zum Ausdruck zu bringen. Dann können wir uns auch das Lustvolle am Ringen, das Zugehen und »Zupacken« auf den Anderen eingestehen. Es gibt keinen Grund, sich mit seinem Bedürfnis nach Kontakt, Reibung und Berührung zu verstecken. Es ist befreiend und potenziell lustvoll, dies aktiv und vital mit einem Gegenüber wie in einem Tanz auszuringen.

Zusammenfassung zum Übungsfeld Ringen

Das Ringen ist also in unserer Übungsphilosophie ein Körperdialog über die Lust, ein Gegenüber anzufassen, anzupacken, ihn oder sie anzugehen oder buchstäblich »sich zur Brust zu nehmen«. Der Körperdialog ist auch dazu da, (eigene) Kräfte zu (er-)messen oder in Gestalt des Gegenübers mit eigenen inneren Dämonen zu ringen. Dabei entdecken viele Teilnehmende ihre Neugier am Kontakt über kraftvolle Berührung. Und bei manchen werden Erinnerungen an Balgen und Raufen aus Kinderzeiten wach, was sie – nicht selten überraschend – als freudig und belebend empfinden. Die drei beschriebenen Varianten des Ringens, so wollen wir deutlich machen, stellen einen Erfahrungsraum zur Verfügung, in dem jede*r Teilnehmende individuell einen auch reibungsvollen Zugang zu den Themen »Nähe und Kontakt« riskieren kann.

Erste Variante: Bei der Siegthematik geht es um die Entschlossenheit, für ein Ziel einzustehen und sich dafür auch gegen Widerstand durchzukämpfen, um schließlich für das Ziel den Sieg zu erringen. In der Übertragung auf Alltagssituationen soll dies für Gerechtigkeits- und Wertüberzeugungen stehen, für das, was man als richtig, gültig oder als sein Recht erkannt hat, und das es verdient, mit Zivilcourage verteidigt oder durchgesetzt zu werden. Die Niederlagethematik soll aufzeigen, dass sich im entschlossenen Kämpfen der eigentliche Gewinn ereignen kann und nicht der*die

Sieger*in nach Regelpunkten reicher geworden sein muss. Hier steht nicht das Ziel im Mittelpunkt, hier ist der Weg das Ziel. Entscheidend ist, den Kampf gewagt und alles gegeben zu haben. Gewinn ereignet sich im Mut, in der Bildgestalt des inneren Dämons der eigenen Angst entgegenzutreten. Hier liegt auch der tiefere psychologische Sinn von Sagen und Märchen, in denen sich der Held in das Innere einer Drachenhöhle wagen muss, um das Ungeheuer zu besiegen, um dem Drachen-Dämon den Schlüssel zur Prinzessin und zum Königreich zu entwinden. In einer modernen und genderneutralen Interpretation wäre damit das eigene Seeleninnere mit dem Ziel gemeint, Liebes- und Beziehungsfähigkeit zu gewinnen, sowie die Beharrlichkeit, sich seinen Träumen folgend so gut als möglich seinen Platz im Leben zu erringen.

Zweite Variante: Im sieg- und niederlagelosen Ringen, das dennoch mit voller Kraft vollführt wird, kann die Hingabe an die eigene Kraft und die Reibung mit der Kraft des Gegenübers angstfrei erlebt werden.

Dritte Variante: Beim Ringen als »Tanz der Nähe« geht es gar nicht primär um Kraft – wobei sie gleichwohl sehr präsent sein kann – sondern um ein freies Spielenlassen von Impulsen des Hin- und Weg, von Heranziehen und Sich-Lösen, von Umschlingen, Festhalten, Sich-umeinander-Winden.

In den realen Übungssituationen werden die einzelnen Formen oft nacheinander benutzt oder fließen ineinander über. Für manch einen dient das Ringen auch hauptsächlich dazu, sich intensiv körperlich zu spüren, wobei herauszufinden ist, mit welcher der Formen das hier und heute am besten gelingt. Dies geht in einem dialogischen Kontakt mit einem sinnlich greifbaren Gegenüber am besten. Ringen bietet in seinem klar strukturierten und ritualisierten Rahmen die Möglichkeit zu so intensivem Körperkontakt, wie er sonst nur im Rahmen einer intimen Beziehungsverbindlichkeit möglich wäre.

Übungsfelder kombinieren: Zugang zu verdrängten Hassgefühlen ermöglichen, sie halten und wandeln

Stellen wir uns Hassgefühle als ein Manöver der Psyche vor, um sich vor der Erinnerung an Schutzlosigkeit und erlittene Demütigung abzuschotten und sie aggressiv nach außen zu wenden. Dies kann bei den Aggressionsdialogen schnell ausgelöst werden und unter der Oberfläche der

Partnerschaftlichkeit hervorbrechen. Dann entstehen gewalthaltige Gegenangriffsimpulse, die mehr enthalten als eine unmittelbare »normal« aggressive Gegenwehr.

Wie schon kurz bei den Übungsfeldern Boxen und Ringen angeklungen, können diese beiden mit direktem Körperkontakt arbeitenden Übungsformen immer dann mit der Schlagklotz-Übung verknüpft werden, wenn Abwehraggression und Gewaltimpulse nicht mehr klar unterscheidbar sind. Die Grundidee dabei ist, die furchtbaren von den fruchtbaren Wirkungen in der Aggression getrennt anschauen zu können. Das bedeutet, die positiv »nährende« und zielführende Handlungsenergie von ihren mit Hass und Destruktion vergifteten Anteilen zu unterscheiden und separat auszudrücken. Das läuft praktisch so ab, dass eine Box- oder eine Ringbegegnung unterbrochen wird, sobald »giftig« wirkende Energien erkennbar werden. Diese Begegnung wird dann unmittelbar am bereitstehenden Klotz als Schlagdialog weitergeführt.

Übungsbeispiel aus der Boxform bei einem Männerwochenende

Ernst hat die Vorbereitungsphase zum freien Boxen gut durchlaufen und ist in das »freie Gespräch« mit Georg eingetreten. Beide tänzeln locker auf den Beinen und tasten sich in freudiger Erwartung zu einem kraftvollen Austausch von Box-Anstößen vor. Da trifft Georg ihn im Brustbereich unerwartet hart, offensichtlich für Ernst ein schmerzlicher Treffer. Soweit noch nichts Schlimmes. Ernst könnte jetzt z. B. laut aufstöhnen oder auch »Stopp!« rufen, um den Treffer erst einmal wieder »abfließen« zu lassen. Stattdessen passiert äußerlich bei ihm scheinbar gar nichts, doch genauer betrachtet wirkt er ein bisschen blasser, seine Lippen werden schmal, seine Augen verengen sich kaum merklich und er hält den Atem plötzlich flacher. Aus Leitersicht ein klarer Fall von »Ein- und Wegstecken«. Trotzdem könnte die Begegnung noch weiterlaufen. Doch in Ernsts Boxstöße mischt sich jetzt eine schnelle, kalte Härte, die nach Racheenergie riecht, was etwas spürbar anderes ist, als ein spielerisches Revanchieren mit einem lachenden Ausruf etwa wie: »Das kriegst du zurück du Hund!« Stattdessen herrscht bei Ernst Wortlosigkeit mit einem hassgetönten Ausdruck im gefühlten Sinne von: »Dich mach ich kalt!« Von hier aus würde der Boxdialog keinen fruchtbaren Verlauf mehr nehmen. Es ginge absehbar nur noch um das innere Verwalten bitterer Impulse bei Ernst, wobei Georg das Gefühl bekommen könnte, zu Ernst keinen partnerschaftlichen Kontakt mehr zu haben. Also wird unterbrochen und Ernst bestätigt auf Nachfrage des Leiters, dass sich in ihm etwas verändert hat. Beide stimmen zu, die Boxhandschuhe gegen die Stöcke zu tauschen und der Sache im Schlagdialog weiter nachzugehen. Ernst kann es mit Worten noch nicht genau greifen, was der harte Treffer von Georg buchstäblich in ihm angestoßen hat, er beschreibt es als eine diffuse Anspannung. So hilft ihm der Vorschlag weiter, zunächst die Energie in dieser Anspannung rein körperlich wahrzunehmen und sie mit einem oder mehreren Schlägen auf den Klotz auszudrücken. Dies hat in diesem Moment quasi eine rein »seismografische« Funktion: einfach nur Energie zu ermessen und mit dem Schlagholz als Anzeigeinstrument ausdrücken. Sie ist jetzt für ihn selbst klarer fühlbar und wird gleichzeitig an Georg als Gegenüber als »Messergebnis« adressiert. Ernst erzählt ihm mit der Sprache des Stockschlags also von der Energie, die er in sich wahrnimmt. Und außerdem veröffentlicht er sie dabei auch vor der ganzen Gruppe. Sie ist jetzt so etwas wie eine öffentliche Tatsache, eine Wahrheit, die nicht mehr zurückgenommen, also auch nicht mehr verleugnet werden kann. Darüber hinaus ist allen noch der Kontext präsent, in dem diese Impulsenergie aufgetaucht war: Georg hatte Ernst »einen verpasst« – also steht die Frage im Raum, was es nun damit auf sich hat. Über den Schlüssel der reinen Energiewahrnehmung – losgelöst vom Bedeutungsrahmen – konnte Ernst erst einmal die ganz basale physische Wahrheit seines Impulses realisieren. Von da aus fällt es ihm nun leichter, das dahinter auftauchende Gefühl zu benennen. Ja, es sei eine hassgeladene Wut in ihm aufgestiegen. Er habe sie aber nicht fühlen und nicht benennen wollen, weil ja Georg kein Vorwurf zu machen sei, es sei ja alles nach den Regeln korrekt gelaufen. Mit dieser thematischen Verknüpfung wächst jetzt bei Ernst das Bedürfnis, sich tiefer auf sein Hassgefühl einzulassen und Georg im Schlagdialog mehr davon zu »erzählen«. In Georg als Gegenüber hat er nicht nur einen Adressaten für diese Erzählung, sondern auch jemanden, der mit ihm in eine mitschwingende Resonanz geht. Denn Georg ist dazu eingeladen, seinerseits mit seinen Schlägen zu spiegeln, wie er die Energie von Ernst auf sich branden fühlt. Dies wiederum lädt Ernst ein, sein Hassgefühl als Teil von sich anzunehmen, anstatt es als Fremdkörper in sich abzuspalten, weil es sich für ihn illegitim und verboten anfühlt. Nun findet er im Energiefluss der Schlagbewegung, bei der beide auch ungehemmt ihre Stimme einbringen, Zugang zu der Geschichte hinter seinem Hassgefühl. Er erinnert die Gewalt, die er als Kind durch seinen älteren Bruder erfahren hatte. Dieser hatte ihn über das normal verkraftbare Maß hinaus immer wieder wie einen Punchingball zur Abfuhr seiner Frustrationen benutzt und Ernst hatte nie eine reale Chance gesehen, sich dagegen zu behaupten. Schließlich hatte er eingeübt, die Demütigungen und die Ohnmachts- und Unwertgefühle, die sie hinterlassen hatten, zu verdrängen. Er hat vor Augen, wie ihn auch in Alltagsbeziehungen zu Kollegen und in der Familie diese plötzlich aufschießenden Hassgefühle immer wieder ereilen und er sie dann unter schmerzlichem Energieverschleiß verleugnen, unterdrücken oder beschämt entschuldigen muss, wenn sie ihm »rausrutschen«.

Von hier aus können beide nun wieder zurück in die Boxform wechseln und ihre Freude über das »gereinigte Energiefeld« dadurch feiern, dass sie sehr kräftige Stöße austauschen, die auch teilweise körperlich wehtun. Aber diese wirken jetzt eben nicht mehr seelisch verletzend, sondern sportlich herausfordernd. In anschließenden Reflexionsrunden der ganzen Gruppe kann dann auch erörtert werden, wie die problematische Beziehung der Brüder in einem übergeordneten Kontext gesehen werden muss. In diesem hatten die Eltern den Schwächeren nicht geschützt und vom Vater war die gnadenlose Weltsicht ausgegangen, dass nur der Starke etwas wert sei und der Schwächere im Zweifelsfall eben Prügel verdient habe.

Eine mit dem Übungsbeispiel vergleichbare Situation kann im Ringen passieren, wie es sich auf den folgenden Abbildungen modellhaft im Körperausdruck zeigt. Typischerweise kann die Position in der Rückenlage als drohende Niederlage empfunden werden

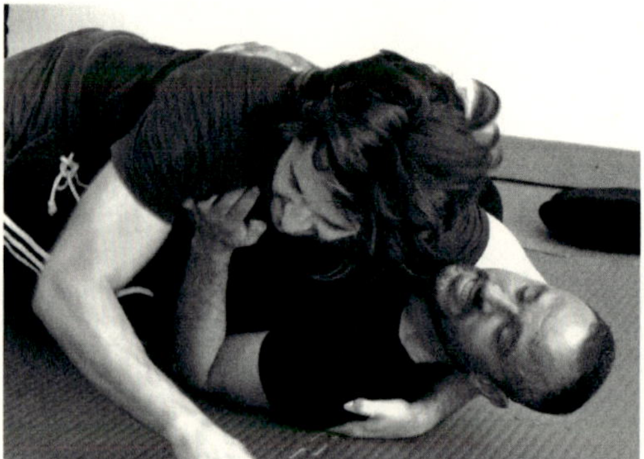

Abbildung 39

und entweder Ohnmachtsgefühle oder Erbitterung zu deren Abwehr wecken.

Wenn dies einen aus Leitersicht mit Hassgefühl vergifteten Eindruck macht, was die Partnerschaftlichkeit der Begegnung infrage stellt oder gar zu zerstören droht, wird das Ringen unterbrochen. Der Betroffene wird auf den »giftigen« Eindruck seines Ausdrucks angesprochen und wenn er ihn bestätigt, kann er es im Schlag-Setting in den Dialog bringen, statt dass sich die Destruktivität unbewusst und ungewollt quasi hinterrücks in die Begegnung hineinbohrt.

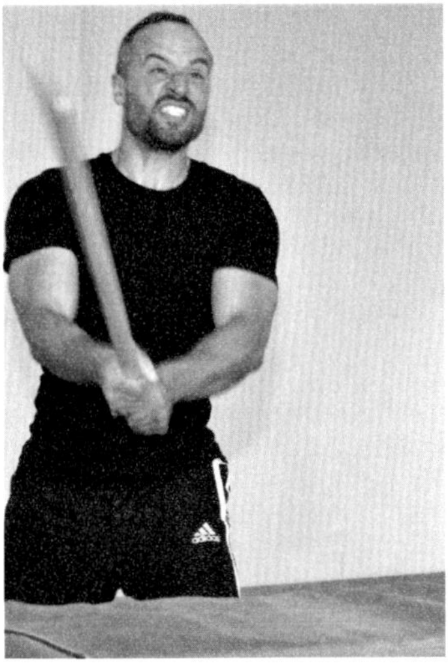

Abbildung 40

Wenn die dialogische Klärung des destruktiven Impulses gelingt, können beide die Kraftbegegnung neu starten.

In der Essenz ermöglichen diese Übungskombinationen eine wichtige Entmischung. Da wo Antriebskräfte in der Auseinandersetzung um gemeinsame Ziele mit Hass und Gewaltimpulsen vermischt sind, lassen sie sich jetzt voneinander getrennt »besprechen«, sie sind entmischt und die Begegnung tendenziell »entgiftet« – Kräfte werden frei, die nicht mehr in der Abwehr unfruchtbarer und destruktiver Impulse gebunden sind.

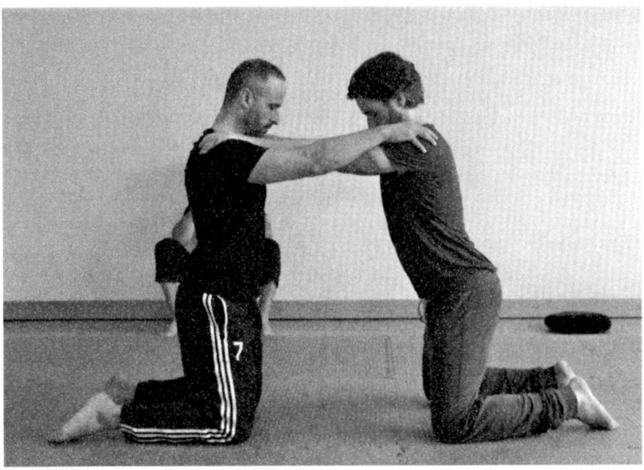

Abbildung 41

Teil II Wie die integrative Dialogarbeit mit Aggression wirkt

5 Thesen

Wenn wir uns fragen, was die *Wirkprinzipien* der Aggressionsarbeit sein könnten, so lässt sich die Antwort nicht auf der methodischen Ebene in den Übungstechniken finden. Es sind vielmehr die Haltungen und Einstellungen, die wir einnehmen, in denen ihre Wirkungen begründet liegen. Die Übungsteilnehmenden erleben sich über den Blick, mit dem sie sich von uns Anleitenden gesehen und gespiegelt finden. Und diesen übertragen sie darauf, wie sie sich in den Übungsbegegnungen gegenseitig spiegeln und sich selbst neu entdecken können. Die Übungstechniken materialisieren diese Haltungen gewissermaßen über ihre archetypischen Symboliken oder auch archaischen Ausdrucksformen der Selbstbehauptung, wie ich es in Teil I (siehe S. 52) bereits erörtert habe. Die ganzheitliche Wirkweise unseres körperpsychotherapeutischen Vorgehens benennt Geuter (2015) so, dass sie auf allen Ebenen des Erlebens, insbesondere des Körpererlebens, stattfindet. Es verbinde *»die Arbeit an den Selbstnarrationen«*, also dem, wie sich Menschen sprachlich darstellen, mit verkörperten Prozessen des emotionalen Erlebens, des Gedächtnisses und früh erworbenen körperlich verankerten Schemata und Bindungsmustern (ebd., S. 6). So gesehen arbeiten wir nicht »am Körper«, sondern daran, wie sich ein Mensch als vitales Selbst in seinen Mustern insgesamt »verkörpert« und wie er sich subjektiv darin erlebt.

Bei allem Optimismus, mit dem ich die Wirkmöglichkeiten unseres Ansatzes hier darstelle, ist es also nicht so, dass sich durch die Übungen wie mit einem neurologischen Automatismus eine Wandlung von destruktiven Einstellungen bewirken ließe. Die Wirkung liegt gänzlich darin, dass die Übenden zu ihrer eigenen Interpretation des Erlebens finden und es dadurch neu bewerten können. Die Arbeit initiiert und *unterstützt* Einstellungsveränderungen. Sie kann sie nicht herbeiführen – das können nur die Teilnehmenden selbst.

Sie erleben sich als Forschende und Entdeckende in einem geschützten experimentellen Raum. In diesem können aus dem Alltag gewohnte Sichtweisen vor der Tür bleiben, sie verlieren dort aber nicht ihre Gültigkeit. Das gilt zentral für die Aggression, die im normalen Sprachgebrauch für *feindseligen Angriff* steht. Wir vertreten nun explizit für den Übungszweck eine andere Perspektive. Und wir tun dies immer »mit Ansage«. Im »Aggressions-Werkstatt-Labor«, das wir anbieten, gibt es nichts, was man glauben muss. Dafür gibt es vieles empirisch durch das eigene Erleben zu überprüfen.

Für die Übungsbeschreibungen in Teil I habe ich bereits zentrale Stichworte benutzt, die den »anderen Blick« auf die Aggression als Ressource kennzeichnen.

Hier fasse ich die wichtigsten Grundpositionen, die diese andere Perspektive ausmachen, in folgenden Thesen zusammen:

1. Aggression ist im erweiterten Sinne die Grundkraft, die uns als Lebewesen dazu befähigt, uns aufzurichten und vorwärts zu streben. Sie bedeutet Aufbruchsenergie zum Aufstehen und Losgehen.
2. Die dialogische Begegnung ist der eigentliche Ort der Veränderung. Die Veränderung aggressiver Haltungen kann nur in Begegnung gelingen.
3. Aggression ereignet sich in einem Kontinuum zwischen konstruktiven und destruktiven Polen, es gibt sie nicht getrennt in Gut oder Böse. Ihre Disbalance in Form von Hemmung oder Überschießen ist in paradoxer Weise ein Ort der Energie-Ressource.
4. Destruktive Aggression entsteht aus Fesselungen ihrer Handlungskraft und aus Vergiftungen ihrer Motive. Das macht umgekehrt ihr Entfesseln und Entgiften vorstellbar (Aggression dekontaminieren und transformieren). Der Schlüssel dafür liegt darin, die Energie ihrer inneren Hemmung oder ihres Überschießens in die Hand zu nehmen.
5. Niederlagen können lohnen. Wenn man zwar den Kampf, dabei aber auch die Angst vor der eigenen Kraft verliert, sind sie ein Gewinn. Zu erringen gibt es das »Empowerment« – die Selbstermächtigung für den Mut, sich Anderen zuzumuten.

Auf diese Thesen will ich im Folgenden eingehen, um der Wirkweise unserer Arbeit vertiefter auf die Spur zu kommen.

1. Aggression als Aufbruchskraft

Die These: Aggression ist im erweiterten Sinne die Grundkraft, die uns als Lebewesen dazu befähigt, uns aufzurichten und vorwärts zu streben. Sie bedeutet Aufbruchsenergie zum Aufstehen und Losgehen.

In unserer psychodynamischen Körperarbeit hat es sich als nützlich erwiesen, Aggression im Wortsinn als nach vorne gerichtete Handlungskraft zu verstehen (lat. aggredi = herangehen). Sie ist die Kraft, die uns in Bewegung hin auf das versetzt, was wir uns aneignen, verändern oder abwehren wollen[5]. Sie spielt in unserem Leben von Beginn an eine zentrale Rolle, wenn wir uns aktiv im Geburtsreflex aus dem Geburtskanal stoßen und uns in oraler Gier an der Mutterbrust festsaugen. Wenig später in unserer Entwicklung grabschen wir nach allem, was uns in die kleinen Finger kommt und beißen hinein, dann krabbeln wir los, um interessante Gegenstände zu erreichen. Schließlich stemmen wir uns wacklig, aber entschlossen auf die Beinchen und »gehen los« – wörtlich genommen »aggredieren« wir zum ersten Mal. Zunächst nur bis zur nächsten Stuhlkante, aber schon bald auf alles zu, was unsere Neugier weckt. Aggression, verstanden als Grundkraft zur Umsetzung von Bedürfnissen, umfasst also noch mehr als das reine Nachvornegehen. Sie beginnt schon vorher mit dem Impuls des Wollens (oder auch Ablehnens) und setzt sich im Aufrichten gegen die Schwerkraft fort – wir bringen uns in die Ausgangsposition, *gehen* sozusagen in *Stellung*. So wirkt die Aggression als eine Kraft, die im Körper energetisch wie ein Auf- und Vorwärtsstrom empfunden wird. Durch den Erregungsstrom in den Nerven und den Flüssigkeitsstrom in Blutbahnen und Muskelzellen entsteht auf physiologischer Ebene der nötige Gewebetonus, der es zusammen mit dem Skelett und insbesondere der Wirbelsäule überhaupt erst ermöglicht, den Körper in die Senkrechte zu bringen. So bezeichnet der Begriff des *Rückgrates*[6] nicht nur die Wirbelsäule als Skelettelement, sondern wird genauso im übertragenen Sinne als Synonym für Standhaftigkeit benutzt.

---

5 Zur kontroversen Begriffsdiskussion siehe S. 198.

6 Das Rückgrat (fälschlicherweise oft Rückrat oder Rückrad) wird gleichbedeutend mit Wirbelsäule verwendet. Im übertragenen Sinn steht Rückgrat für Standhaftigkeit, eine Stütze oder Stärkung: Rückgrat haben/zeigen (vgl. Duden, 2011, S. 1471).

Aggression – Das dynamische »Rückgrat der Seele«

Analog zur physiologischen »Spannkraft« beim Vorgang der Aufrichtung funktioniert der Strom der Aggressionsenergie als Rückgrat auf psychischer Ebene. Die seelisch-energetische Rückgratfunktion ist bildlich vergleichbar mit dem Wasserstrom, dessen Tonus einen schlaffen Feuerwehrschlauch prall und hart werden lässt, oder mit dem pulsierenden Luftstrom, der einen Ballonmann immer wieder aufrichtet.

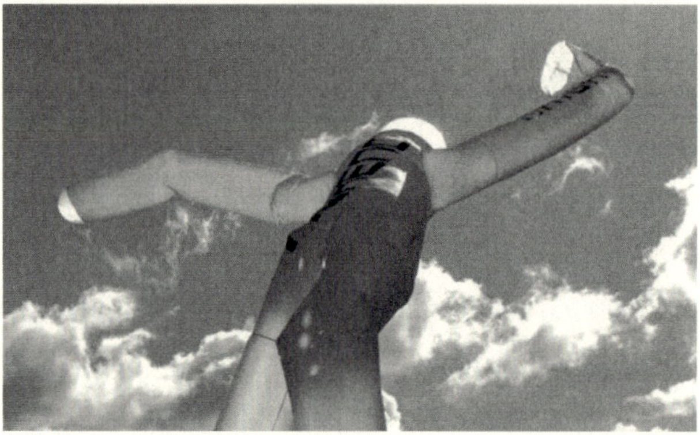

Abbildung 42

Diese Analogie von Aggression und Rückgrat bildet sich auch in unserer Sprache ab. In vielen Begriffen, die seelische Bedeutung haben, werden eigentlich körperliche Handlungen benannt. Wir ver-*stehen*, be-*greifen*, nehmen *Haltungen* und *Stand*-punkte ein, *gehen* durchs Leben. So entwickelt sich unser Selbstkonzept, unser Ichbewusstsein parallel zum körperlichen Prozess des Stehen- und Gehenlernens. In der körperlichen Auseinandersetzung mit der Schwerkraft erlebt das Kind, wenn es sich erhebt und die Dinge – buchstäblich – in Angriff nimmt, so etwas wie die Urform der Selbstbehauptung. So sind die Begriffe zu unseren psychischen Empfindungen aus unserem Körpererleben hervorgegangen (Hüther, 2006, S. 86).

Unsere Psyche erschafft sich ihre Begriffsfähigkeit aus inneren Körperbildern (Geuter, 2015, S. 82f.). Wenn wir uns um das Thema Selbstbehauptung kümmern, sind Formulierungen interessant, wie: Wir haben uns Konflikten zu *stellen*, wir müssen Interessen *balancieren*, im *Gleichgewicht* bleiben, verbalen *Schlag*abtausch be*stehen*. Und bei alledem sollen wir *Rückgrat* zeigen, wir suchen nach *Rückhalt* und jemanden, die*der uns den *Rücken* stärkt. Die Liste der körperbezogenen Metaphern für psychische

Zustände und Prozesse ist unerschöpflich. Dabei ist es kein Zufall, dass die Begriffe, die Selbstbehauptungs- und Konfliktprozesse beschreiben, häufig von Aufrichtungs-, Stand-, Gang-, Schlag- oder Wurfhandlungen (Vor*wurf*, zurück*geworfen* werden) abgeleitet sind. Denn mit solchen Handlungen entwickeln wir als Kleinkinder weitgehend unsere Weltaneignung, unsere Selbstbehauptung, wie auch unsere Frustrationstoleranz oder Beharrlichkeit. So bietet es sich an, dass wir uns bildhaft die Kraft der Aggression wie das »seelische Rückgrat« als Pendant zur Wirbelsäule vorstellen: sie ist es, die uns aufrichtet, auf die Beine und in Gang bringt, um uns in die Welt zu begeben und dort unsere Interessen in die Hand zu nehmen.

Die Ergebnisse der Züricher Psychologin Maja Storch (2006) unterstützen diese Sichtweise: Sie untersuchte experimentell den Zusammenhang zwischen aufrechter Sitzhaltung und dem Gefühl des Stolzes. So konnten Versuchspersonen den Stolz über das Lob zu einem Testerfolg in einer aufrechten Haltung deutlich stärker empfinden als in einer zusammengesunkenen Position. Sie nennt diesen Zusammenhang von körperlicher und psychischer Einstellung, den sie auch noch in weiteren Bereichen erforschte, das *Embodiment* (Storch et al., 2006), also quasi die »Einkörperung« der Psyche. In Unterscheidung zur *Verkörperung*, die nur auf die Spiegelung der Seele im Körper hinweist, meint das Embodiment die dynamische gegenseitige Formung, die gegenseitige Einschreibung von Gefühl und Bedeutung im Körper-Psyche-Gefüge (vgl. Geuter, 2015, S. 83).

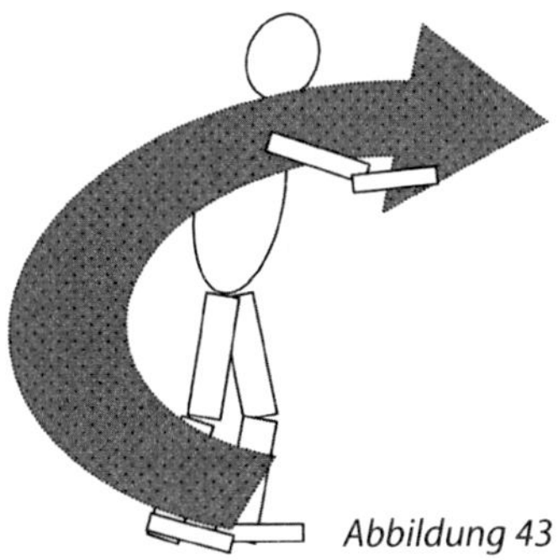

Abbildung 43

Aggression wollen wir also als die Kraft verstehen, die uns aufrichtet und nach vorne losgehen lässt. Sie ist wie der »Norden« allen Strebens, sie folgt der Richtung, in die der innere Kompass weist. Dies ist die Urbewegung des Kleinkindes für seinen Aufbruch in die Welt und ganz banal die Bewegung, mit der wir jeden Tag beginnen. Es ist aber auch im übertragenen Sinne die Bewegung, mit der wir uns aus Niederlagen wie ein Phoenix aus der Asche wieder erheben. Es ist die Grundfigur für Neustart, Selbstbehauptung, Gegenwehr, einen Standpunkt zu beziehen, Widerstand zu leisten, in Stellung zu gehen, Aufbruch zu neuen Ufern, die Sache anpacken und was es noch alles an Sprachbildern dafür gibt, sich gegen die Schwerkraft zu erheben, sich auf ein Ziel auszurichten und darauf einzuwirken. Der bildhafte Vergleich mit der Rückgratfunktion für die Psyche bleibt allerdings zu sehr auf den statischen Aspekt beschränkt, wenn wir nicht auch den dynamischen Aspekt mit ins Bild holen. So wird daraus nun ein dynamischer Bogen als Gestalt unserer Grundkraft, der das Aufrichten und Vorwärts-Losgehen vereint.

Aggression und Hingabe

Es gibt aber auch Energiebewegungen des Handelns, die dieser Figur weniger offensichtlich entsprechen. In Seminaren arbeiten wir mit der Polarität aus *Aggression* und *Hingabe*. Der Zielgerichtetheit der Aggression steht das Geschehenlassen der Hingabe gegenüber. Getreu des Yin- und Yang-Prinzips sehen wir diese Pole aber untrennbar miteinander verwoben. Es gibt das eine auch im anderen.

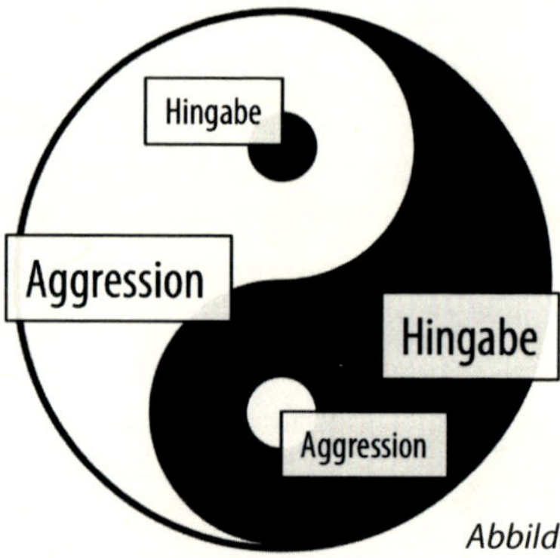

Abbildung 44

So braucht es einerseits die Hingabe an den Fluss der Kraft, um zielgerichtet zu handeln. Anderseits ist schon in der Wortkonstruktion des *Hin*-Gebens die Zielgerichtetheit des Sich-Gebens enthalten. Sich oder etwas auf jemanden hin zu geben, heißt, es in dessen Richtung zu bewegen. In der Sexualität etwa bedeutet Hingabe auch, seinen erotischen Reiz an jemanden zu richten, was von diesem durchaus als aggressiv – z. B. positiv im Sinne von Verführung oder negativ als »Angemachtwerden« – empfunden werden kann.

Das Paradox des Hingebens als Vorwärtsbewegung, wie schon in Form der Stand-Halt-Übung (in Teil I) beschrieben, leitet nun passend zum Dialogprinzip über, wo wir die Figur wiedersehen (Abb. 45).

2. Das Dialogprinzip

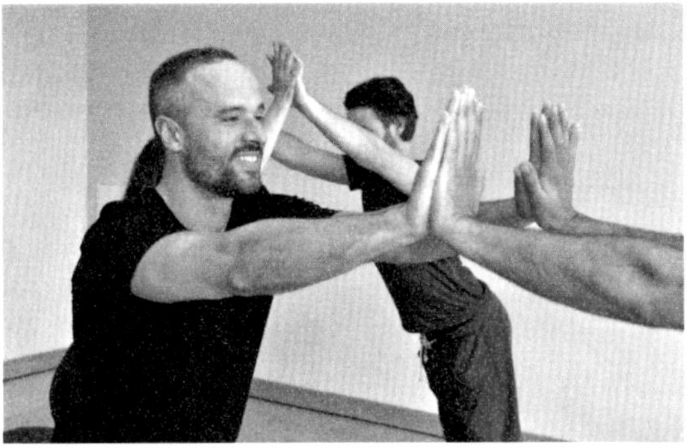

Abbildung 45

Die These: Die dialogische Begegnung ist der eigentliche Ort der Veränderung. Die Veränderung aggressiver Haltungen kann nur in Begegnung gelingen.

»See me, feel me, touch me ... heal me!« (The Who, 1969). »Sieh mich, fühl mich, berühr mich ... heile mich!« Das, was The Who in ihrer Rockoper den blinden Tommy singen ließen, bringt auf den Punkt, dass es Heilung für seelische Wunden bzw. seelische Entwicklung nur in Begegnungen und Beziehungen geben kann.

Die zentralen Übungssettings für die Aggressionsarbeit stellen verschiedene Formen der dialogischen Begegnung dar. Es gibt dabei immer ein Gegenüber, eine*n Partner*in. Diese sind Spiel- oder Kampfgegner*innen, Unterstützende, spiegelnde Gegenüber, Zeug*innen, Herausfordernde, Tröstende, Fragende oder Antwortende. Mitmenschen als Stellvertretende für andere in den unterschiedlichsten sozialen Rollen, die einen authentischen Kontakt mit einem realen Gegenüber ermöglichen. Deshalb nennen wir unsere Übungen *Dialogische Konfrontationen*. In der dialogischen Struktur der Übungsaufstellungen sehen wir eines der wesentlichen Wirkprinzipien für die von den Teilnehmenden beschriebenen Effekte und nennen es entsprechend das *Dialogprinzip*. Fruchtbar an der eigenen Aggression zu forschen und zu lernen, um sie in das eigene Selbstbild zu integrieren, kann nur *dialogisch* gelingen:

- weil sich Identität nur in Beziehung zu einem resonanzgebenden Gegenüber ereignen und entwickeln kann,
- weil wir dafür gegenseitige Wahrnehmung und Anerkennung – d.h. eine wohlwollende Resonanz brauchen.

Boeckh (2019) fasst zur »dialogischen Struktur des Selbst«[7] zentrale Aspekte dessen zusammen, was auch für das Dialogprinzip in unserer Arbeit wesentlich ist (vgl. S. 7ff.). Dazu gehört, dass wir als Menschen unser Selbst nur zu einem Teil individuell haben können und der andere Teil überhaupt nur in Beziehung zu Anderen und zur Welt existiert. Das Selbst ist kein homogenes Konstrukt, sondern erfüllt verschiedene Funktionen und hat damit auch mehrere Dimensionen (vgl. S. 24f.). Es verleiht uns Identität, motiviert uns zum Selbsterhalt, ermöglicht uns Abgrenzung und befähigt uns zur Selbstreflexion, indem wir uns nicht nur von innen erleben, sondern uns auch aus der Distanz zu uns selbst betrachten können. Dies ermöglicht uns die Einfühlung in Andere und in deren Sicht auf uns – was wiederum die Basis für Begegnung und Austausch mit ihnen bildet. All dies macht Dialog aus, wenn wir damit echte zwischenmenschliche Begegnung bei gegenseitiger Anerkennung meinen (vgl. S. 41ff.).

Die Arbeit mit Aggression muss außerdem dialogisch sein,

- weil eine kathartische Befreiung über das reine »monologische« Abreagieren von aggressiver Spannung Illusion ist,
- weil es elementar für Konfliktlösungen ist, ein Gegenüber als Konflikt-*Partner*in* statt als Konflikt-Gegner*in oder gar als Feind*in zu sehen,
- weil wir durch Resonanz und Spiegelung unsere ganz ursprüngliche Freude an unserer Kraft (wieder-)finden können,
- weil es fruchtbar ist, klassisch aggressive Handlungen wie Stoßen, Boxen, Schlagen oder Ringen ritualisiert in eine Form des »Gespräches über Kraftwahrheit« zu verwandeln.

Integration der Aggression als Ergebnis der dialogischen Konfrontation

Im integrativen Prozess von Körperaktion, Begegnung und Reflexion kann für die übende Person eine fühlbare Unterscheidung bezüglich der aggressi-

7 In *Die dialogische Struktur des Selbst* formuliert Boeckh *Perspektiven einer relationalen und emotionsorientierten Gestalttherapie* (2019). Viele seiner Ausführungen sind aus meiner Sicht aber auch für die humanistische Psychotherapie insgesamt gültig, zu der auch die Körperpsychotherapie zählt. Vergleichbares formuliert Geuter (vgl. 2019, S. 407f.) aus deren Perspektive.

ven Energien gelingen. Und zwar geht es um die Unterscheidung zwischen denjenigen aggressiven Energien, die sie in belebender und herausfordernder Weise bei der Gestaltung von Beziehungen unterstützen auf der einen Seite und vergiftet-aggressiven Energien auf der anderen Seite, die sie blockieren oder ihrem Handeln eine destruktive Richtung geben. In der Begegnung im Boxen oder Ringen starten die Partner*innen zunächst einen körperlich intensiven Kontakt, bei dem über diese Körperintensität ein hohes Maß an Sensibilität entsteht. Es wird körperlich-sinnlich erfahrbar, was förderlich dafür ist, einen Kontakt zu knüpfen und aufrechtzuerhalten, wie auch das, was daran hinderlich ist.

Dadurch wird nachvollziehbar, dass der*dem Übenden im Rahmen der dialogischen Konfrontation nicht nur die aggressive Handlungsenergie selbst, sondern auch die aus früheren Erfahrungen assoziierten Gefühle bewusst werden können. Dieses wird in einer Gruppe auch gegenüber den Mitteilnehmenden veröffentlicht. Hierin besteht eine weitere Dialogebene mit der Gruppe.

Im Grunde beinhaltet das Dialogprinzip dabei drei Ebenen gleichzeitig:

1. den Dialog des bewussten Ichs mit dem instinkthaften und emotional-intuitiven Inneren,
2. den Dialog mit dem*der direkten Konfrontationspartner*in,
3. den Dialog mit der ganzen Gruppe.

Dieser ganzheitliche Erlebnisprozess im dialogischen Kontext bildet wiederum die Basis für eine neue Erfahrung: die Erfahrung der gewonnenen Kompetenz, die eigene Aggression (genügend) von vergifteten Gefühlen freihalten zu können, um sie fruchtbar einzusetzen. Die Frage, ob »furchtbar« oder »fruchtbar«, ist dann keine Schicksalsfrage mehr, oder muss hilflos an »äußere Umstände« delegiert werden. Sie ist dann Ausdruck einer reifen Persönlichkeit, die auch mit ihren innersten Impulsen in authentischem Kontakt steht.

Die Metapher des Ringens um Authentizität

Der jüdische Religionsphilosoph Martin Buber stellte bereits in den 1920er Jahren grundsätzliche Überlegungen zum Dialogischen an, welche für das Feld der humanistischen Psychologie und Psychotherapie in zentraler Weise inspirierend waren (vgl. Eberwein, 2009, S. 15ff.; Boeckh, 2019,

S. 26). »Dialog« meint eine Ebene und auch eine Qualität des Menschlichen, die über das Individuelle hinausgeht und auch keine reine Addition zweier psychischer Vorgänge bedeutet (vgl. Buber, 1954, S. 65ff.). Das Zwischenmenschliche ist nach Buber vielmehr eine eigenständige Dimension des Geschehens und ereignet sich auch nur dort, d. h. eben nicht bzw. nicht nur in den Beteiligten eines Dialogs, sondern im Zwischenfeld. Dialog ist somit kein psychisches, sondern ein soziales Phänomen (vgl. Buber, 1954, S. 255ff.).

Buber trifft dafür zuvor eine wesentliche Unterscheidung zwischen zwei Formen des Kontaktes, die er als *Ich-Du* und *Ich-Es* bezeichnet (1954, S. 7). In der *Ich-Du-Beziehung* begegnen sich zwei Personen *als Subjekte*. Dies bedeutet, dass sie sich gegenseitig als eigenständige Personen wahrnehmen, anerkennen und respektieren. In der Ich-Es-Beziehung tritt ein Subjekt einem Objekt entgegen, das ihm äußerlich bleibt. So kann ein Mensch für einen Anderen zum Objekt werden, hier findet kein Dialog, keine zwischenmenschliche Begegnung statt. Der Eine sieht den Anderen nicht wirklich (Eberwein 2009, S. 15).

In einem Vortrag äußerte Buber für unser Anliegen aufschlussreiche Gedanken zu der Überwindung der Scheinhaftigkeit zwischen Menschen und das Erreichen von Echtheit und Authentizität miteinander (vgl. Buber, 1963[8]). Ein Kernelement ist für ihn dabei die *Aufrichtigkeit* (ebd.[9]). Er leitet sie her aus der exklusiven evolutionären Aufrichtung des Menschen hin zum aufrechten Gang. Aus der *Aufrichtung* des Körpers ergibt sich eine *Aufgerichtetheit* in der Körperhaltung und daraus schließlich die *Aufrichtigkeit* als seelische Haltung (vgl. ebd.[10]).

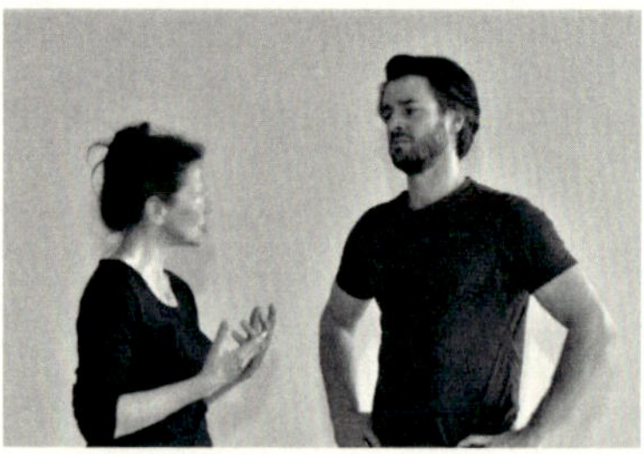

Abbildung 46

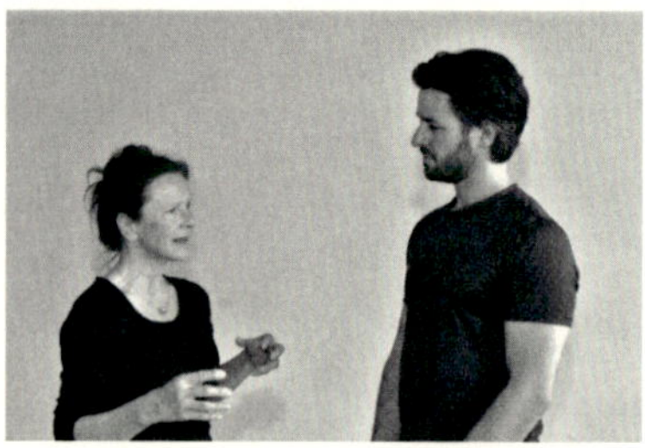

Abbildung 47

8 00:26:27–00:29:22

9 00:29:47

10 00:29:49–00:31:09

Dies stellt somit die *Authentizität* als verkörpertes Prinzip dar. Dem Schein zu folgen sieht er als die »eigentliche Feigheit« des Menschen (ebd.[11]), dem Schein zu widerstehen sieht er hingegen als den »eigentlichen Mut« (ebd.[12]). Und schließlich formuliert er die Aufgabe, darum »zu ringen, zu sich zu kommen«, d. h. zum »Vertrauen auf das Wesen« in sich selbst (ebd.[13]) und »Unmittelbarkeit zu üben« (ebd.[14]). Außerdem schrieb er *»Man ringt mit wechselndem Erfolg, aber nie umsonst – auch wenn man zu erliegen meint«* (Buber, 1954, S. 267). So könne man dem Spuk des Scheins ein Ende bereiten (vgl. ebd., S. 266f.). Unsere dialogischen Konfrontationen und insbesondere die Ideen zur Arbeit mit dem Ringen haben u. a. in diesen Auffassungen philosophische Wurzeln.[15] Buber benennt in wenigen Kernsätzen, was wir als Ziele für die integrative Aggressionsarbeit gesetzt haben und wie wir den Weg dorthin praktisch gestalten. Wir übertragen diese Kerngedanken auf die Körperebene und sehen den Treibstoff für die Aufrichtung in der Aggressionsenergie und darin, wie sie Tonus in die Körpergewebe bringt, quasi wie in einer Skelettfunktion für Psyche und Selbst (siehe These 1, S. 87). Der bewusste und verantwortete Umgang mit der Aggressionsenergie – was wir *integrierten* Umgang nennen – ist gleichzeitig Weg und Ergebnis des Ringens mit sich und dem Gegenüber. Dies ist ein gemeinsames Ringen um Echtheit in Wünschen und Standpunkten – Authentizität eben. Und in Bubers »Spuk des Scheins« erkennen wir die fesselnden Kräfte, die uns umspuken und die wir bildhaft »Dämonen« nennen. Wir machen sie in der Praxis

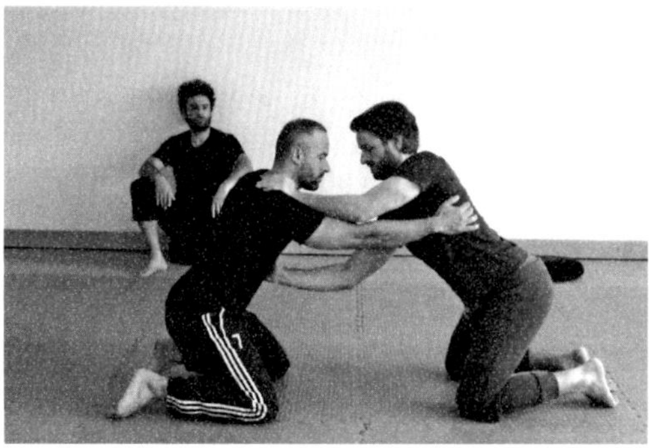

Abbildung 48

11 00:32:38

12 00:32:45

13 00:33:03–00:33:13

14 00:39:50

15 Bubers Dialogphilosophie bezeichnete auch Ken Speyer, ehem. Leiter des Göttinger Zentrums für Integrative Biodynamik, als einen seiner prägenden philosophischen Hintergründe. Dort absolvierte ich 1983–93 Ausbildung und Leitungsassistenz (das Zentrum existiert nicht mehr).

der Ringen-Übungen (siehe Teil I) anfassbar, denn auch sie brauchen Anerkennung als grobe Wächter unserer Verletzlichkeit. Verscheuchen lassen sie sich nicht, man muss mit ihnen ringend eine Lösung aushandeln – auch hierbei: dialogisch.

Die Metapher des Ringens zieht sich durch viele literarische, geisteswissenschaftliche und mythische Texte. So sieht der Sozialpsychologe Heiner Keupp (2010) den postmodernen Menschen im »Ringen um Identität«, weil sicherheitgebende, aber andererseits zwängesetzende Regeln in Familie und Gesellschaft nicht mehr die Richtung vorgeben. Auch hier erscheint es nicht als sprachlicher Zufall, dass ein Autor für diese übergeordnete gesellschaftliche Perspektive die Metapher des Ringens benutzt. Könnte es u. a. daran liegen, dass wir kollektiv dazu neigen, das auf diese Ebene zu projizieren, was wir individuell als Kleinkinder durchlebt haben, als wir uns körperlich im Ringen und Reiben mit Widernissen, aber auch im liebevollen und tröstenden Halt eines Gegenübers sinnlich unserer selbst vergewissern mussten? In einer Welt mit schwindenden Gewissheiten kann Selbstvergewisserung nur im reibungsvollen Austausch mit Anderen stattfinden. Ob das fruchtbar verläuft, hat entscheidend mit Empathie und Resonanzfähigkeit zu tun. Diese wiederum schult sich darin, auch über das Aushalten schmerzhafter Zumutungen hinweg Kontakte und Beziehungen aufrechtzuerhalten. Dafür braucht es Raum im Körper- und Seeleninneren, Raum zu atmen und zu fühlen. Und genau das lässt sich in einer individuell passenden Form des Ringens ganzheitlich stimulieren.

So kann es für Suchende ganz unterschiedliche Zugänge zu diesem Ringen geben: psychologische, philosophische, religiöse oder mythische Annäherungen.

In unseren Männerseminaren, die grundsätzlich keiner religiösen Ausrichtung folgen, haben wir z. B. mit dem Mythos der alttestamentarischen Geschichte des Jakob am Jabbok gearbeitet, in der Jakob mit einer geheimnisvollen Figur ringt und dabei seinen wahren Namen – »Israel« – findet (näheres dazu im Anwendungskapitel zur Männerarbeit in Teil IV). Die Geschichte ist auch für nichtreligiöse Menschen bewegend,

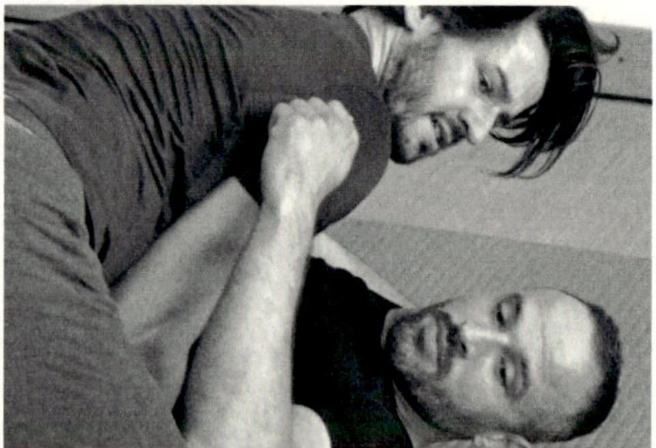

Abbildung 49

weil es eine kollektiv geteilte archetypische Empfindung anspricht, die vom Ringen um ein authentisches Selbst handelt.

Auch für den Benediktinerpater Anselm Grün, der in seiner Betrachtung *Dem Bösen begegnen* (2014) philosophische, psychologische und theologische Perspektiven zusammenbringt, *ringen* Menschen mit dem Bösen, das mal als Teufel, Satan oder eben als *Dämonen* bezeichnet wird (ebd., S. 13). Weder die Theologie noch die Psychologie könne »das Geheimnis des Bösen entziffern«, ihm sei deshalb die Frage nach Ursprung und Wesen des Bösen nicht das wichtigste Anliegen, sondern ihm im Konkreten zu begegnen (ebd., S. 7f.). Seine Sichtweise ist unserem Ansatz nahe, wenn er schreibt, dass der Teufel oder eben Dämonen keine Personen, sondern *personale Kräfte* darstellen, die einen vom wahren Personenkern abschneiden. Ihre Macht könne sich in krankmachenden Lebensmustern, in zerstörerischen Fantasien oder in chaotischen Tendenzen des Unbewussten ausdrücken, die in einem das innerste Selbst aufzulösen drohen. Der »Teufel« sei ein Bild dafür, dass diesen zerstörerischen Tendenzen in der menschlichen Seele eine Kraft zugrunde liege, die wir nicht so leicht greifen könnten (ebd., S. 13).

Diese Kraft versuchen wir nun in der körperorientierten Dialogarbeit zugänglich und körperlich greifbar(er) zu machen.

Gerade weil wir verschiedentlich solche spirituell basierten Gedanken in Übungskontexten einbeziehen – dies können neben den genannten aus jüdisch-christlichen Traditionen auch solche aus Daoismus und Buddhismus sein – liegt uns an deren realitätsnahen Bezügen. Boeckh bemerkt zu Recht kritisch, dass, wenn in gestalttherapeutischen Gruppen [und nicht nur dort, wie ich finde] »der spirituelle Bereich betreten wird, die Formulierungen eher vage werden, viel von Spüren und Fühlen die Rede ist, es eher bedeutungsschwanger zugeht« (2019, S. 142). Statt »in der *sharing*-Runde diese ungeheure Intensität« vorzugeben, sollten Teilnehmende besser einfach mit eigenen Worten beschreiben, was sie gerade wirklich erleben (ebd.). Der Aggressionsfokus hilft hier sehr dabei, spirituelle Gedanken und Gefühle zu erden.

Zu einer derartigen selbstkritischen Sicht auf therapeutische bzw. auf Zusammenhänge, die auf Selbsterfahrung zielen, gehört auch, die Begrifflichkeiten von Selbst und Dialog nicht zu eng auf einzelne oder wenige Menschen zu beziehen. Boeckh sieht z. B. das gestalttherapeutische Selbstkonzept zu eng auf die *Es-Funktion* (Bedürfnisse in der Person-Umwelt-Interaktion), *Ich-Funktion* (Differenzierung von Ich und Nicht-Ich) und *Persönlichkeitsfunktion* (Identität) reduziert. Es fehle die Dimension der sozialen und ökologischen Umwelt, mit dem zu engen Selbstkonzept bliebe diese letztlich nur Objekt des Selbst. Im Sinne von Buber müsse es auch zur Umwelt eine Ich-Du-Beziehung des Selbst geben, und nicht nur eine Ich-Es-, also objekthafte Beziehung. Er fordert ein Selbstkonzept, das um eine *soziale und umweltbezogene Funktion des Selbst* ergänzt ist (2019, S. 9). Diesen Gedanken können sich – unabhängig von den jeweiligen Terminologien – alle Geistesrichtungen zu eigen machen. Letztlich geht es darum, dass wir als Menschen nicht mehr der Aufforderungen folgen, uns im biblischen Sinne »die Erde Untertan« zu machen, sondern uns in einer dialogischen, auf Respekt gegründeten Beziehung zu unserer Lebenssphäre begreifen zu lernen. Auch in diesen Kontext wollen wir unsere Dialogform des Ringens stellen.

In diesem Sinne findet die Ringen-Metapher auf gesellschaftspolitischer Ebene Anwendung. Prototypisch dafür steht im aktuell brisanten Politikfeld um die drohende Klimakatastrophe der Aufruf der online-aktivistischen Organisation Avaaz:

> »Es gab früher viele ›Umweltprobleme‹. **Aber jetzt ist alles ein einziges Ringen – um das Leben selbst. Wir existieren nicht unabhängig von der Natur – wir sind ein Teil von ihr!** Doch in diesem Kampf können wir unser wahres Selbst finden: nicht als ein Virus, der diesen Planeten heimsucht, sondern als Spezies, die alles Leben schützt« (Avaaz, 2019; Herv. i.O.).

In diesem Aufruf wird das Ringen nicht nur als Metapher benutzt, sondern auch als Vorstellung, in der politisch-aktivistischen Auseinandersetzung sogar kollektiv zu einem *nicht kontaminierten* bzw. infizierten Selbst(-verständnis) zu finden. Hierzu mehr bei These 4 zur Kontamination von Aggression (siehe ab S. 101ff.).

3. Aggression als Kraft-Kontinuum zwischen Gut und Böse

Die These: Aggression ereignet sich in einem Kontinuum zwischen konstruktiven und destruktiven Polen, es gibt sie nicht getrennt in Gut oder Böse. Ihre Disbalance in Form von Hemmung oder Überschießen ist in paradoxer Weise ein Ort der Energie-Ressource.[16]

16 Ich erinnere an den in der Körperpsychotherapie benutzten Begriff der »Energie«, mit dem in phänomenologischer Weise das subjektive Energieerleben im System von Körper und Seele gemeint ist (siehe S. 24).

Wenn ein Interessenskonflikt entsteht, beginnen für viele Menschen Komplikationen.

Sie fühlen sich dafür blockiert, ihren Standpunkt – auch wenn er legitim ist – überhaupt oder adäquat zu vertreten. Dahinter stecken typischerweise Ängste, Scham- und Schuldgefühle, sich ausgegrenzt oder unwert zu fühlen, alter Ärger, Hassgefühle, erlernte Feindseligkeit und Vorurteile etc. Dies alles stellt Hemmungen dar, die einen dabei blockieren, bei dem*der Konfliktpartner*in ein Bedürfnis oder eine Aversion so deutlich zu machen, dass eine echte Lösung für beide herauskommt. Das kann im Unterlassen oder im Übertreiben der Selbstbehauptung bestehen, was wir dann als Fesselung und Vergiftung beschreiben würden. Der Schlüssel kann darin liegen, die psychomotorische, d.h. emotionale *Handlungsenergie* zu fokussieren, mit der dieses Hemmen oder Überschießen aufgeladen ist – und dafür einen gesonderten und geschützten Ausdruck zu finden. Die Thematik von sabotierender Disbalance in Form von Widerstand oder Fehlschwung zeigte sich bereits bei der Stand-Stoß-Übung in beiden Facetten des Zuviel und Zuwenig an eingesetzter Kraft. Beides kann den Stand oder das Ziel oder beides sabotieren (siehe Teil I, 1. Übungsfeld: Stand und Halt).

Dann offenbart sich diese Energie, verbunden mit der Erkenntnis über ihre Entstehung, als eine Ressource dafür, zum primären Bedürfnis zurückzufinden. Und sie zeigt sich letztlich als Ressource für eine Konfliktlösung im Dialog. Wie man die Energie des Widerstandes im Schlagdialog in die Hand nimmt und dies den »Ich-Zustand« insgesamt ändert, führe ich in Teil III anhand eines Modellbeispiels näher aus.

Hier komme ich auch darauf zurück, Aggression als ein Kräftekontinuum zwischen einem konstruktiven und einem destruktiven Pol aufzufassen. Dieses Kraft- und Handlungspotenzial als ein ungetrenntes Kontinuum zwischen zwei Polen *einer* Aggressionsenergie zu sehen, ermöglicht den Übenden erst die verantwortliche Identifizierung damit. Eine Schlüsselfunktion hat dabei das phasenweise Fokussieren auf die pure Energie, wie sie in einem negativ bewerteten Gefühl oder Impuls körperlich gespürt wird. Die Anleitung dazu lautet dann z.B.:

> »Ganz gleich, ob du dieses Gefühl nicht magst oder nicht verstehst und auch wenn du nicht weißt, was du damit jetzt machen sollst – versuche zu spüren, mit welcher Energie es aufgeladen ist! Dann drücke diesen Energiebetrag mit dem Schlagholz aus und berichte auf diese Weise deinem Partner gegenüber davon.«

Dadurch ist zunächst der energetische Stillstand aufgelöst, der sonst – bestimmt durch Scham- und Schulddynamiken – jede weitere Erörterung blockiert. Die Energie im Körper ist im Fluss, das Grundgefühl wechselt von Totstellen oder Weglaufen hin zur Bereitschaft, das Problem oder das Ziel endlich in Angriff zu nehmen. Wo Schuld und Scham normalerweise den weiteren Prozess und den Kontakt abwürgen, weil die Körperenergie davon beherrscht und eingesperrt wird, kehrt sich dies nun im geschützten Rahmen um. Nun kann sich die schwierige Wahrheit der Gefühle von der Welle körperlich fließender Energie tragen lassen (auch hierzu siehe näher im Teil III über die Veränderung von Ich-Zuständen).

Jetzt hierbei Resonanz und Annahme zu erfahren, schafft den Boden für eine Integration der Aggressionsanteile. Das bedeutet zu erleben, dass das Gegenüber sich weder abwendet, noch Abscheu oder Missbilligung ausdrückt und auch nicht vernichtend über einen herfällt. Was zuvor wie reines Gift, unbeherrschbar und destruktiv erschien – und deshalb auch so wirkte – wird nun als ein Komplex negativer Erfahrungen erkennbar, die oft über viele Jahre hinweg passiv »heruntergeschluckt« wurden. Das Destruktive im eigenen Inneren, vielleicht als dämonisch oder gar als teuflisch empfunden, entpuppt sich als das lediglich andere Ende ein und desselben Spektrums. Entscheidend ist, dass es keine inneren Regungen mehr geben muss, die im Schatten bleiben. Für alles entsteht die Verheißung, dass es potenziell thematisierbar sein darf, ohne dass es einem die soziale Akzeptanz und damit alle Kraft rauben muss. Das ganze Spektrum der Aggression kann eine Einheit bilden, weil alles darin in Kontakt gebracht werden kann. Auch für das äußerst Destruktive gibt es eine Form des Ausdrucks im Kontakt und eine Möglichkeit der Resonanz. Dafür steht der Schlagholzdialog, indem er einerseits eine schützende körperliche Distanz sicherstellt ohne andererseits die emotionale Intensität des Austauschs einzuschränken. Nichts angeblich »Böses« muss ausgegrenzt, verleugnet, verharmlost, verteufelt, gefesselt, verdrängt, weggesperrt oder auf Andere projiziert werden.

Der innere Dialog mit sich selbst kann dann so klingen: Es gibt nicht mehr die »schlechte Aggression« in mir, die unterdrückt werden muss, sondern nur meine Aktions- und Reaktionsimpulse und meine ureigene Handlungskraft – das bin alles *Ich!* Ich bin für die Kontrolle meiner Handlungskraft voll verantwortlich, aber ich muss mich dafür nicht selbst fesseln und meine Kraft damit vergiften, sondern ich finde Wege für einen gebahnten Fluss – auch für meine destruktiven Impulse. Und ich trage Sorge dafür, dass ich diese Quelle meiner Kraft in mir von alten Vergiftungen aus meiner Lebensgeschichte reinige und von neuen freihalte so gut ich kann. Das bedeutet auch, dass ich es abweise so gut ich kann, wenn Andere ihre eigenen unverdauten »seelischen Gifte« bei mir abladen wollen. Dann stehen mir wieder Energien für das zur Verfügung, was mir im Leben elementar wichtig ist, anstatt sie in einem inneren Abwehrkampf gegen abgespaltene Anteile meines Selbst zu vergeuden.

4. Transformation gefesselter und vergifteter Aggression

Die These: Destruktive Aggression entsteht aus Fesselungen ihrer Handlungskraft und aus Vergiftungen ihrer Motive. Das macht umgekehrt ihr Entfesseln und Entgiften vorstellbar (Aggression dekontaminieren und transformieren). Der Schlüssel dafür liegt darin, die Energie ihrer inneren Hemmung oder ihres Überschießens in die Hand zu nehmen.

Es gibt Dynamiken, die das Bewältigen eines Konfliktes im Dialog sabotieren können. Für unsere Arbeitspraxis hat es sich bewährt, die sabotierende Dynamik als *Fesselung* und als *Vergiftung* des eigenen Handelns zu beschreiben. Mit der Bildhaftigkeit dieser Begriffe lässt sich dann umgekehrt entsprechend von *Entfesselung* und *Entgiftung* sprechen. Wir verstehen es nicht nur als eine Art Sortiervorgang, sondern vielmehr als eine Transformation, wenn die Differenzierung zwischen den konstruktiven und destruktiven Wirkungen der aggressiven Kräfte gelingt. In der Praxis geschieht dies vor allem in den Box- und Schlagdialogen. Hier entsteht nicht nur eine neue Handlungskontrolle der Übenden, sondern auch eine Wandlung in der gesamten Einstellung zur Selbstbehauptung in Beziehungen. Dabei wirkt nicht nur die direkte Erfahrung als Übungsakteur*in, sondern (wenn im Gruppensetting) auch das Partizipieren an den Prozessen der Anderen, durch deren Vorbild manches Mal überhaupt erst der entscheidende Anstoß für eigene Schritte erfolgt.

Zum Konzept der Vergiftung

In der Pharmakologie gilt eine Substanz dann als toxisch, wenn sie in der falschen Dosierung zum falschen Zeitpunkt dem falschen Menschen verabreicht wird. Kein Stoff ist aus sich heraus von vornherein giftig oder heilsam. Man kann dies metaphorisch auf die Kraft der Aggression anwenden, auch sie ist weder von vornherein schädlich noch nützlich, dies entscheidet sich nach Absicht, Dosierung, Zeitpunkt und so weiter zwischen Anwendenden und Betroffenen.

Für den Übungszweck ist der Vergiftungsbegriff in diesem Sinne nützlich. Den Übenden wird deutlich, dass die eigene aggressive Kraft ein wertneutrales Potenzial darstellt. Eine moralisch-ethische Auftrennung in erwünschte und unerwünschte Anteile des aggressiven Potenzials ist nicht förderlich, denn moralische Wertungen sollten sich nicht auf den aggressiven Impuls, sondern rein auf das Verhalten beziehen.

Wenn wir eine nachhaltig wirksame Verantwortung und Kontrolle über unsere eigene Aggression gewinnen wollen, geht das nur, indem wir uns mit unserem aggressiven Potenzial vertraut machen, unsere aggressiven Impulse also zunächst einmal kennenlernen, um dann entscheiden zu können, wie wir sie einsetzen wollen. Eine prinzipielle moralische Verurteilung des aggressiven Potenzials an sich steht dem im Wege.

Überdies haben Teilnehmende häufig die irrige Vorstellung, dass es nur dann möglich ist, aggressive Kraft einzusetzen, wenn ein aggressiver Impuls durch ein Gefühl wie Wut, Hass oder Angst als Folge eines äußeren Reizes ausgelöst wird. Dass ein solches Gefühl nicht nötig ist, sondern ein Zugang zum eigenen aggressiven Potenzial auch durch eine Willensentscheidung möglich ist, ist für viele Teilnehmende überraschend. Über eine solche Willensentscheidung ist es schließlich umgekehrt leichter möglich, einen aggressiven Impuls auch zu bremsen.

In der in Teil I beschriebenen Übung mit dem Schlagklotz kann dies eindrücklich und unschädlich für beide Übungspartner*innen exploriert werden. Viele sind erstaunt, wenn sie begreifen, dass sie einfach durch eigenen Entschluss eine enorme Kraftmenge über einen Stock auf einen Schaumstoffblock leiten und dies dem Mitübenden und den Umstehenden damit auch offenlegen können – und dass es sogar möglich ist, sich über das Kraftpotenzial zu freuen.

Eine Hürde kann darin bestehen, dass es zunächst paradox erscheint, diese Kraft über eine Handlung wie das Schlagen auszudrücken. Zu schlagen ist klassischerweise durch Moraltabus blockiert, denn eine solche Handlung kommt im Zustand des moralischen Gefesseltseins nur infrage, wenn sie entsprechend durch legitime Wut, Angst oder ein Gerechtigkeitsgefühl motiviert ist. Auf der anderen Seite kann das Problem darin bestehen, dass es bei jemandem zu wenig wirksame Hemmung gegen aggressiv-gewaltsame Impulse gibt. Dann läge der

Ansatzpunkt z. B. bei dessen Wut auf unverdaute Beschämung, Entwertung oder Ausgrenzung, die dazu geführt haben, dass er*sie gewalttätig wurde.

Es ist in jedem Fall schlüsselhaft für die Teilnehmenden, auch zur Freude an ihrer Kraft zu finden. Dies, weil nach unserer Überzeugung Menschen eher motiviert sind, sich in nachhaltiger Weise mit ihren Emotionen auseinanderzusetzen, wenn sie diese als einen Reichtum ihres Inneren verstehen.

Somit sagt der Vergiftungsbegriff bezüglich der Aggression eines Menschen nichts Allgemeingültiges über die ethisch-moralische Legitimität seines Gefühls oder seiner Handlung aus. Er kann ausschließlich erfassen, ob der Impuls oder die Handlung im Einklang bzw. im Widerspruch mit den Werten und Zielen der Betroffenen stehen. So kann die Idee der Vergiftung im Übungszusammenhang dabei helfen, dass die Übenden durch das Erleben ihrer aggressiven Kraft ihre Werte und Ziele überprüfen. Denn unter Umständen werden sie diese Ziel- und Wertvorstellungen als den eigentlichen Ort der Kontamination erkennen. Das führt wiederum auf die Spur vergiftend wirkender Botschaften von außen, die quasi »bitter schmeckenden« verschluckten Werte und verinnerlichten Ziele Anderer – d. h. in der Regel von Erziehungspersonen und Vorbildern. Vergiftung und Kontamination sind also immer nur in einem dialogischen Beziehungssystem überhaupt bedeutungsvolle Begriffe.

Woher die Idee der Vergiftung stammt

Die direkteste Anregung für unsere Terminologie der *Vergiftung* der Aggression ist von dem Psychoanalytiker und Säuglingsforscher Martin Dornes entlehnt, wobei er diese so nicht verwendet. Er sieht eine generelle, angeborene *Impulskraft der Selbstbehauptung*, die spontan aus sich heraus Neugier und Exploration antreibe und mit positiven Affekten verknüpf sei. Er nennt sie (mit Bezug auf J. Lichtenberg) *Assertion* (lat. assertio = Behauptung). Davon unterschieden sieht er *Aggression/Aversion* als rein reaktiv gegen Bedrohungen oder Ekelerregendes in Form von Rückzug oder Gegenwehr erzeugt. Es handle sich dabei um zwei unterschiedliche Motivationssysteme, weswegen für beides übergreifend eine Begrifflichkeit wie »konstruktive Aggression« abzulehnen sei (vgl. 1997, S. 251f.). Außerdem solle der Begriff der Assertion für das konstruktiv Selbstbehauptende von der meist negativen Bewertung des Aggressionsbegriffes abgrenzbar bleiben (ebd.).

Begrifflich interessant wird es für uns, wenn er von der *Kontamination der Selbstbehauptung durch Aggression* spricht (ebd., S. 254), durch welche erst die eigentlich *destruktive Aggression* entstehe Diese sei nicht mit *instrumenteller Aggression* zu verwechseln, mit welcher ein Kind z. B. ein anderes fortschubst, um an dessen Spielzeug zu kommen, ohne es aber persönlich schädigen zu wollen (vgl. ebd., S. 264)[17]. Von besonderer Bedeutung für uns ist Dornes' Feststellung, dass die »destruktive Aggression ein Entwicklungsschicksal« sei und nicht aus einem Todestrieb entstehe, wie noch von Sigmund Freud postuliert. Vielmehr bilde sie sich stattdessen erst als Ergebnis negativer Zuschreibungen für normal-assertives Neugier- und Explorationsverhalten von Kindern durch Erziehende, welche die Neugier als schlecht oder böse konnotierten (vgl. ebd., S. 255). Es erfolge dann das aversiv-aggressive Verhalten des Kindes reaktiv gegen den Eingriff der Erziehungsperson und werde von dieser wiederum erneut als negativ-aversiver Widerstand verurteilt und bestraft. So spiele sich quasi *kontaminierend* eine Spirale der Negativität ein (vgl. ebd., S. 270). Hier gibt es eine wichtige Übereinstimmung mit der weiter unten von mir dargestellten gestalttherapeutischen Sicht.

Was wir daraus beziehen, ist, dass der normal-konstruktive Selbstbehauptungsdrang erst durch Vergiftungseinflüsse im Sozialisationsprozess kontaminiert wird. Und da wäre meiner Ansicht nach auch das *aversive* Impulssystem in die Selbstbehauptung insgesamt einzubeziehen. (Nicht kontaminierte) Selbstbehauptung sowohl als explorative Weltaneignung, als auch als aversive Selbstverteidigung wird somit in unserer Terminologie zur *unvergifteten Aggression*. Selbstbehauptung schützt beides: das natürliche Recht, die Welt zu erkunden, genauso wie das natürliche Recht, etwas Schädigendes aversiv abzuwehren. Und beides kann im Erziehungsprozess zum Ziel von Unterdrückung werden – von: »Fass das nicht an!« bis hin zu: »Iss deinen Teller leer!«

Für unsere Übungsphilosophie muss es nicht im Mittelpunkt stehen, dass sich das freudvolle Explorieren und das aversive Abweh-

17 Ich fasse hier frei zusammen, was Dornes komplexer im Zusammenhang verschiedener Entwicklungsalter darlegt.

ren von Schädlichem aus unterschiedlichen Motivationssystemen speist.[18] Vielmehr sehen wir die Kontamination in der Verletzung des natürlichen Rechtes zur Selbstregulation, was die Missachtung der im Körpergefühl verankerten Integrität der Persönlichkeit bedeutet.

Fesselung und Vergiftung

Wir operieren mit dem bildhaften Gedankenmodell von »Gefesseltsein« und »Entfesselung«, um zwischen gehemmtem und ungehemmtem Ausdruck von Aggression zu unterscheiden. Auf einer zweiten Ebene sprechen wir modellhaft von vergifteter und un- bzw. entgifteter Aggression, um zwischen ihrer destruktiven und konstruktiven Ausrichtung zu unterscheiden. In diesem Modell werden zwei Dimensionen der Aggression als Grundkraft deutlich: Fesselung/Entfesselung meint einerseits das energetische Ausmaß und Vergiftung/Entgiftung andererseits den inhaltlichen Charakter ihrer denkbaren Deformierungen.

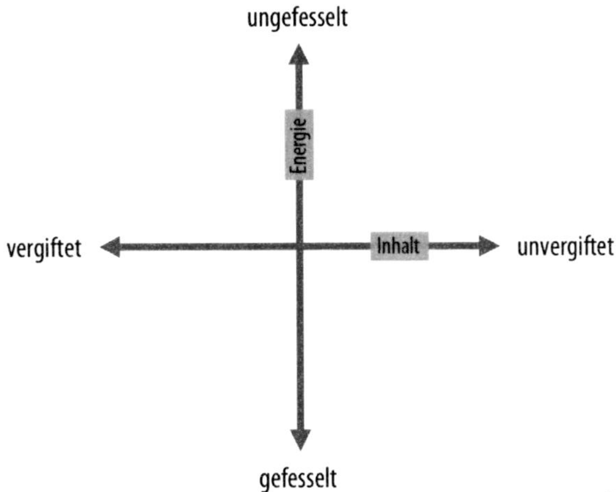

Abbildung 50

Die Kategorien der Fesselung und der Vergiftung greifen ineinander – aber sie stehen für zwei unterschiedliche und damit unterscheidbare Wahrnehmungsdimensionen (Abb. 50, das vollständige Schema siehe S. 116). Mit

18 Ich gehe darauf noch einmal zum Schluss auf S. 199 ein.

Fesselung lässt sich das energetische Erleben erfassen, das mehr körperlich-sinnlich angelegt ist. Mit dem Vergiftungsbild wird eine qualitative, eher gedanklich-wertende Ebene berührt. Gefesselt fühle ich mich als Betroffener vor allem, wenn ich mich in Handlungs-, d. h. Bewegungsimpulsen zurückgehalten erlebe. Vergiftet wiederum fühle ich mich, wenn sich die dabei steuernden Signale falsch anfühlen. Ein klassisches Beispiel wäre, wenn eine Frau bemüht ist, ihre Stimme nicht laut zu erheben und sie dafür mit eingeschränkter Atmung fesselt. Als vergiftet würde sie dann ihr Bild vom Frausein erkennen, das ihr vorgibt, dass es unweiblich wäre, laut zu sprechen, obwohl es ihrem eigenen Bedürfnis entspräche und auch zu einer effektiven Selbstbehauptung angebracht wäre.

Für die Selbstbeschreibung während der Übungen soll aber die Anwendung dieser Begrifflichkeiten flexibel bleiben. Das heißt eine Übende will vielleicht das Eingeschnürtsein stimmiger als *vergiftend* beschreiben oder das einschnürende Bild davon, wie sie zu sein hat, gerade passender als *fesselnd* ablehnen. Für die körpertherapeutische Arbeit spielt das in der Übungssituation selbst keine entscheidende Rolle. Deshalb verwenden wir den Begriff der *Vergiftung* in der Anleitung mitunter synonym als Überbegriff für beides – Gift und Fessel. Entscheidend ist letztlich der Impuls zur Befreiung, der aus dem Erleben des Gefesseltseins erwächst. Inhaltlich mag es um eine *Entgiftung* gehen, erleben werde ich es aber vielleicht eher als *Entfesselung*. Dies wird sich jedes Mal neu daran entscheiden, um was es einem gerade im Kern geht und welche Beschreibung dafür hier und jetzt passt.

Es mag gewagt und provokant erscheinen, von »Entfesselung« zu sprechen, wenn wir doch eigentlich das *Befreien von Fesseln* meinen. Entfesselte Kräfte machen Angst. Zum Beispiel sprechen wir von entfesselten Naturgewalten. Dort brechen Vulkane aus, die Erde bebt, Stürme toben, Blitze schlagen ein und Wogen überrollen uns. Zwischen Menschen wiederum werden Emotionen »entfesselt«: Wut schäumt über, Hass brodelt, überbordende Gefühle münden in entfesselte Gewalt. Kurz gesagt: Natur- oder Menschengewalt bricht als Unheil über einen herein und weckt Bedürfnisse nach Kontrolle und Sicherheit. Aber es gibt auch den Gegenpol: unser Drang nach *Unbändigkeit* – der positive Gegenpol zur gefürchteten *Entfesselung*. Kennen wir nicht auch die Sehnsucht nach freier Entfaltung, den Drang zum Wachstum, nach sprudelnder Kreativität, die Lust auf frei genossene Körperlichkeit und Erotik – und zu alle dem den freien Austausch mit Anderen?

Wenn wir uns hier erlauben, mit dem Begriff der Entfesselung zu spielen, nutzen wir die Doppelbödigkeit, die darin steckt. Entfesselung meint eben nicht nur, dass Energien außer Rand und Band geraten, sondern auch das Lösen aus dem Gefesseltsein. Das bewusste Spiel mit der Doppelbödigkeit des Begriffes ist vielleicht sogar notwendig, denn es ist paradox auch so: um das Eine einzudämmen, müssen wir vielleicht etwas Anderes »aus dem Käfig« lassen. Nur die *Ent*-fesselung von bislang gefesselten Kreativkräften kann entfesselte Destruktivkräfte eindämmen oder besser: verwandeln.

Plakative Beispiele negativer Entfesselungen zeigen sich in gewalttätigem Sportfanatismus bei Hooligans oder Alkoholexzessen wie »Komasaufen«. Auch Hass- und Gewaltideologien, die sich wahllos gegen Ausländer*innen, Menschen anderer Hautfarbe oder einfach gegen Andersartige richten, sind unter diesem Aspekt zu sehen. Dies wirft die Frage auf, ob ihr eigentlicher Zweck darin besteht, das innere Gewaltpotenzial der Vergiftung unter dem Deckmantel der Gruppenideologie zu *ent*-fesseln und auszuleben, um die eigene Angst vor Ausgrenzung und Entwertung zu kompensieren. Dies in Verbindung damit, dass sich Menschen unreflektiert mit Gruppen und Großgruppen identifizieren und dabei kritiklos deren Werte und Normen übernehmen. Die Frage ist dann, inwiefern diese »Entfesselungen« Spiegelungen von Fesselungen an anderer Stelle sind. Nämlich kollektiver Ausdruck und Abfuhr von einzeln und auch gemeinsam erlebten Herabsetzungen in Familien, Schule, Geschlechterbeziehungen oder hierarchischen Arbeitsverhältnissen. Der Impuls, sich bis zur Besinnungslosigkeit zu betrinken und in Horden Parolen und zotige Lieder zu grölen oder aus bierseligen Gruppenstimmungen heraus Mitglieder der Gruppe oder Außenstehende mit Beleidigungen zu überziehen, speist sich nicht aus unserem von Primaten ererbten Instinktrepertoire. Solche Impulse bedeuten ein Ausagieren von ins Unbewusste abgesunkenen und ins Selbstkonzept eingebauten Negativerfahrungen. Menschen, die nicht mit einem beständigen Strom von Entwertungen, Entmutigungen und Empfindungsverboten bezüglich körperlichen und seelischen Schmerzes aufwachsen, werden sich von Sauf- und Prügelexzessen eher nicht angezogen fühlen.

Andererseits vermeiden Menschen im Alltag oft notwendige Schritte aus Angst vor der Verletzung von Tabus. Tabu ist es oft, sich und anderen Wahrheiten oder Standpunkte zuzumuten, was heißt Ärger zu riskieren. Tabu bleibt es, solange uns Vorstellungen dafür fehlen, wie Konflikte mit Mitmenschen so ausgetragen werden können, dass beide einen Gewinn sehen, auch wenn einer zurückstecken muss. An anderen Stellen werden dann zwar keine falschen, dafür aber gar keine Rücksichten mehr genommen. Dem Umgang mit der notwendigen sozialen Aggression im konstruktiven Sinne fehlt zu oft die Balance. Davon zeugt auch die durch neue soziale Netzwerk-Medien enorm beschleunigte Tendenz, sich durch anonymes Abladen von hassgeladenen Messages zu entlasten oder ein Moment des Triumphes zu erhaschen.

Als Menschen streben wir nach Wachstum und Bindung gleichermaßen. Doch es kann sehr schwierig sein, im Leben Raum zum Wachsen und den dafür nötigen Halt zu finden, ohne dafür mit einer Fesselung der Selbstentfaltung zu bezahlen. Entfesselung bedeutet in unserer Übungspraxis deswegen, eine befreite Haltung zur eigenen Handlungsenergie zu finden. Dazu werden in spielerisch-explorierender Weise mitunter als »gewaltig« erlebte Energien in einem sicheren Rahmen spürbar gemacht. Der Unterschied zwischen »gewaltig« und »gewalttätig« wird herausgearbeitet, was für einige recht schwierig sein kann, weil sie es gewohnt sind, beides gleich zu setzen. Durch das Erleben des Gewaltigen in sich, ohne dass es jemanden gewaltsam schädigt oder unüberwindliche Schamhürden davor liegen, werden Ängste vor der eigenen Wirkmächtigkeit abgebaut oder gar aufgelöst.

Der Aggressionsbegriff in der Gestalttherapie

Fritz Perls (1893–1970) entwarf in den 1940er Jahren die Grundzüge der Gestalttherapie. Schon der Titel seines Werkes: *Das Ich, der Hunger und die Aggression* (1978) lässt seine funktionale und wertneutral-pragmatische Auffassung von Aggression erahnen. Perls schrieb 1944:

»Man kann die Beziehungen zwischen dem Individuum und der Gesellschaft und zwischen sozialen Gruppen nicht verstehen, ohne das Problem der Aggression zu berücksichtigen. Im gegenwärtigen Krieg wird kein Wort mehr gebraucht und mehr verachtet als ›Aggression‹. […] Andererseits sind die Mittel, die man gegen die Aggression vorschreibt, immer die gleichen unwirksamen Unterdrückungsmethoden: Idealismus und Religion« (Perls, 1978, S. 13).

Perls war an einem grundsätzlich wohlwollenden Blick auf die Natur und die Selbstregulation des Menschen gelegen. Er arbeitete als ein Vorreiter der humanistischen Psychologie und der Human Potential-Bewegung dafür, dass Menschen ihre naturgegebenen Potenziale als Chance und Gestaltungsaufgabe betrachten (Eberwein, 2009, S. 124ff.).

Boeckh sieht die positive Bewertung der Aggression als »ein Markenzeichen von Gestalttherapie«. Im Mittelpunkt stehen der Abbau von Hemmungen und das direkte Herangehen an Dinge und Personen durch die Förderung des Selbstausdrucks. In diesem Sinne stellt die Aggression eine gesunde Gegenspielerin zur Depression dar (2019, S. 121).

Laut Blankertz und Doubrawa (2017a) sehen Gestalttherapeut*innen Aggression positiv als die Fähigkeit, die Umwelt an sich anzupassen, wobei erst ihre Unterdrückung zur Destruktivität als negativer Aggression führt. Die betrifft vor allem Aggression als Fähigkeit

- zur Abwehr von Schmerz, dem Eindringen von Fremdkörpern oder von Gefahr,
- zum Zerstören überlebter Konstellationen, die konstruktiven Kontakt unterbrechen oder behindern,
- zum Austausch von Veraltetem durch etwas besseres Neues.

Aggression besteht in diesem Sinne ihrem Wesen nach in sinnvollem, zielgerichtetem Einsatz, statt in sinnlos destruktiver Entladung. Speziell interessant erscheint die Sichtweise, dass zielgerichtete Aggression mit der Erreichung des Ziels – oder aber nach dessen Nichterreichen – abgeschlossen ist. Während die nicht zielgerichtete Aggression prinzipiell nie zum Sieg oder zur Befriedigung führen kann und sich darum unendlich ausdehnt, weil sie nicht als Handlungsgestalt abgeschlossen werden kann (vgl. Blankertz & Doubrawa, 2017a). An diesen Gedanken knüpft unser Anliegen an, durch die Bereitschaft zur Begegnung mit den eigenen zerstörerischen Impulsen zu der primären Zielsuche zurückzufinden, damit sie entweder abgeschlossen oder losgelassen werden kann.

Dabei ist analog zur Ernährung die Fähigkeit von Bedeutung, Eindrücke zu assimilieren, d.h. aufzunehmen, zu zerkleinern, zu verdauen und schließlich zu integrieren (vgl. Eberwein, 2009, S. 126). Dies bedeutet im Umkehrschluss, Unverdauliches von sich zu weisen oder wieder auszustoßen:

> »Jeder Organismus lebt dadurch, dass er Neues einbezieht, verdaut, assimiliert und integriert. Dieser Prozess des Lebens verlangt nach einer aggressiven Zerlegung der bestehenden ›Gestalten‹ in seine as-

similier- oder integrierbaren Elemente, egal ob es sich um Nahrung, Erlebnisse, Informationen, Einflüsse, Konflikte, Ideen oder Theorien handelt« (Blankertz & Doubrawa, 2017b).

Unsere Idee von der vergifteten Aggression ist auch von dieser assoziativen Sichtweise mitinspiriert, um wie bei der Nahrung das Aufnehmen oder Abweisen schädlicher Einflüsse zu kennzeichnen.

Wobei immer wieder die Begrenztheit solcher Vergleiche bewusst bleiben muss. So sieht es z.B. Boeckh im Rahmen einer unter Gestalttherapeut*innen geführten Kontroverse als problematisch an, Begriffe aus dem Bereich des Essens – wie Beißen, Kauen, d.h. Nahrung zu zerstören, um sie sich einzuverleiben – mit seelischen Prozessen des Verarbeitens von Eindrücken zu vergleichen. Das in der Gestalttherapie als positiv verwandte Paradigma der oralen Aggression stelle eindeutig einen Geburtsfehler in der Theorie der Gestalttherapie dar (vgl. 2019, S. 125). Dies stehe in Widerspruch zu Bubers Unterscheidung zwischen der Ich-Du-Beziehung mit gegenseitigem Respekt und der Ich-Es-Beziehung, bei der jemand zum Objekt gemacht wird (vgl. ebd., S. 9). Bei den oral-aggressiven Metaphern, bei denen es u.a. um »Vernichten« und »Zerstören« im Dienste einer gesunden Selbstbehauptung gehe, bleibe die Bedeutung des mitmenschlichen Gegenübers als Subjekt und als anderem Ich zu sehr ausgeblendet (vgl. ebd., S. 124). Auch H. Petzold übt harsche Kritik an dem seiner Ansicht nach überholten Aggressionsverständnis der Gestalttherapie, es sei zu einseitig, zu wenig weiterentwickelt und enthalte missverständliche Aufforderungen zu unproduktiver Gegenaggression (2003, S. 9f.). Diese Diskussion muss hier nicht ausgeführt werden, es geht mir hier darum, woher unser Gedankenmodell u.a. inspiriert ist.

Unter der Einbeziehung kritischer Perspektiven wie dieser bleibt die gestalttherapeutische Auffassung von Aggression historisch ein wichtiger Bezug für unseren Ansatz.

Bahnende statt fesselnder Kontrolle

Im Kern geht es um die Entscheidung, wie ich meine Handlungsimpulse kontrolliere und lenke: entweder durch *Fesseln* oder durch *Bahnen*. Kontrolle durch das Fesseln von Aggression bedeutet deren Unterdrückung bis hin zur Verleugnung und Abspaltung. Die Kraft der Aggression lässt sich aber auch durch Bahnung im Sinne von Lenken kontrollieren. Diese Erkenntnis stellen wir in der Schlag-Übung auf, wie in Teil I ausgeführt (siehe Abbildungen dort zur Verleugnung und Fesselung, aber auch zur Kontrolle durch Führen mit dem Symbol des Schlagholzes, S. 58).

Bahnen statt Fesseln bedeutet ein lebendiges und verantwortungsvolles Führen meiner eigenen Kräfte analog zu den Ufern eines Flusses. Das Bild des Flusses enthält auch die Vergeblichkeit des Versuches, ihn durch Stauen nachhaltig fesseln zu wollen. Das Bild enthält aber auch die Möglichkeit, einen Impuls zeitweise zu »stauen« – also zunächst zurückzuhalten –, um ihn dann aber rechtzeitig vor dem »Überlaufen« oder vor dem »Bruch der Staumauer« in geeignete Bahnen zu lenken. Da es sich aber um emotionale Energie handelt, die nicht wie Wasser physikalischen Gesetzten unterliegt, sondern informationell bestimmt ist, kann sie in eine Transformation geleitet werden. Wozu es wiederum den Dialog braucht.

Das Bild des Stauens von Handlungsenergie, das wir in der Körperpsychotherapie oft verwenden, ist assoziativ der Sexualökonomie von Wilhelm Reich entlehnt (1985, S. 622ff., siehe Exkurs unten). Zu den Wurzeln unserer Terminologie ließe sich somit sagen, dass der Gedanke der (inhaltlichen) *Vergiftung* (außer von Dornes) eher von Perls und der Gestalttherapie inspiriert ist, während die dazu in unserem Schema kreuzende Ebene mit der Idee der (energetischen) Fesselung mehr auf Wilhelm Reich zurückgeht. Beide waren eng verbunden, Perls hatte eine Lehranalyse bei Reich absolviert (vgl. Eberwein, 2009, S. 124) und sich wesentlich mit seinen Ideen auf Reich bezogen (vgl. Blankertz & Doubrawa, 2017c).

Aggression, Lebensenergie und Gesellschaft bei Wilhelm Reich

Wilhelm Reich (1897–1957) gilt als der Urvater der körperorientierten Psychotherapien. In seinen Schriften rückt er den gesamten Körper, dessen Haltung und Ausdruck sowie dessen Spannungs- und Energiezustand in den Fokus (Reich, 1983 [1933, 1945], S. 362ff.). Reich beschreibt auch seine Vorstellung von *gesunder* Aggression. Für ihn ist sie die Gegenposition zu der in der Psychoanalyse unklaren Gleichsetzung von Aggression mit *Sadismus*, *Destruktion* und vor allem mit *Todestrieb* (vgl. 1987, S. 119). Er sehe keinen ursprünglich biologischen Charakter der Destruktivität, so töte ein

Tier ein anderes nicht aus sadistischer Lust, sondern aus Hunger oder weil sein Leben bedroht sei. Hier stehe die Destruktion im Dienste des Lebendigen. Die *Aggression* im strengeren Sinne des Wortes habe weder mit Sadismus, noch mit Destruktion zu tun (vgl. ebd., S. 119ff.):

> »Das Wort bedeutet ›herangehen‹. Jede positive Lebensäußerung ist aggressiv. Die sexuelle Lusthandlung ebenso wie die destruktive Haßhandlung, die sadistische Handlung ebenso wie die Nahrungsbesorgung. Die Aggression ist die Lebensäußerung der *Muskulatur*, des Systems der *Bewegung*. Die Bedeutung dieser Korrektur für Beurteilung der heutigen Kindererziehung ist groß. Ein Stück der Aggressionsbremsung, die unsere Kinder in vernichtender Weise zu erdulden haben, folgt aus der Gleichsetzung von ›aggressiv‹ mit ›bösartig‹ oder ›sexuell‹. Das Ziel der Aggression ist stets die Ermöglichung der Befriedigung eines lebenswichtigen Bedürfnisses« (ebd., S. 120, Herv. i.O.).

Wilhelm Reich ist somit auch der Urvater für den von uns verwendeten weiten Aggressionsbegriff.

Er beschrieb bereits in den 1920er Jahren im Zusammenhang seiner »Sexualökonomie« ein Modell dafür, wie Menschen einen Teil der eigenen Lebensenergie unbewusst zur Selbstunterdrückung verwenden und damit quasi für sich selbst und ihre Lebensziele verlieren, wofür er den Begriff des *Charakters* prägte (vgl. 1987 [1942], S. 106ff.). Dabei ist bei Reich immer zu bedenken, dass er mit dem »Sexuellen« eine allgemeine Lebensenergie im Sinne von Libido oder Eros meinte, die er dann auch speziell in der Sexualität im engeren Sinne mit der Funktion des Orgasmus ausgedrückt sah.

Seine *Massenpsychologie des Faschismus* (1981 [1933]) war mitinspirierend für die gesellschaftspolitischen Befreiungsströmungen der 1968er-Zeit. Er spricht von der »emotionalen Pest« der Destruktivität, mit der sich neurotisch gepanzerte Menschen gleich einer seelischen Epidemie gegenseitig ansteckten. Er nennt die katholische Inquisition des Mittelalters und den Faschismus des 20. Jahrhunderts als drastische Beispiele eines solchen »epidemischen Ausbruchs« (vgl. 1983, S. 252ff.).

Unser Konzept der »Aggressions*vergiftung*«, ist auch davon wesentlich mitinspiriert. Die neurotische Konfliktverdrängung sah Reich dem Menschen als konkret körperlich eingeschrieben. Den Ort der Verdrängung von Konfliktspannung sah er in Gestalt eines chronifizierten muskulären Verspannungsmusters, des *Muskelpanzers* ausgestaltet, auf der Ebene der Persönlichkeit sprach er vom *Charakterpanzer* (1987, S. 106ff.). Aus Reichs Erkenntnissen lässt sich ein einfaches und dabei eindrückliches dreischichtiges Persönlichkeitsschema stilisieren – man kann es sich bildhaft wie eine Zwiebel vorstellen (Abb. 51) (Büntig 1977, S. 13).

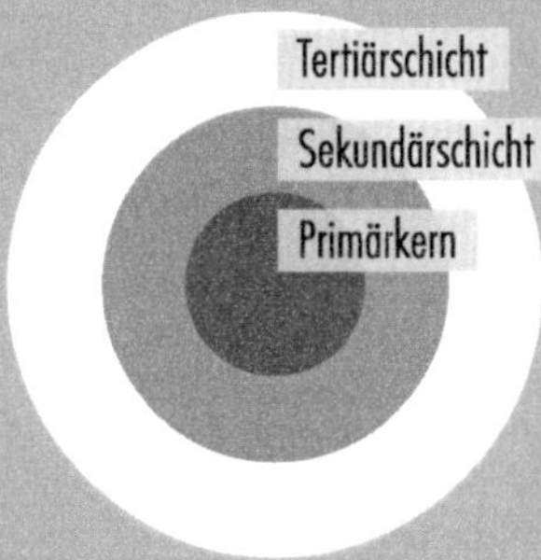

Abbildung 51

Frei interpretiert heißt dies: nach außen zeigt der normal-neurotische Mensch unserer Kultur (Reich hatte die Industriegesellschaft der 1930er Jahre vor Augen) im Alltag seine sozial angepasste Maske (Tertiärschicht), diese ist vordergründig freundlich, höflich angepasst. Mit ihr identifiziert man sich, hier werden Anstandsregeln vertreten, die Einhaltung von Normen und Werten wird gefordert. Hier herrscht auch der höchste Grad an Bewusstheit. Darunter liegen – oder brodeln geradezu – die ressentimentgeladenen Impulse von Neid, Missgunst, Abwertung und Hass gegen Mitmenschen, aber auch Ängste und seelische Verletzungen (Sekundärschicht). Diese Schicht ist weitgehend unbewusst, weil dem Ich-Ideal entgegenstehend, damit ist man eher nicht, bzw. ausdrücklich nicht identifiziert. Hierhin sind die geächteten und unerwünschten Regungen durch Verleugnung und Verdrängung verbannt. Hier hat der Muskelpanzer seine Hauptarbeit zu verrichten, in dem er die quasi unter der Decke gehaltenen Impulse in Form von muskulären Verspannungsmustern bannt. Von hier geht auch die »emotionale Pest« aus, weil die Verdrängungen stets nur temporär funktionieren und die vergifteten Regungen doch wieder hervorkommen.

Unter der Sekundärschicht wiederum liegt der Kern (Primärschicht/primärer Kern), der vielleicht als innerste Wahrheit des Selbst bezeichnet werden kann. Hier sind die mit dem kindlichen Erleben und Sehnen verbundenen Wünsche nach Bindung, Zuwendung, Liebe, Neugier und unbekümmerter Entfaltung zuhause. Je stärker die Verletzungen und Negierungen dieser ursprünglichen Seelenkräfte ausfallen, umso mehr erlebt der heranwachsende Mensch seine Gefühlswahrheit als innere Bedrohung. Und um so hermetischer muss der sekundäre Panzer diesen Vernichtungsschmerz vom Bewusstsein abschließen. Die fundamentale Wut und existenzielle Enttäuschung, die daraus zwangsläufig erwächst, müssen aber ihrerseits beherrscht, kontrolliert und kompensiert werden, um das soziale Leben am Funktionieren zu halten. Dies geschieht mit Hilfe der muskulären Spannungsmuster im ganzen Körper, die die emotionalen Energien von Wut und Verzweiflung binden und quasi einfrieren. Im Außen benötigt der so emotional und physisch gepanzerte Mensch aber Projektionsobjekte für die ja nach wie vor unerlösten inneren Bedürfnisse und für die aus deren Unerfülltheit entstandenen und abgewehrten Hassgefühle. Dafür müssen Zielgruppen geschaffen, d.h. stigmatisiert werden. Entsprechende Zuschreibungen der eigenen abgespaltenen Regungen wie Habgier, Mordlust, Falschheit, Raublust, Unstetheit, sexueller Zügellosigkeit oder Faulheit erfolgen dann gegen Juden, »Zigeuner«, »Neger«, »Asoziale«, Kriminelle oder »Arbeitsscheue«. Je nachdem, von welcher dieser Schichten ein Mensch hauptsächlich bestimmt ist, unterscheidet Reich den primären genitalen Charakter (*zu lebendiger sexueller Pulsation fähig* ist gemeint), den sekundären psychopathischen Charakter und den tertiären neurotischen Charakter (Büntig, 1977, S. 13).

Mit dieser Dreiteilung machte Reich deutlich, dass das Hauptproblem der Kultur psychologisch gesehen nicht die Bändigung der vermeintlich angeborenen Grausamkeit des Menschen ist, sondern dort liegt, wo der primäre Kern verraten wird. Und die wesentliche Dynamik destruktiven Handelns lag für Reich in der Bewusstseinstrennung vom primären Kern des Selbst. Seine Anstrengungen im Feld der Psychotherapie hatten entsprechend zum Ziel, diesen Zugang wiederzufinden, und ursprüngliche Lebensenergien zu befreien, die in der Abwehr von Sehnsucht, Schmerz und Wut gebunden sind.

Die Fesselung der eigenen Handlungsenergie ereignet sich dann, wenn sich ein Mensch entgegen seinem intuitiven besseren Wissen gebremst oder blockiert fühlt. Das heißt, wenn er sich eigentlich anders verhalten wollen würde, sich aber innerlich wie quasi ferngesteuert bzw. fremdbestimmt davon abgehalten fühlt. Dies kann aber auch als gänzlich unbewusst der Selbstwahrnehmung entzogen und fester Bestandteil der Persönlichkeit sein, was Wilhelm Reich den *Charakter* nannte (s.o.). Dahinter stecken soziale Ängste, erzeugt durch Beschämung, Verunsicherung, Entmutigung, Abwertung und Verletzung. Dies führt zu reaktivem Verhalten wie unnötiger Zurückhaltung, übertriebener Impulskontrolle, falscher Rücksicht, Rückzug aus Scham- und Schuldgefühlen, aus Versagensangst oder Angst vor Strafe. Auf der Ebene des direkten Erlebens ist all das durch so gegenständliche und körperbezogene Begriffe gekennzeichnet wie Unterdrückung, Beugung, Deckelung, Kleinmachen, Zusammenstauchen, Runterputzen, Erniedrigung, Niedergeschlagenheit, Nackenschläge, Rückschläge oder Zusammenreißen.

Dies sind die Wege, auf denen kulturell-gesellschaftliche Normen in vergiftender und fesselnder Weise in den individuellen Leib gelangen (*Leib* meint hier den beseelten Körper als Einheit). Wir arbeiten also mit der Vorstellung, dass vergiftende Interaktionen in der Erziehung und in Beziehungen zentrale Handlungsabsichten energetisch betrachtet fesseln können – wie Selbstbehauptung, Rechte einzufordern, Standpunkte zu beziehen etc. Entgegengesetzt dazu ist aber auch eine kulturell oder subkulturell quasi *ent*fesselte Version darstellbar. Dies z. B. in Gesellschaften mit einem normierten »soldatischen« Männlichkeitsideal oder Subkulturen, die sich über Gewaltbereitschaft und überzogenes Dominanzdenken definieren. Dies bedeutet gleichzeitig eine Vergiftung und Fesselung, bzw. Entgrenzung derjenigen Einstellungen und Handlungen, die sich unter »gesunder sozialer Aggression« zusammenfassen lassen. Logischerweise lassen sich diese Wertungen immer nur von einer Warte aus treffen, die zu dem jeweiligen Normensystem außerhalb steht.

Fesselungs-Vergiftungs-Diagramm

Das folgende Diagramm soll den Gedankengang zu Fesselung und Vergiftung innerhalb zweier Dimensionen der Aggression in einem Quadrantenschema veranschaulichen (Abb. 52).

Es zeigt vier Richtungen, in die sich die Kombinationen aus *gefesselten/vergifteten* oder *ungefesselten/unvergifteten* Zuständen für eine Person auswirken können.

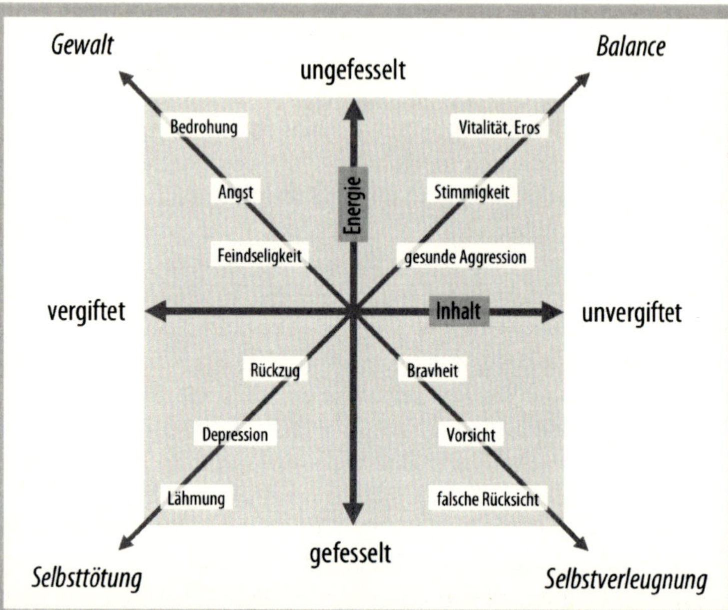

Abbildung 52

Im Diagramm werden jeweils auf der senkrechten und waagerechten Achse die Kontinuen zwischen den Polen *gefesselt-ungefesselt* und zwischen *vergiftet-unvergiftet* abgebildet. An den Endpunkten der Diagonalen stehen sich dann zwei Paare von Lebensausrichtungen jeweils diametral gegenüber, wobei sich die Lebensausrichtungen aus den Kombinationen der Dimensionspole ergeben. Innerhalb jedes Quadranten wird außerdem eine Differenzierung vorgenommen, die das innere Erleben in drei Kategorien beschreibt: Ich-Zustand, Lebensgefühl und Lebensprinzip.

Diese inneren Kategorien wiederum bilden zusammen eine Dynamik der Lebensausrichtung ab, die durch den diagonalen Pfeil dargestellt ist. Diese Dynamik weist in Richtung eines denkbaren (End-)Ergebnisses, der Kategorie im Außen, d.h. für die Beziehungen einer Person. Das Ergebnis wird deshalb außerhalb des Quadranten abgebildet (Abb. 53).

Vom Zentrum des Diagramms aus gesehen wird zuerst die *Kategorie des Ich-Zustandes* benannt, wobei hier nicht ein momentaner Zustand gemeint ist, sondern die Grundmatrix für die immer wieder

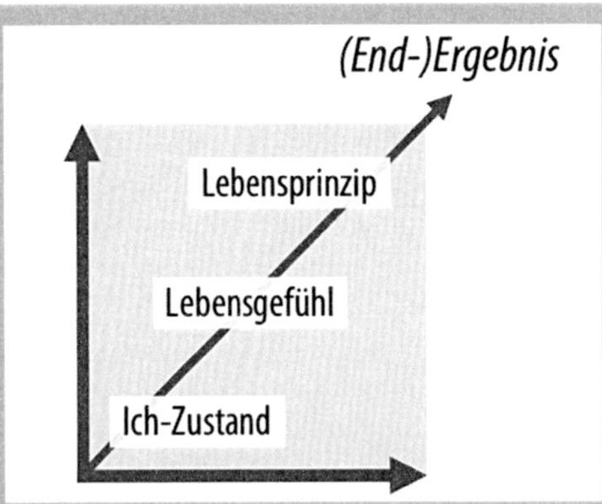

Abbildung 53

dominierenden Ich-Zustände, die die Dynamik des Quadranten mitprägen. Als zweite Kategorie wird das *Lebensgefühl* benannt, das sich durch den Grund-Ich-Zustand immer wieder herstellt. Daraus ergibt sich als dritte Kategorie das *Lebensprinzip*, das der Dynamik ihre Richtung verleiht. Außerhalb des Gesamtfeldes ist schließlich die Wirkung benannt, die entsprechend für Mitmenschen von außen *als Ergebnis* der inneren Dynamik wahrnehmbar ist, bzw. wie sie sich in Beziehungen und Interaktionen auswirkt. Die Ergebniskategorie steht dabei auch für das, was im Extremfall dabei herauskommt. Und das ist nur in der ungefesselt-unvergifteten Version begrüßenswert. Die hier verwendeten Charakterisierungen der Dimensionskombinationen will ich kurz erläutern:

In der *ungefesselt-unvergifteten* Idealvariante (rechts oben) ist der Ich-Zustand durch gesunde Aggressionsfähigkeit gekennzeichnet, was für Konfliktbereitschaft in Verbindung mit Dialogfähigkeit steht. Diese ermöglicht in der zweiten Kategorie ein dominierendes Lebensgefühl, das von Stimmigkeit geprägt ist, weil Konflikte überwiegend und hinreichend geklärt werden können. Dadurch ist in der Kategorie des Lebensprinzips Raum für Vitalität und Erotik, womit ein grundsätzlich erotisch-lustvolles und kreativ-gestaltendes Verhältnis zum Leben gemeint ist. Dieses wird dadurch ermöglicht, dass die darin pulsierenden Energien nicht entscheidend in ungelösten Konflikten gebunden bleiben. Ein Mensch, der sich überwiegend in diesem Feld verorten kann, wird von seiner Umwelt als grundsätzlich in Balance wahrgenommen und er kann balancierend auf sie einwirken. Damit ist kein lauer Mittelzustand gemeint, sondern die Fähigkeit, zwischen ggf. extremen Lebensereignissen und durch schwierige Konflikte hindurch in Beziehungen immer wieder in eine ausgleichende Balance innerer und äußerer Interessen finden zu können.

Im diagonal gegenüberliegenden Quadranten (links unten) ist *vergiftet-gefesselt* kombiniert. Dort herrscht eine entsprechend diametral entgegengesetzte Dynamik. Der vorherrschende Ich-Zustand ist von Rückzug geprägt, das Lebensgefühl von Depression und das Lebensprinzip ist das der Lähmung. Für die Außenwelt wahrnehmbar läuft es in der Eskalation auf das Endergebnis der Selbsttötung hinaus, als der extremsten Variante des Rückzuges.

Im *vergiftet-ungefesselten* Feld (links oben) entsteht die explosivste Kombination. Dort herrscht im Inneren der Grundzustand der Feindseligkeit, wobei diese vom inneren Lebensgefühl der Angst ohne ausgleichenden Halt und Schutz angetrieben ist. Tatsächlich *fehlen* hier für eine wirksame Kontrolle zunächst wirksame Fesseln (obwohl als Ziel nicht gewünscht). Moral und Werte sind nicht verinnerlicht oder versagen durch mangelnde Empathie. Es droht die Entfesselung der Aggression im negativen Sinn. Chronische Zustände von Feindseligkeit und Angstgefühlen zu erleben und dabei keine ausreichende Impulskontrolle zur Verfügung zu haben, kreiert ein Lebensprinzip der Bedrohung. Hier steht die Bedrohung für zweierlei: für das Grundempfinden, bedroht zu sein, also Bedrohung zu erleiden, und für die Überzeugung, darauf mit Bedrohlichkeit reagieren zu müssen. Diese innere Dynamik läuft auf der äußeren Handlungsebene im Ergebnis auf die Anwendung von Gewalt hinaus (ggf. auch in passiver oder struktureller Form).

Das *gefesselt-unvergiftete* Feld (rechts unten) ist hierzu der diametrale Gegensatz. Hier regiert die Anpassung im Ich-Zustand des Bravseins, das vorherrschende Lebensgefühl ist von Vorsicht geprägt, aus dieser Perspektive werden Gefahren aus allen Richtungen erwartet: die Gewaltvollen könnten zuschlagen, die Depressiven könnten mit Hilfeforderungen Erpressungen ausführen und die gesund Aggressiven nehmen sich immer die besten Stücke. Man verfügt über eine (relativ) unvergiftete Empathiefähigkeit und kann sich (eher zu) gut auf Andere einstellen, wohingegen eigene Interessen chronisch zurückgestellt werden. Die Initiative, für sich selbst einzutreten, ist tendenziell blockiert. Aufgrund der Fesselung der eigenen Aggression kann man immer nur mit Rücksicht reagieren. Doch dies ist im alltagssprachlichen Sinn prinzipiell *falsche Rücksicht*, weil der Antrieb aus Angst besteht, statt aus Empathie. Im äußeren Ergebnis wirkt sich diese Dynamik in Beziehungen tendenziell als Selbstverleugnung aus (siehe hierzu das Übungsbeispiel S. 127).

Fazit: In dem geschilderten Schema kann sich jeder Mensch in einem speziellen Moment, aber auch in seiner übergeordneten Lebensausrichtung mehr oder weniger flexibel verorten. Das heißt, dass man im Laufe des Lebens in Graden wahrscheinlich all diese Zustände und Dynamiken durchläuft, aber nicht zwingend dauerhaft in einem engen Bereich steckenbleibt bzw. endet. Je weiter man sich nach links einordnen muss, umso dringlicher ist der Bedarf daran, an seiner Aggressionsbalance zu arbeiten.

Transformation

Nehmen wir zum Gedanken des Entgiftens und Entfesselns eine weitere assoziative Betrachtung hinzu und folgen der Idee von Transformation, also der Wandlung von Aggression.

Dabei lohnt sich ein Blick auf die chinesische Übungstradition des Taijiquan (bekannter ist die Schreibweise »Tai Chi Chuan«). Sie ist eine zeitlupenhaft ausgeführte Kampfkunst. Wer die Bewegungsbilder des Taijiquan ohne Vorwissen in Aktion anschaut, kann den Eindruck haben, es handele sich um eine Art meditativen Tanzes mit sich selbst. Die Bewegungen sind langsam, weich, rund und harmonisch und die Übenden erscheinen ganz mit sich selbst und der Welt in friedvoller Eintracht (Abb. 54). Dies wird noch verstärkt, wenn dazu eine chinesische Meditationsmusik spielt.

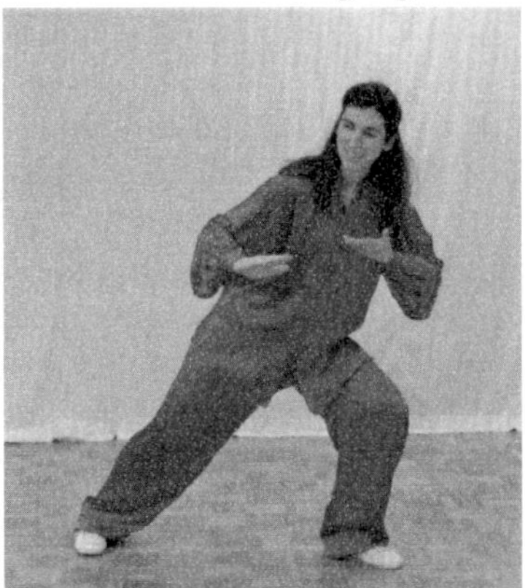

Abbildung 54

Fängt man aber an, diesen »Tanz« selbst zu erlernen, erfährt man, dass er aus mehreren Dutzend aneinandergefügter Einzelsequenzen besteht, deren Bewegungsabläufe Kampftechniken darstellen. Entsprechend werden die dafür nötigen Haltungen sehr exakt vermittelt. Wenn eine Bewegung nicht so recht gelingen will, kann die Lehrerin z. B. technisch demonstrieren, warum sie so und nicht anders zu sein hat, weil sie im Kampf nur so optimal wirken würde. Dafür stellt sie die Kampfsituation auf, aus der die Sequenz ursprünglich stammt (siehe Abb. 55).

Als Anfänger kann man dann verblüfft feststellen, dass hier eigentlich eine ausgefeilte Effektivität der Aggression die Formen prägt. Es gehört zur einzigartigen Faszination dieser Übungskultur, dass eine hochentwickelte Kampftechnik zu einem weichen Tanz gewandelt werden kann. Paradoxerweise führt gerade das langsame, meditative und tänzerisch-choreografierte Üben dazu, dass die kämpferische, also potenziell aggressive Fertigkeit steigt. Dies geschieht durch die Einbeziehung von hoher Achtsamkeit bezüglich Atem, Stand und Haltung.

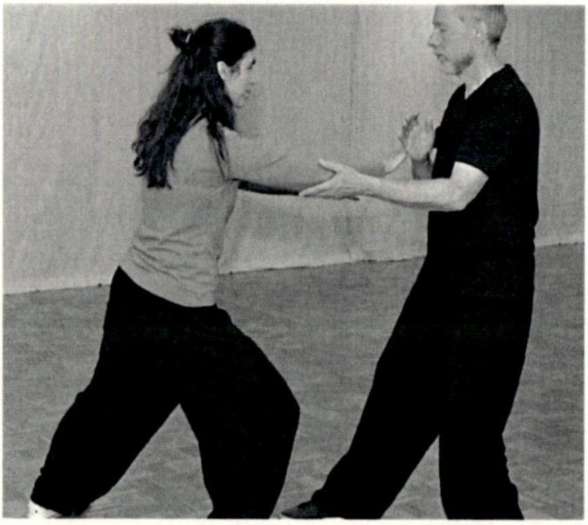

Abbildung 55

Allerdings entsteht bei diesem Üben keine aggressiv getönte Stimmung, die verstärkt werden könnte, weil kein Angriffs- oder Verteidigungsstress erzeugt wird. Verstärkt wird hingegen eine entspannte Ausgeglichenheit in Körper und Psyche. Was wir dabei als Transformation bezeichnen wollen, ist das Entstehen einer Qualität jenseits von Kampf oder sogar im Gegensatz zum Kampf, die aus der Haltung des Kämpfens selbst entsteht. Die Kampfhaltung wandelt sich in eine friedvolle und dabei vitale Energiebalance. Und dies gelingt, ohne dass dabei das faktisch noch gänzlich präsente kriegerische Element verleugnet wird. Ja, die wunderbar harmonische Bewegung dient von ihrer Wurzel her dem Zweck der Abwehr eines Angriffes mit Elementen des Gegenschlages – und ja, sie erzeugt aktuell eine ruhige und friedfertige Stimmung.

Man muss sich beim Üben auch gar nicht permanent der Kampfnatur der Bewegungen bewusst sein, es fühlt sich wunderbar an, nur den runden und harmonischen Linien zu folgen. Um dies immer besser hinzubekommen, kommt die Trainerin hin und wieder zu einer konfrontativen Gegenüberstellung zu den einzelnen Übenden, bei der der Kampfcharakter jeder Bewegung im Berührungskontakt wieder in Erinnerung gerufen wird. Dabei prüft sie, ob Stand, Haltung und Bewegungsrichtung optimal geeignet sind, sein Gegenüber wegzuschieben oder ihm standzuhalten. Wohlgemerkt dies aber mit dem Ziel, die Harmonie der Bewegung weiter zu perfektionieren.

Es ist die duale Präsenz des Kriegerischen und des Friedvollen in einer Figur, die im Taiji so eindrücklich ist. Es gibt hier die Ähnlichkeit zur Tanzvariante unseres Ringen-Settings (siehe Teil I, S. 75f.) bei der das Kämpferische nahezu vollständig von dem Fließenden in der Bewegung überdeckt wird, ohne zu verschwinden. Und so kann es jederzeit und auch blitzartig wieder im Spiel sein. Es ist diese gleichzeitige Präsenz von klassischer Aggressionsbereitschaft und des Tänzerischen in einer Gestalt, die die Vorstellung von Wandelbarkeit in der integrativen Aggressionsarbeit anregt.

Deshalb sehen wir es als sinnvoll an, uns Aggression als ein Kontinuum aller Kräfte in uns vorzustellen, entlang dessen wir zu vielfältigen Wandlungen unserer Ich-Zustände befähigt sind. Ich komme darauf im Kapitel über die Änderung von Ich-Zuständen zurück (Teil III).

Wenn das Tänzerische in der Aggression einen – hier eher philosophischen – Hinweis für die Wandelbarkeit unserer »Aggressions-Zustände« anbietet, muss sich dies auch bei schwierigen Themen bewähren – ggf. auch gänzlich ohne Tanz. So wie im folgenden Übungsbeispiel über die Wandlung eines Zustandes, der von einer mörderischen Wut geprägt ist:

Übungsbeispiel: (Re-)Transformation eines mörderischen Impulses in den Wunsch nach Liebe (Männerselbsterfahrungswochenende »Aggression und Hingabe«)

Stefan gibt an, dass er bei der Dialogarbeit zweier anderer Männer aus der Gruppe den Schritt des einen von einer tödlich-aggressiven Wut zu einem Gefühl der Liebe nicht nachvollziehen konnte und ist ratlos, was er mit seiner eigenen »tödlichen Wut« machen kann, von Liebe fühlt er sich damit abgeschnitten. Er lässt sich auf eine experimentelle Arbeit ein.

Im ersten Schritt stellt er sich am Schlagklotz auf und nimmt den Stab in die Hand – damit symbolisch auch die energetische Aufladung seiner Wut. Er eruiert, ob er sich einen bestimmten Partner aus der Gruppe als Gegenüber wünscht, er ist unschlüssig. Er stimmt der

Rückmeldung zu, dass es stimmiger erscheint, wenn sich jemand aus der Gruppe selbst eingeladen fühlt, für dieses Thema Gegenüber zu sein. Theo greift es auf. Beide benennen ihre Themen: Stefan projiziert auf Theo eine väterliche Figur, von der er sich klein- und mundtot gemacht fühlt. Theo umgekehrt projiziert auf Stefan seine Expartnerin, von der er, wie er im Nachhinein erkannt hat, zu viele Demütigungen hingenommen hatte. Das war so weit gegangen, dass er sich einseitig von ihr Schläge hatte gefallen lassen und dies sogar als Bestandteil einer paartherapeutischen Vereinbarung. Jetzt fühlt er eine immense Wut darauf.

Sie drücken sich nun gegenseitig mit den Schlägen aus, wie stark der Impuls geladen ist, die Zielfigur der hasserfüllten Wut quasi umzubringen. Es wird ein enorm lauter und ungestümer Durchgang mit fast nicht enden wollender Wucht. Darin ist von außen sehr deutlich der Wunsch beider zu spüren, sich von dieser Wut bzw. von ihrer Ursache zu befreien, es wirkt wie der verzweifelte Versuch, etwas zu entladen. Gleichzeitig ist spürbar, dass hier kein Ziel durch Entladung erreicht werden kann, weil der Grund für das Drama nicht die Ladung ist, sondern der Umstand, nicht bei der Adressatenfigur ankommen zu können.

Das wütende Agieren wird vom Leiter gestoppt, es folgt die Anleitung, durchzuatmen, wieder Erdung und Durchlässigkeit herzustellen (mithilfe von bewusstem Stand und Bodenkontakt, Aufmerksamkeit auf das Ausatmen). Die Beiwohnenden sind stark mit erfasst von dem Sturm und müssen auch an ihrer Regulation arbeiten.

Im dritten Schritt ergreifen beide wieder die Hölzer und nehmen damit symbolisch, aber auch ganz konkret die Energie in die Hand, mit welcher der Wunsch von jedem aufgeladen ist, diese verzweifelte Situation jeweils zu verändern. Mit einiger Erläuterung verstehen beide, was gemeint ist und legen wieder los – immer noch mit viel Power. Nun spüren sie aber schon etwas besser, wann dazu quasi »alles gesagt« ist und werden langsamer, es geht nun weniger ums Entladen, das Adressieren wird wichtiger. Wieder lockern, erden und neu aufstellen.

Im vierten Schritt nehmen sie nun in die Hand, was sie ihrem vorgestellten Gegenüber eigentlich sagen wollen. Nach dem Durchlaufen der vorigen Phasen haben sie jetzt inneren Zugang dazu. Stefan findet zu den Worten, die er laut herausschreit: »Sieh mich!«, »Hör auf, mich kleinzumachen!« und Theo findet die Sätze: »So geht das nicht!« und: »Schluss mit dem Zirkus!« Es ist immer noch fast unerschöpflich erscheinende Wucht in den Schlägen, doch es beginnt sich Schlag für Schlag etwas zu wandeln. Die Erbitterung der bisherigen Runden weicht zunehmender Freude, die Gesichter hellen sich auf, es scheint so, als kämen die Energien der Schläge nun aus einem anderen inneren Bereich. Und dann klar von beiden gefühlt, als »es gut« ist – alles Wesentliche »auf dem Tisch« und offen sichtbar. Jeder von beiden hat zu seinem Primärwunsch der inneren Würde gefunden. Auf die Frage, was er jetzt fühle, antwortet Stefan zuerst verblüfft aber dann auch verschmitzt lächelnd: »… Liebe!« Hass und Wut sind verraucht, doch nein, das wäre noch die Ebene des Entsorgens. Eher würde passen, dass die Tötungsimpulse wie »in Rauch aufgegangen« sind, d.h. wie in einem Energiefeuer umgewandelt. Es ist kein Aggressions-Müll beseitigt worden, sondern die Aggression hat den Weg gewiesen und ist vom Ballast der tödlichen Verzweiflung befreit – eben entgiftet – worden. Beide sehen sich am Ende wieder als Freunde und Partner, umarmen sich herzlich in gegenseitiger Anerkennung und Dankbarkeit dafür, dass der jeweils andere der eigenen mörderischen Wut aus enttäuschter Liebe standgehalten hat.

Ein solches Beispiel regt die Erkenntnis an, dass wir Menschen uns als vernunftbegabte Wesen ohne Einschränkungen selbst verantworten müssen. Also muss dies auch die finstersten Bereiche unserer Aggression mit einschließen. Dafür brauchen wir Vorstellungen, wie das destruktive Potenzial in uns seinen Platz haben kann. Dies gelingt aber nicht, solange es sich wie ein in uns lagernder Fremdkörper anfühlt. Auch eine kritiklose Identifikation mit unseren brutalen Anteilen kommt nicht in Frage, weil dies zu zynischen Einstellungen führt wie: »die Welt ist nun mal grausam«, oder: »der Mensch ist dem Menschen ein Wolf«. Von daher suchen wir Wege für die Wandelbarkeit schwieriger Anteile, ohne sie zu verleugnen oder zu verharmlosen. In diesem Sinne sehen wir die Möglichkeit der Transformation eines Zustandes durch die Entgiftung der Aggression.

Zur Transformation in der Körperpsychotherapie

Bei der emotionalen Dramatik, wie in diesem Verlaufsbeispiel, ist es wichtig, sich kritisch vor Augen zu halten, dass heftiger Gefühlsausdruck in der Therapie oder bei vertiefter Selbsterfahrung nicht automatisch konstruktiv wirkt (vgl. Geuter, 2019, S. 173ff.). Geuter bündelt hierzu Erkenntnisse aus verschiedenen Quellen: Körperpsychotherapeutische Arbeit mit emotionalem Ausdruck dient nicht dazu, Emotionen auszuagieren oder Erregung zu entladen, sondern dazu, etwas fühlen zu können, das man bislang nicht fühlen konnte und die Fähigkeit zur Steuerung der Gefühle zu stärken. Es ist nicht wichtig, wie intensiv ein emotionaler Ausdruck ist, sondern inwieweit die mit ihm einhergehende Erfahrung sinnhaft verstanden werden kann (ebd.). So ist der schiere Ausdruck nicht transformativ, er kann bei negativen Emotionen sogar schaden, wenn es dabei nicht zu einer neuen Antwort auf die ausgedrückten Inhalte kommt (ebd., S. 175).

Die Arbeit mit mimischen, gestischen oder ganzkörperlichen emotionalen Ausdrucksbewegungen kann helfen, die Hemmung von emotionalem Ausdruck zu überwinden. Dabei kann sich Ohnmacht in Wut, Wut in Kraft oder in Trauer verwandeln – Ausdrucksarbeit wirkt dann transformativ (ebd., S. 171).

»Transformation erfolgt dann, wenn der Patient [oder Teilnehmende in der Selbsterfahrung] problematische Schemata aktivieren, zurückgehaltene Affekte erleben und dadurch zurückgehaltenen Bedürfnissen und Wünschen näherkommen und sein emotionales Erleben weiterverarbeiten kann« (ebd., S. 175).

5. Niederlagen können lohnen

Die These: Niederlagen können lohnen. Wenn man zwar den Kampf, dabei aber auch die Angst vor der eigenen Kraft verliert, sind sie ein Gewinn. Zu erringen gibt es das »Empowerment« – die Selbstermächtigung für den Mut, sich Anderen zuzumuten.

Die These kann vergleichsweise bündig erläutert werden und stellt ein Resümee der Betrachtungen darüber dar, wie die dialogische Aggressionsarbeit wirkt.

Im Setting des Ringens gewannen wir die Erkenntnis, dass es eine sprachliche Irreführung darstellt, Siegen mit Gewinnen und Niederlage mit Verlieren gleichzusetzen. Im körperlichen Ringen bildet sich ab, was sich auch auf alltägliche verbale Konfliktsituationen übertragen lässt. Niederlagen können Angst machen, wenn sie als ehr- oder sogar würdevernichtend erwartet werden. Dann wird unter Umständen, um sie zu vermeiden, gleich alles mit vermieden, was zu kämpfen erfordern würde. Oder man geht in die Gegenposition, immer Sieger sein zu müssen, weil sonst der Unwert droht. Ohne das Ausringen widerstreitender Interessen lassen sich aber viele Ziele nicht erreichen. Also was tun, außer sich zu unterwerfen oder zwanghaft zu dominieren? Mit der herausforderndsten unserer Übungsformen, dem Ringen auf Sieg und Niederlage lässt sich eine neue Haltung buchstäblich *erringen*.

Es hat einen transformativen Charakter, sich auf das Paradox einzulassen, dass es einen speziellen Gewinn in der Niederlage geben kann. Nämlich den, dass nur die*der Unterlegene die Grenze der eigenen Kraft erfahren kann. Dies ist mit der inneren Haltung möglich, »auf Sieg« zu kämpfen. Das bedeutet, seine Kraft entschlossen zu mobilisieren, ganz gleich wie der Kampf ausgehen mag, also ohne Kompromiss und ohne *falsche* Rücksicht, aber wohlgemerkt in einem fairen Regelrahmen. Der Gewinn besteht dann bereits im *Kampf auf Sieg* selbst, das heißt im *ungefesselten* kämpferischen Mobilisieren des eigenen aggressiven Potenzials. Dies geschieht dadurch, dass sich mit der energetischen Mobilisierung darin gleichzeitig das Erleben der schieren Selbstbehauptungskraft entfalten kann. Hieraus erwächst wiederum ein Empfinden für das Recht zur *Selbstermächtigung*. Das ist, was wir in der Essenz als *Empowerment*[19] bezeichnen wollen. Hierin liegt der Kern der Erfahrung. Dieses Ringen stellt Selbstentfesselung ohne Kontrollverlust dar, weil sie sich in einem schützenden und haltenden Rahmen ereignet (die ambivalente Doppelbödigkeit der Entfesselung habe ich bereits im vorigen Kapitel erörtert). Bei einem solchen Ringen gewinnen immer beide Übenden.

Authentizität entfalten

Der Hauptgewinn im Ringen auf Sieg mit dem Mut zur Niederlage ist dann ein bis dahin für manche nicht gekanntes Maß an Echtheit in der Begegnung. Diese Echtheit erlebt zu haben, nimmt man mit in die Beziehung

19 Der Begriff des Empowerment stammt aus der Bürgerrechtsbewegung in den USA der 1960er Jahre. Er stand dafür, dass die schwarze Bevölkerung ihr Bürgerrecht selbst in die Hände nahm und sich durch Erkenntnis der eigenen Rechte selbst handlungsfähig machen konnte. Empowerment heißt somit Ermächtigung – und das bedeutet sowohl Selbstermächtigung als auch das Ermächtigen Anderer oder ganzer Gruppen (vgl. Calvès, 2009, S. 736).

zu Menschen, die einem wichtig sind. Das bedeutet Authentizität zu gewinnen, weil keine Angst oder Schwäche gefürchtet oder versteckt werden muss. Ein Kernanliegen der Aggressionsarbeit ist, zu entdecken, was es *eigentlich* zu gewinnen gibt. Der Schlüssel liegt in einer neuen Qualität von Autonomie und deren Ausstrahlung auf unsere Mitmenschen. Sie ist nicht mit falschem Selbst auf narzisstischem Sand gebaut, sondern ehrlich erworben im Ringen mit den eigenen dunklen Seelenanteilen. Dem eigenen »Aggressionsselbst« zu begegnen richtet einen auf, macht stolz und bringt sogar in der Niederlage die Gewissheit des Gewinns an essenzieller Erfahrung. Mit Hilfe der Übungssettings lässt sich schnell und radikal zu der Frage vordringen: »Was will ich eigentlich?« und »Was will ich ganz bestimmt nicht?« Und dies führt schließlich zur Frage: »Wie und wer bin ich wirklich?« Sie bieten Hilfestellung bei der Überwindung falscher Anteile des Selbst, was bedeutet, nicht integrierte Introjekte, also von Anderen aufgezwungene Seelenanteile, bildlich gesprochen wieder auszuspucken (siehe dazu das Kapitel über Ich-Zustände). Zur Integration und zur Wandlung dessen, was sich wie ein falscher Teil des Selbst anfühlen kann, dient auch eine spezielle Erkenntnis, die durch die Ego-State-Ansätze von J. Peichl (2007) und anderen angeregt wurden. Danach dienen sozusagen die schlimmen Anteile in einem selbst immer der Abwehr von noch schlimmeren Bedrohungen. Man kann sie quasi als innere Schutzgeister der Seele ansehen, die sich in der bedrohten kindlichen Seele gebildet haben. Sie fungieren wie dumpfe Trolle mit groben Keulen, die so unreif sind, wie es das Kind war, das sie schützen mussten. Nun warten sie darauf, von reiferen, erwachsenen Schutzmechanismen abgelöst zu werden (siehe auch das Übungsbeispiel im Abschnitt IV über Einzelarbeit). Dazu dient, sich des eigenen erwachsenen Kraftpotenzials bewusst zu werden und dies wiederum lässt sich über die Körperarbeit erschließen.

Dieses Vorgehen zur Integration des vollen Spektrums der Aggression in das Selbst muss kognitiv, körperlich und emotional zugleich und, wie wir gesehen haben, dialogisch-interaktiv aufgebaut sein. Es ist notwendig für die Integration und damit für den Entfesselungserfolg, dass das »Embodiment« der Fesselung, also ihre Manifestation im Körper, berührt und auch auf Körperebene gelöst wird. Menschen, die Fesselungsmuster von ihren Eltern übernommen haben, werden nicht durch den Tod der Eltern erlöst, die Muster bleiben im Körper eingraviert. Wirksame Strategien dafür müssen entwicklungsgeschichtlich zurückreichen, um so etwas wie die angeborene Integrität im Körpergedächtnis zu wecken, dazu müssen sie körperbezogen sein und somit auch auf nonverbaler Ebene wirken. Dazu braucht es dialogisch-interaktiv aufgestellte Settings, also Übungen, die mit einem Gegenüber auf Augenhöhe vollzogen werden. So wie man die Fesselungserfahrung nicht allein macht, muss auch die Befreiungsstrategie interaktiv sein.

Alles zusammen wirkt – ideal und bildlich gesprochen – wie ein geistig-energetischer Bazillus für ansteckende Gesundheit. In der Aktion erleben sich Übende energetisch durchflossen, »ganz verschaltet«, »hellwach«, »ganz da« oder »gesteigert«, wie es einige nannten. Es werden auch Immunstimulations- und Selbstregulationseffekte beschrieben wie verschwundener Schnupfen, aufgelöste Verspannungen, reduzierte Kopfschmerzen und sonstige spontane Rekonvaleszenzen. Es sind Glücksfälle, die uns Leitenden aber als eine Kette kaum rein zufälliger Einzelereignisse im Gedächtnis bleiben.

Übungsbeispiel aus einem Selbsterfahrungs-Tagungsworkshop zur Aggressionsarbeit

Nina, Mitte 50, tätig in der Krankenpflege, beklagt eine chronische Schulterverspannung nach einem Unfall. Dies spürt sie in der Schlagklotz-Übung als Schmerz in der Schulter, woraufhin sie die Schläge (in der Schlagdialog-Übung) nur mit wenig Kraft vollführt, quasi nur andeutet. Zuvor war ihr in der Stand-Stoß-Übung (siehe S. 34ff.) versehentlich von ihrer Partnerin die Brille von der Nase gefegt worden, was dieser ein spontan eintretendes Schuldgefühl bescherte. Nina reagiert darauf sozusagen »spiegelneurotisch« ihrerseits mit einem Schuld-Schreckreflex, weil ihre Brille nun wiederum Anlass für die Partnerin gewesen war, vor ihrer eigenen Aggression zu erschrecken. Diese Schreck-Gegenschreck-Reaktionen bei kleinen Pannen in Kontakt-Übungen mit aggressiver Energie sind typisch und eindrücklich. Sie lassen sich aufgreifen, um aufzuzeigen, wie groß die mitgebrachte Ambivalenz bezüglich der eigenen Aggression sein kann. Es schalten sich sofort eingeschliffene Angst-Schreck-Scham-Schemata ein, die in der Regel in Familienmilieus entstehen, in denen Bravheit gefordert wird. Die Brille war weder kaputt noch jemand geschädigt, das Erschrecken vor der Kraft hingegen groß. Nina beschrieb ihr Erleben so, als sei ihr der Boden unter den Füßen weggezogen worden. Sie bleibt

> aber neugierig und lässt sich beim Ringen auf die Begegnung mit einem jüngeren Mann ein, der für sie ein Gegenüber verkörpert, auf das man keine große Rücksicht nehmen muss. Da ihr ja noch die Schulter im Weg ist, beginnt sie vorsichtig. Das Balgen und Rangeln macht ihr halb unerwartet, halb erhofft Spaß, sodass sie später noch einen zweiten Kampf mit einer Frau riskiert. In diese Begegnung bringt sie nun eine Haltungsveränderung ein, nämlich die unnötige Schonhaltung abzulegen und sich die Gegnerin durchaus »zur Brust« zu nehmen. Das bedeutet, dass sie ihre Ringpartnerin beherzt anpackt, so wie es das Begegnungssetting des Ringens einlädt und erlaubt. Eine solche Chance zur Einstellungsveränderung – quasi im Laborexperiment – öffnet sich oft für Frauen über das Ringen. Und zwar wenn sie erkennen, dass sie dem Vorbild der eigenen Mutter in eine Schonhaltung falscher Rücksicht gefolgt waren. Als Kind gab es hier keine Wahl, weil eine Tochter sich buchstäblich mit Haut und Haaren mit dem Vorbild ihrer Mutter identifiziert, auch wenn diese im Rahmen von habituellen Geschlechterschemata als pseudoschwach und wenig belastbar aufgetreten war. Nina ist nun auf den Geschmack gekommen und in der Abschluss-Übung des Workshops drischt sie entschlossen und mit Freude an der ihr nun (wieder) selbst gehörenden Aggressionsenergie auf den Klotz. Am nächsten Morgen berichtete sie davon, dass die Schulterschmerzen so gut wie verschwunden seien. Die Frage bezüglich der Nachhaltigkeit dieser erfreulichen Spontanbesserung bekommt zwei Wochen später eine unerwartete Antwort. Bei einem zufälligen Wiedersehen mit uns Leitenden erzählt sie, dass der Schmerz noch nicht wiedergekehrt sei.

Was wir als Authentizitäts-Gewinn und Empowerment beschreiben, soll nicht einer idealisierten Vorstellungswelt von Lebensglück durch Selbstverwirklichung verhaftet sein. Humanistische Bestrebungen müssen sich in einer Welt voll alter ungelöster gesellschaftlicher Widersprüche und neuer ökologischer Bedrohungen bewähren. Hier noch einmal, wie schon im Kontext des Fesselungs-Vergiftungs-Diagramms für die positive Ausrichtung formuliert (siehe S. 117):

Das *ungefesselt-unvergiftete* Ideal-Selbst ist durch gesunde Aggressionsfähigkeit gekennzeichnet, was für Konfliktbereitschaft in Verbindung mit Dialogfähigkeit steht. Diese ermöglicht ein dominierendes Lebensgefühl, das von (innerer) Stimmigkeit geprägt ist, weil Konflikte überwiegend und hinreichend geklärt werden können. Dadurch ist Raum für Vitalität und Erotik, womit ein grundsätzlich erotisch-lustvolles und kreativ-gestaltendes Verhältnis zum Leben gemeint ist. Dieses wird dadurch ermöglicht, dass die darin pulsierenden Energien nicht entscheidend in ungelösten Konflikten gebunden bleiben. Ein Mensch mit genügend dieser Eigenschaften wird von seiner Umwelt mit der Fähigkeit zur *Balance* wahrgenommen und er kann balancierend auf sie einwirken. Damit ist kein lauer Mittelzustand gemeint, sondern die Fähigkeit, zwischen ggf. extremen Lebensereignissen und durch schwierige Konflikte hindurch in Beziehungen eine Balance innerer und äußerer Interessen finden zu können. Das kann für die Einen eine eher friedvolle und nach Ausgleich suchende Figur bilden, für Andere eher ein kämpferisches und von Streitbereitschaft geprägtes Bild darstellen. Die gesellschaftlichen und ökologischen Herausforderungen der Zukunft werden Akteur*innen mit beiden Schwerpunkten erfordern (zur gesellschaftlichen Ebene dieser Fragen gehe ich in Teil V noch einmal ein).

Teil III Aggressionsarbeit und die Änderung von Ich-Zuständen (Ego-States)

Abspaltungen überwinden

Dieses Kapitel über die Veränderung von Ich-Zuständen ist eine Ergänzung zu den Betrachtungen über die Wirkweise der Körperarbeit mit Aggression. Eine zentrale Rolle nimmt dabei die subjektive Energiewahrnehmung ein. Das Ganze wird am Beispiel des Schlagdialog-Settings dargestellt.

Die umrahmten Einschübe vertiefen die Theorie der Ich-Zustände und können je nach Interesse übergangen werden. Wahlweise kann nur das Praxisbeispiel gelesen oder Teil III ganz übersprungen werden.

Ich-Zustand als ganzheitliches Modell

Ein anschauliches Erklärungsmodell für die Veränderungsdynamik in der dialogischen Konfrontation finden wir in dem der Ich-Zustände, wie es Jochen Peichl (2007) vor seinem eigenen hypnotherapeutischen und psychoanalytischen Hintergrund aus verschiedenen Quellen neu zusammengefasst hat. Es ist interdisziplinär aufgebaut und lässt sich für unseren Zweck auch mit anderen, vor allem körperpsychotherapeutischen Sichtweisen verbinden. Peichl bezieht sich begrifflich auf den Ansatz der *Ego-States* der hypnotherapeutischen Autoren John und Helen Watkins. Dabei ist der Hinweis wichtig, dass diese die Begriffe *Persönlichkeit*, *Ich* und *Selbst* synonym verwenden (ebd., S. 105). Peichl merkt an, er finde im Grunde *Selbst-Zustand* am treffendsten, verwende aber die Begriffe Ego-State, Ich-Zustand und Selbstzustand seinerseits synonym (ebd., S. 103).

In ihrem Buch *Ego-States – Theorie und Therapie* (2003) definieren Watkins und Watkins einen Ich-Zustand:

»als organisiertes Verhaltens- und Erfahrungssystem, dessen Elemente durch ein gemeinsames Prinzip zusammengehalten werden und das von anderen Ich-Zuständen durch eine mehr oder weniger durchlässige Grenze getrennt ist« (ebd., S. 45, zit. n. Peichl, 2007, S. 93).

Praktisch bedeutet dies, dass wir uns als Menschen ständig durch wechselnde Zustände bewegen, die in sich so charakteristisch sind, dass wir sie von denen davor und danach unterscheidbar erleben. War z. B. Herr X grade noch guter Laune, summte vor sich hin, war zu Hause ins entspannte Essenkochen und die Vorfreude auf etwas Leckeres vertieft, sein Atem und seine Körperspannung in angenehmer mittlerer Lage – kann sich das schlagartig ändern, wenn das Telefon klingelt und er weiß, dass jetzt nur eine schlechte Nachricht kommen kann, weil auf dem Display die Telefonnummer seines Arbeitgebers angezeigt wird. Sein Puls geht hoch, sein Atem verflacht sich, er lässt sein Kochen sausen, seine Gedanken engen sich ein auf die Frage, wer da wieder mal nicht ohne ihn klarkommt. Zusätzlich zu dem, was sein unmittelbares Empfinden ausmacht, verändert sich auch, als wer er sich fühlt. Sein Bin-zuhause-Ich schaltet um in sein Arbeits-Ich und dann noch in sein Ich-muss-es-wieder-wuppen-Ich. Seine Anspannung ist gestiegen. Sein Gesamtzustand ist ein völlig anderer – das ist ein Ergebnis davon und aber auch gleichzeitig die Ursache dafür, dass er sich als einen Anderen, bzw. in einem anderen Teil von ihm wahrnimmt. Was dabei als »Zustand« charakterisiert werden kann, ist also wesentlich davon geprägt, mit welchem inneren Anteil seines Selbst er ihn aktuell am meisten in Kontakt bringt, was dieses innere Selbstbild mit ihm macht und was es ihm unter Umständen abverlangt.

Ego-States nach J. Peichl

Peichl charakterisiert Ego-States auf drei Ebenen (2007, S. 103f.):

- Auf der *neuronalen Ebene* sind Ego-States komplexe neuronale Netzwerke, »die Gefühle, Körperempfindungen, Kognitionen und Verhaltensweisen in einem bestimmten Augenblick oder über einen bestimmten Zeitraum festhalten«.
- Auf der *Identitätsebene* ist ein zeitüberdauernder Geisteszustand *(state of mind)* ein Ego-State oder ein Teil des Selbst. »Die darin gespeicherten Beziehungserfahrungen bilden die Grundlage der Ausbildung der Selbst- und Objektrepräsentanzen [innere Bilder von eigenen Selbstanteilen und verinnerlichte Anteile von Bezugspersonen]. Auf einer komplexen Ebene sind Ego-States

unterscheidbare, zeitüberdauernde Persönlichkeitsanteile oder Selbst-Zustände innerhalb des Selbstsystems.«

- Auf der *Entstehungsebene* ist zu unterscheiden zwischen der normalen Entstehung durch das wiederholte Erleben von positiven und negativen Erfahrungen als normaler Differenzierung – und der pathologischen Entstehung eines Ich-Zustandes durch Traumatisierung als Träger negativer, ungelöster Erfahrungen von Vernachlässigung, Missbrauch und Gewalt aus der Vergangenheit.

Spannend ist am Rande, wie Peichl bei unterschiedlichen Psychotherapielehren als einen gemeinsamen roten Faden die Auseinandersetzung mit der *Multidimensionalität* des Selbst sieht (ebd., S. 69). Am bekanntesten seien solche Kategorisierungen wie in der Psychoanalyse das *Es, Ich und Über-Ich* von Sigmund Freud, die *Archetypen* und *Komplexe* von C. G. Jung, die *inneren Objekte* von Melanie Klein, dann die *Eltern-, Erwachsenen- und Kind-Ichs* in der Transaktionsanalyse von Eric Berne, *Underdog* und *Topdog* in der Gestalttherapie von Fritz Perls, das *innere Team* in der Kommunikationstheorie von Schulz von Thun und etliche mehr. In Unterscheidung zu solchen Einordnungen gebe es für Ego-States keine festen Kategorien, sondern nur sehr vielfältige und individuelle Ich-Zustände.

Ins öffentliche Bewusstsein ist dieses Thema eher durch Berichte über traumabedingte multiple Persönlichkeiten geraten, war aber über Romanfiguren wie Dr. Jekyll und Mr. Hyde auch schon früher präsent. Das spiegelt vor allem den negativen Blick auf die Multidimensionalität der Psyche als krankhafter Spaltung des Ichs, so als sei dessen Spaltung in zwei oder gar noch mehr Teile selbst die Krankheit. Über das Modell der Ego-States gewinnt das Ganze eine neue Frische durch die Erkenntnis, dass nicht das Aufgeteiltsein an sich krank ist – es also so etwas wie eine geschlossene Ganzheit der Seele eigentlich nicht gibt.

Vielmehr ist der kranke Gesamtzustand der, in dem die Teile nicht genügend voneinander wissen und nicht hinreichend miteinander kommunizieren können. Dann fehlt auch ein genügend starkes beobachtendes Ich, das jenseits der Zustände den Überblick behält. Das Problem entsteht dadurch, dass Wünsche, Impulse oder Vorstellungen innerlich als unlösbar und damit als unerträglicher Konflikt erlebt werden (würden) und deshalb abgewehrt werden müssen. So entsteht das innerseelische Bemühen, als miteinander unvereinbar empfundene Teile des Ichs voneinander getrennt oder unbewusst zu halten. Dabei geht es also um das Vermeiden unangenehmer oder unerträglicher Ich-Zustände – und somit um die generelle Dynamik dessen, was psychodynamisch als Abwehr beschrieben wird. Dazu sind in verschiedenen Therapiedisziplinen (unbewusste) Abwehrmechanismen beschrieben worden (z.B. psychoanalytisch Mertens, 1998, S. 3ff.; Mentzos, 2015, S. 45ff.). Allgemein am bekanntesten sind die Mechanismen der Verdrängung, der Verleugnung, der Projektion oder die Identifikation mit dem Aggressor. Die allgemeine Theorie der Abwehr sei nicht an ein bestimmtes psychotherapeutisches Paradigma gebunden, schreibt Geuter (2015, S. 250).

In der Körperpsychotherapie wird besonderes Augenmerk auf die beteiligten körperlichen Prozesse gelegt und wie deren bewusstere Wahrnehmung (Achtsamkeit) die Veränderung der Abwehr unterstützen kann, wenn deren schädigende Nebenwirkungen den Nutzen des Schutzes übersteigen (ebd., S. 250ff.). Das Abwehren als solches ist also nicht das Problem, die Fähigkeit dazu ist lebensnotwendig, sonst würden wir von Eindrücken überschwemmt. Im Grunde geht es um die Bewältigung von Situationen, die schwierige Gefühlslagen auslösen.

Für das unten folgende Beispiel des Umgangs mit einer Ich-Zustandsveränderung ist der Abwehrvorgang der *Introjektion* interessant. Diese bedeutet die unbewusste Internalisierung, also Hineinnehmen von Merkmalen der Welt, insbesondere der Aspekte von Personen, ins eigene Selbst (Peichl, 2007, S. 112). Auch in der Gestalttherapie wird von Introjektion in ähnlicher Weise gesprochen. Der darin enthaltene Gedanke des *Introjizierens*, also des »Nach-innen-Werfens« kommt unserem Anliegen noch näher. Damit ist »die unverarbeitete Aufnahme von Aspekten der Außenwelt in das eigene Selbst« gemeint (Eberwein, 2009, S. 130):

> »Wenn z.B. Werte, Normen, Einstellungen, Theorien oder Anforderungen anderer Menschen passiv ›einverleibt‹ und ›verschluckt‹, also ungeprüft übernommen werden, statt sie sich durch aktive Auseinandersetzung anzueignen oder zurückzuweisen, so werden sie zu Fremdkörpern im eigenen Selbst, die im inneren bekämpft werden, wodurch psychische Energie gebunden wird« (ebd.).

Hier knüpft unser bildliches Konzept der Vergiftung der Aggression an (siehe vertieft in Teil III, These 4 zur Vergiftung und Fesselung).

Letztlich dreht sich diese ganze Theorie um das Drama des Einzelnen, der seine Beziehung zu Eltern und sonstigen zentralen Figuren, auf die er existenziell angewiesen ist, nur um den Preis aufrechterhalten kann, dass er im Extremfall sogar die Natur der eigenen Person aufgibt (Peichl, 2007, S. 68). Mit Geuter betrachten wir Abwehrmechanismen im Rahmen einer körperpsychotherapeutischen und damit erfahrungsorientierten Theorie »als Mittel und Strategien zur Vermeidung von Vorstellungen, Gefühlen oder Handlungsimpulsen«, die »vor Erfahrungen im Angesicht eines Inkongruenzerlebens« schützen (ebd., S. 250). Nicht mit sich kongruent zu sein, d.h. sich nicht mit sich selbst in Übereinstimmung zu fühlen, ist quälend. Es geht also um Spaltungsdynamiken des Ichs, bzw. des Selbst oder Anteilen davon und darum, sie so gut es geht wieder aufzulösen.

Ich verbinde die verschiedenen sich überlappenden Sichtweisen zu folgendem Bild:

Im Gesamtselbst gehen diese internalisierten Aspekte eines Gegenübers (Objekt) und des eigenen Selbst (Subjekt) einen ständigen Dialog ein, der auch die äußeren Machtkonstellationen abbildet. Wurde z. B. das Bild eines entwertenden und bedrohenden Vaters internalisiert, wird sich ein ängstliches und sich unterwerfendes Selbstbild in Beziehung dazu konstellieren. Im Folgenden nenne ich dies der Einfachheit halber generell Introjektion – anknüpfend an den in der Gestalttherapie benutzten Begriff für unverdaut verschluckte Seeleninhalte.

Peichl zitiert Watkins und Watkins, dass immer derjenige Ich-Zustand das Selbstgefühl dominiert, der jeweils am stärksten emotional aufgeladen ist. Und das ist – etwas tautologisch gedacht – immer der, der am meisten Identitätsgefühl vermittelt. Hier wird dies Selbstbezug bzw. Selbstbesetzung genannt. Damit ist diejenige Sicht auf sich selbst gemeint, die mehr als andere das Gefühl erzeugt, so sei man eigentlich wirklich. Nicht selten ist das der augenblickliche Ich-Zustand, weil andere zeitlich und vom Ort der Rolle her weiter weg sind (ebd., S. 108). Ich finde die Betrachtung, dass die stärkste emotionale Ladung den dominierenden und damit repräsentativen Ich-Zustand festlegt, sehr plausibel. Damit wird der Energieaspekt dieses Geschehens als besonders relevant deutlich (siehe zum Energiebegriff S. 24). Über die energetische Ebene können wir für einen wandlungsbedürftigen Ich-Zustand – um es mit den Watkins zu sagen – eine durchlässige Stelle in der Grenze zum neu angestrebten Ich-Zustand finden.

Ein Modellbeispiel: Ego-States in der dialogischen Konfrontation

Anhand der in Teil I (Übungsfeld Schlagkraft) geschilderten Schlagdialog-Übung will ich das folgendermaßen veranschaulichen:

Nehmen wir das Beispiel einer Frau mit einem negativen Vater-Introjekt einmal als typischen Verlauf für eine solche Dynamik (Abb. 56).

In der schematisierten Darstellung (Abb. 57) stellt die rechte Figur die Protagonistin dar, wir nehmen als Lesende deren Perspektive als Subjekt ein. Entsprechend stellt die linke Figur »den Anderen«, das Gegenüber als Objekt der Beziehungsbetrachtung dar. In diesem Beispiel stellt sich der Partner speziell als Gegenüber für diese Teilnehmerin zur Verfügung und verfolgt kein eigenes Thema. Die Ovale stehen für die Ich-Zustände der beiden Kontrahenten, die schrägen Balken stellen die Schlagstöcke dar und bilden zusammen mit dem Klotz quasi die Ausdrucksbrücke ab (Abb. 57).

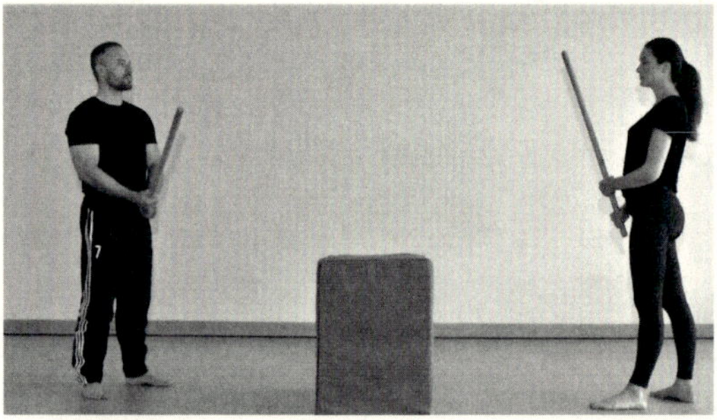

Abbildung 56

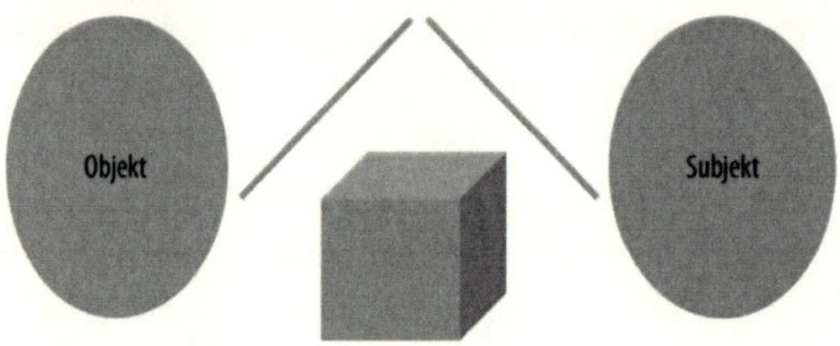

Abbildung 57

Ein Objekt im psychoanalytischen Sinne werden sie vor allem dann füreinander, wenn sie es zulassen, auch Übertragungsobjekt für den Anderen zu sein und dies ausdrücklich einzubeziehen. Person Subjekt, taufen wir sie einfach mal »Subi«, hat sich einen Mann als Übungspartner gewählt, der sie unbewusst an ihren Vater erinnert, nennen wir ihn »Obi«. Sie gerät in einen Ich-Zustand, den sie nicht benennen kann, es ist ihr aber möglich, ihre Körperempfindungen zu beschreiben, wie innere Unruhe und eine Enge in der Brust. Sie steht mit durchgedrückten Knien und krallt sichtbar unsicher die Zehen in den Boden. Sie sagt, sie fühle sich außerstande, mit dem Stab auf den Klotz zu schlagen, obwohl sie es sich zuvor vorgenommen hatte.

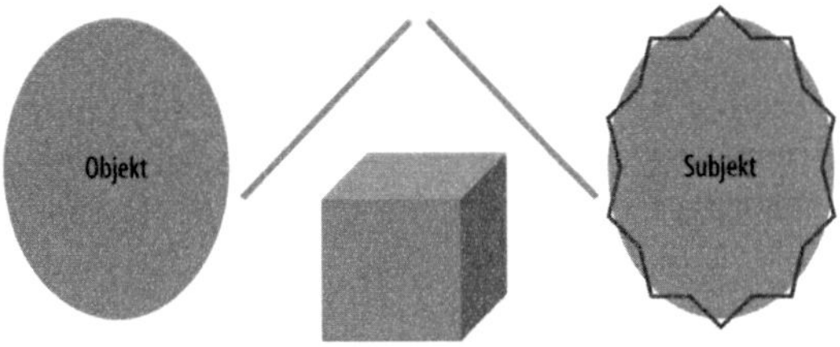

Abbildung 58

Aber da hatte sie noch im Kreis der Gruppe zwischen zwei anderen Frauen gestanden – augenscheinlich in einem anderen Ich-Zustand – nennen wir ihn einmal »das Frauensolidaritäts-Ich«. Nun erscheint sie wie von ihren eigenen Energien eingeschnürt, das Gefühl dazu benennt sie als diffuse Angst, ihr Ich-Zustand wäre dann so etwas wie ihr »Angst-Ich«. Die gezackte Linie bezeichnet im Bild die Energieebene ihres Ich-Zustandes (Abb. 58). In unserer Terminologie befindet sie sich in einem Zustand (sich selbst) fesselnder Kontrolle ihrer Aggression (siehe vertieft Teil III, Kapitel 4). Ihr Handlungspotenzial ist durch Einschüchterung vergiftet. An der ihr selbst bewussten Oberfläche ihres Ich-Zustandes würde sie es wahrscheinlich als Abneigung gegen aggressiv-ablehnendes Auftreten bezeichnen, das nicht zu ihrem Selbstbild passt. Aber sie äußert sich andererseits als unzufrieden mit diesem Lähmungszustand, weil sie auch neidisch auf andere Teilnehmende ist, die einfach so frei ihre Aggression ausdrücken können und nun ist sie ratlos.

Die Energie des Ich-Zustandes in die Hand nehmen

Per Leitungsintervention wird ihr nun vorgeschlagen, den Grad ihrer Lähmung als Ladung zu ermessen:

> »Lass dich in deinen Händen, mit denen du das Schlagholz umfasst, das Ausmaß deiner Lähmung spüren! Geht das? Ja? Gut, dann greife mit der Kraft, die in dieser Lähmung steckt, das Holz ganz fest, leite diese Energie in deine Schläge und zeige uns damit doch mal das ganze Ausmaß dieser zurückgehaltenen Kraft – wie mit einem Zeiger auf einem Messinstrument!«

Hiergegen empfindet sie keinen nennenswerten Widerstand, vom Befremden des Ungewohnten abgesehen, das aber schnell ihrer Neugier Platz macht. Offenbar hat das »Hilfs-Ich«, das die Leitung in Form einer sachlich-rationalen Verhaltensmöglichkeit bereitstellte, den lähmenden Ich-Zustand aus Angst und abgespaltener Aggression genügend »angelöst«, also durchlässig im watkinsschen Sinne gemacht. Die aus der Beziehungskonstellation quasi provisorisch abgetrennte Betrachtungsebene »Energie« bietet ein emotional neutrales Terrain an, auf dem der Ich-Zustand »Ich-darf-experimentieren« dominant sein darf.

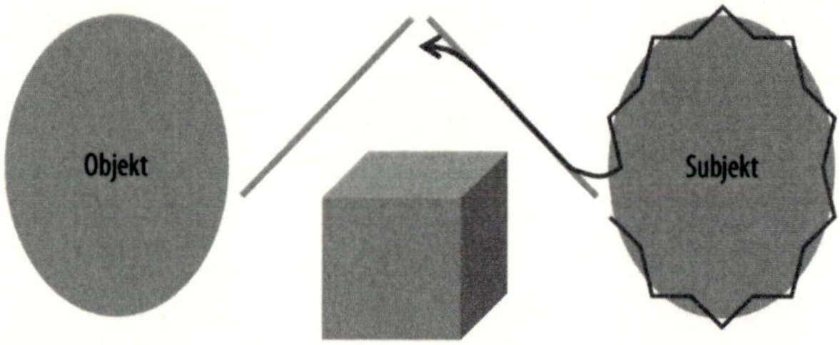

Abbildung 59

Die gezackte Linie im Bild bricht nun auf, das reine Fesseln ist beendet, dessen Energie wird über den Stock in die Begegnung geleitet, damit nach vorne gerichtet und wird zu aggressiver Vorwärtsenergie (Abb. 59).

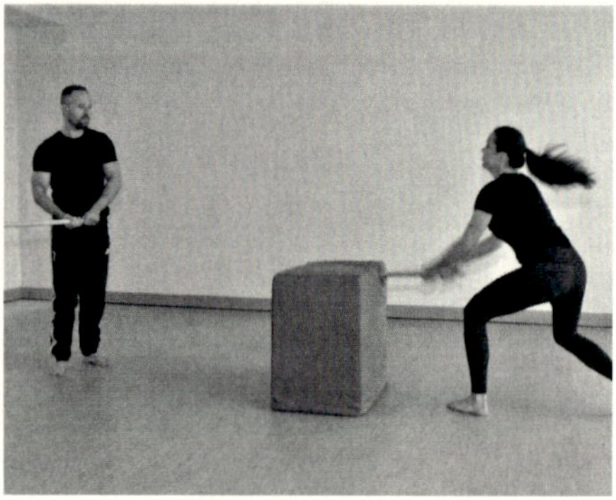

Abbildung 60

Dieser Vorgang steht auch prototypisch für die Möglichkeit, über den seelischen »Bypass« der gefühlten Energie das, was die Psychoanalyse den *Widerstand* nennt, in quasi kooperative Bewegung zu bringen. Die im Widerstand gebundene Energie der zurückgehaltenen Bewegung wird neu verwendbar.

Die Ur-Beziehungserfahrung im Rollenspiel reinszenieren

Es ist offensichtlich, dass mit dem Eintritt des Lähmungszustandes Obi längst nicht mehr nur Übungspartner, sondern schon vom Moment der Übungspartnerwahl an für Subi ein äußeres Abbild ihres mitgebrachten inneren Vaterintrojektes verkörperte. Sie projiziert das in einer früheren

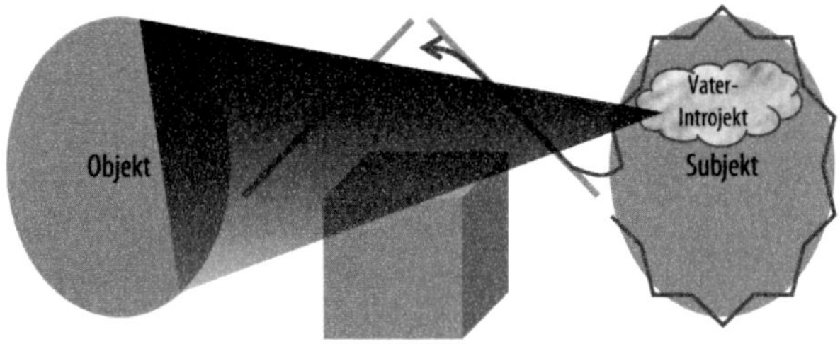

Abbildung 61

Lebensphase verinnerlichte Bild auf Obi wie auf eine menschliche Leinwand (Abb. 61).

Ihr wird dies aber erst jetzt voll bewusst, nachdem sie sich über das Fokussieren ihrer Aggressionsenergie als etwas eher Neutrales sicherer darin ist, dass dieses Projektionsspiel für sie einen Freiheitsgewinn verspricht. Sie lässt es nun offen zu, dass dieser Film quasi vom inneren Projektor ihres Ich-Zustandes auf Obi abgestrahlt wird.

Die Entmischung: Ausdruck und Re-Adressierung

Indem beide in diesem dialogisch-konfrontativen Rollenspiel dem hemmungslosen Projizieren Tür und Tor öffnen und die dabei ins Fließen kommenden emotionalen Energien auch mithilfe des Stockschlagens direkt ausdrücken, kommt so etwas wie eine Umkehr des Introjizierens zustande, die man bildhaft eine »Extrojektions«-Bewegung nennen könnte: als ob man das Vergiftende im inneren Bild wieder hinauswerfen könnte, was sich mit dem Stockschlagen ganz hervorragend ausagieren lässt. Obi seinerseits »gibt auch Stoff«: d. h. er nimmt die auf ihn zubrandende Ausdrucksenergie von Subis Schlägen und ihrer gesamten Erscheinung als schlaggewaltig

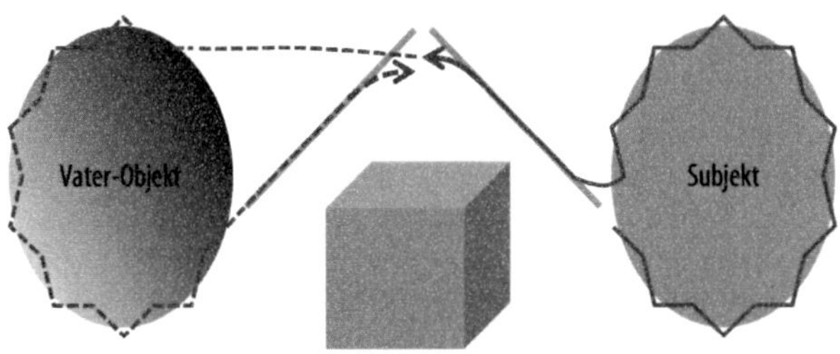

Abbildung 62

in sich auf und gibt sie mit eigenen Antwortschlägen resonanzgebend und damit spiegelnd zurück (Abb. 62).

Vielleicht kommen beide auch nach einem Vorschlag der Leitung noch in einen zusätzlichen Dialog mit Worten von Subi wie: »Geh weg!« oder »Du willst mich immer nur kleinmachen!« und als Obis provokante Antwort z.B.: »Du bleibst schön unter meiner Fuchtel!« oder: »Du bist ja auch klein!« (Abb. 63).

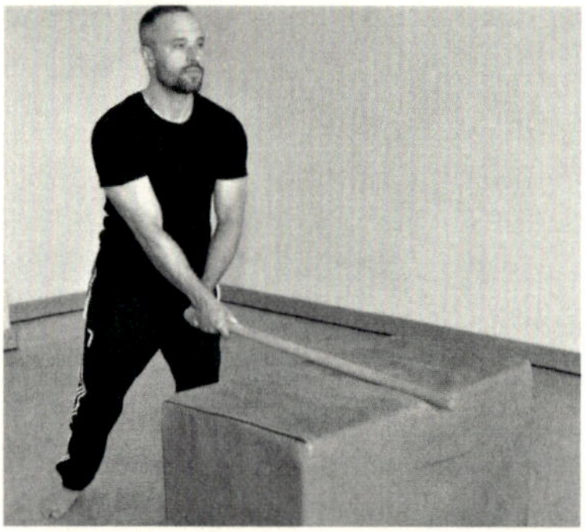

Abbildung 63

Das bringt Subi erst richtig in Fahrt und sie erlaubt sich immer mehr, erst ihre Wut und dann aber auch ihre Lust an der Selbstbehauptung mit dem ganzen Körper auszudrücken.

Jetzt könnte man davon sprechen, dass ein verschluckter und unverdauter Giftbissen wieder hervorgewürgt und ausgespuckt wird. Das erinnert an Schneewittchen, die vom giftigen Apfelbissen der bösen Königin in Todesschlaf fiel und wiedererwachte, nachdem ihr Sarg heruntergefallen und ihr der Bissen aus dem Hals gesprungen war. Solche dramatischen Ich-Zustände haben also auch schon in früheren Zeiten die Menschen zu bildhaften Betrachtungen bewegt, als ihnen dafür nur Mythen- und Märchen zur Verfügung standen.

Entscheidend für die relativ schnelle Überwindung der sonst machtvollen chronifizierten Ohnmachtsdynamik im Ich-Zustand der Einschüchterung ist die mitlaufende Erfahrung der Wirkmächtigkeit mithilfe des Stockschlagens. Es findet nicht nur eine »Extrojektionsbewegung«, also ein Nach-außen-Wenden bezüglich des Introjektes statt, sondern auch eine Re-Adressierung dieser vergifteten Seelenpost an den Absender. Der vorher nur in der inneren Repräsentanz vorhandene Vater wird jetzt von einem physisch realen Stellvertreter als Gegenüber repräsentiert, also sinnlich fassbar *außerhalb* der eigenen Ich-Grenzen. Gleichzeitig ist im Hier und Jetzt genügend klar, dass er keine reale Bedrohung darstellt, weil nur von Obi »aufgestellt«. Und doch ermöglicht das reale Erleben der in der gerichteten Aggression körperlich gespürten Energie eine befriedigende *Erfahrung der Re-Adressierung*. Dafür ist der stellvertretende Obi wiederum genügend real körperlich präsent.

Entscheidend ist dabei letztlich immer die Auseinandersetzung mit dem »inneren« Bild des Vaters. Aber das Re-Adressieren in der Aufstellung mit

Obi kann auch ersatzweise relevant sein, wenn man die direkte Konfrontation mit dem realen Vater hätte suchen wollen, er nicht mehr lebt oder für eine fruchtbringende direkte Auseinandersetzung nicht zur Verfügung steht. Verschiedentlich wird auch eine vorher für unmöglich gehaltene Konfrontation mit dem realen Vater später durch eine solche vorbereitende Arbeit überhaupt erst vorstellbar bzw. riskierbar.

Neu-Identifikation mit der Aggressionsenergie und Re-Organisierung des Ich-Zustandes

Subi hat in der Übung eine energetische Körpererfahrung mit ihrer aggressiven Kraft gewagt, aber auch Obi und den anderen Teilnehmenden gezeigt und damit veröffentlicht. Das ist nicht mehr zurückzunehmen. Also schaut sie nun in einen sozialen Spiegel, der ihr sozusagen ihr »Aggressions-Ich« als wirkmächtigen Selbstanteil zeigt. Im Verlauf der Übung gibt es zum Schluss noch eine Phase der freudvollen Ermunterung ihrer Kraft, in der beide ungezügelt und lustvoll auf den Klotz dreschen und dabei bahnend kontrolliert ihre entgiftete aggressive Kraft feiern. Im Grunde wäre die Vater-Objektgestalt nun wie neu beschreibbar. Es kann ein transformierter Ich-Zustand im Angesicht einer Vaterfigur entworfen werden, der einem vital pulsierenden Kraft-Ich als Tochter Raum gibt und Bestärkung verleiht.

Soweit auf der Objektseite. Auf der Subjektseite gibt es jetzt die Einladung an Subi, diese Krafterfahrung in ihr Selbstbild hineinzunehmen, sich damit bewusst und in einem reifen Sinne zu identifizieren. Sie hat damit eine erweiterte Möglichkeit zur Re- und Neu-Organisation ihrer Ich-Zustände.

Fazit

Das Ego-States-Modell (nach Watkins/Peichl) kann verdeutlichen helfen, wie die von uns beobachteten und von Teilnehmenden geschilderten Erfahrungsqualitäten aufeinander wirken. Es handelt sich um das bewusste Herbeiführen der Wandlung eines nicht mehr gewollten Ich-Zustands in einen neuen. Dabei wird typischerweise eine sowohl körperlich wie psychisch gefühlte Fesselung überwunden, die von Angst und Schamgefühlen erzeugt wird. Diese Fesselung zu überwinden, wird durch das Fokussieren auf die Energie möglich, die im gefühlten Widerstand gegen das abgewehrte Gefühl (und seine Wandlung) als hemmende Energie erlebt wird (siehe Vertiefung in Teil III, Kapitel 4).

Die Essenz besteht somit in einer Aufbruchsbewegung im doppelten Sinne: die übende Person bricht zu einem neuen Ufer ihres bis dahin eingeengten Selbst auf – und dazu bricht sie die energetische Fesselung auf, die sie bislang daran gehindert hat.

Dieser Erklärungsversuch lässt noch offen, wie die Nachhaltigkeit bzw. die notwendige Wiederholungsrate im Sinne des Übens einzuschätzen wäre. Aber das ist nur sinnvoll mit Bezug auf die sehr unterschiedlichen Settings und Kontexte zu untersuchen, in denen solche Übungen zur Anwendung kommen können. Im Rahmen von Therapien schwerwiegender psychischer Erkrankungen sieht das sicher anders aus als in einem einmaligen Selbsterfahrungsseminar zur Persönlichkeitsentfaltung oder in einem themenzentrierten Gruppenrahmen z. B. zu Paarproblemen. Was wir soweit wissen, stammt aus den sich oft ähnelnden Rückmeldungen vieler Übungsteilnehmenden. Wie manche uns auch nach längerer Zeit mitteilten, haben die Übungserfahrungen auch als einmaliges Erlebnis Wirkungen in einem initiatorischen Sinne hinterlassen (siehe Übungsbeispiel in Teil IV, Kapitel 6, zu erprobten Anwendungsfeldern). Dies schien nicht von Wiederholungsraten abzuhängen, sondern nachhaltig im emotionalen und körperlich Erlebten verankert zu werden.

Teil IV Erprobte Praxisfelder der integrativen Aggressionsarbeit mit Dialogischer Konfrontation

Unser Arbeitsansatz war zunächst ein Baustein im Gesamtrepertoire unserer Einzel- und Gruppenarbeit. Die Fokussierung auf Aggression hat sich erst zu einem eigenen Konzept entwickelt, nachdem uns die spezifischen Wirkungen dabei aufgefallen waren. Der Fokus Aggression bot sich auch speziell für die Männerarbeit an, weil er für Männer ein attraktiver Einstieg sein kann, um sich auf Selbsterfahrung und emotionale Gruppenprozesse einzulassen. Hier zeigte sich das Potenzial des Ansatzes in Sinne einer »Portalfunktion«, d.h. die Möglichkeit, damit eine generelle emotionale Offenheit einzuladen. Seitdem haben wir den Ansatz als zweitägiges Workshopkonzept für *Männer* und für *Frauen und Männer in Begegnung* mehrfach im Jahr durchgeführt, zeitweise auch mit längeren Vertiefungsseminaren für Fortgeschrittene. Als Label dafür hatte sich die Titulierung mit »Aggression und Hingabe« für Männer und mit »Furchtbar und Fruchtbar – die Kraft der Aggression« für die Geschlechterbegegnung bewährt. Dazu kamen Kurzkonzepte für den Einsatz auf Kongressen oder als Abendveranstaltungen.

Wir haben außerdem in mehrtägigen und auch mehrstufigen Fortbildungen mit verschiedenen Berufsgruppen gearbeitet und die Methodik mit Bezug auf das jeweilige Arbeitsfeld eingeführt. Dies erfolgte für Körperpsychotherapeut*innen, für Lehrkräfte mit Gestaltpädagogikhintergrund sowie als Module in der Mediator*innenausbildung oder in der Weiterbildung für Sozialpädagog*innen in der Jungenarbeit. Spezielle Fortbildungen gab es im Feld Männerbildung in Deutschland und in der Schweiz sowie für die Evangelische Männerarbeit in Deutschland.

Die Arbeit hat sich weiterhin in themenzentrierten Beratungssets mit Coachingcharakter für Einzelne oder für Paare über drei bis zehn Treffen bewährt. Dabei können festgefahrene Konfliktlagen aus erstarrten Positionen wieder in Bewegung gebracht werden. Insgesamt schauen wir auf Erfahrungen mit einer Übungsteilnehmendenzahl in der Größenordnung von 1.500 zurück.

Die Portalfunktion

In Gruppenprozessen hat sich der Aggressionsfokus in seiner Eignung als eine Art Öffnungsinstrument gezeigt. Da die Methodik als vitalisierend und fast wie abenteuerpädagogisch eingeführt werden kann, lässt sich damit recht schnell gerade bei nicht Vorerfahrenen die Bereitschaft zum Einlassen stimulieren. Menschen verlieren schneller ihre Scheu vor körperlicher Begegnung oder davor, sich mit Emotionen mitzuteilen, wenn z. B. mit der Stand-Stoß-Übung zunächst die Grenzen im Kontakt betont werden. Wettkampfstimmung und Spiellaune sind den meisten Menschen vertraut oder machen sie neugierig. Ähnlich wie bei gesellschaftlich akzeptierten Tanzformen ist beim Wettkampfspiel Körperkontakt enttabuisiert. Es ist schon jede Menge freudvoller Kontakt passiert, wenn Teilnehmende schließlich merken, dass sie überraschend schnell vertraut miteinander geworden sind. Wir sprechen dann von der besagten »Portalfunktion« der dialogischen Konfrontationsarbeit. Manches Mal erscheint es aus der Anleitungssicht fast so, als habe man damit eine Art Büchsenöffner für eine gut verschweißte Dose gefunden. Aber dies funktioniert in der Tat nicht als manipulatives Instrument für die Anleitenden, sondern eher wie eine Art Reißverschluss, den die Übenden als selbst zu betätigen entdecken. Dabei ist das Prinzip der Selbstregulation zu beachten, um eine nachhaltig fruchtbare Einlassensbereitschaft zu fördern. Die aggressionszentrierte Methodik lädt einen spielerischen Umgang mit der inneren Freiheit zur Abgrenzung und zur Selbstbehauptung im Angesicht eines Gegenübers ein.

Viele Menschen bringen hier eine Unsicherheit mit, die als allgemein kulturtypisch anzusehen ist. Den öffnenden Portal-Effekt, der an die kindliche Neugier und Abenteuerlust anknüpft, die grundsätzlich jedem innewohnen, nutzen wir in den verschiedensten Zusammenhängen. So lässt sich das Methodenset immer wieder in fortlaufenden Therapie- und Jahresgruppen einsetzen, um an eine blockierende Abwehr, eine angestaute Spannung oder an einen vergifteten Gefühlszustand heranzugehen.

Aufstellungen

Eine spezielle Einsatzform des dialogischen Konfrontierens hat sich in der Gruppenarbeit entwickelt. In Therapiegruppen und in Gruppen, in denen die Teilnehmenden offen für psychodynamische Interventionen sind, lassen sich insbesondere die Dialogformen des Ringens und der Schlag-Übung als Einstieg in komplexere Arbeiten nutzen. Bewährt haben sich außerdem Aufstellungen unter Mitwirkung weiterer Gruppenmitglieder, um verschiedenste zusätzliche Rollenfiguren in einer Szene zusammenzuführen.

Wenn ganze Szenen aufgebaut werden, kann vor allem die Schlagdialog-Übung eine zentrale Übergangsfunktion einnehmen, etwa wenn in einer szenischen Inszenierung der Konfrontation mit einem Elternteil aller Mut der Übenden zusammenfällt. Dann können z. B. Ahnenfiguren durch Mitteilnehmende hinter der Protagonistin aufgestellt werden und eine unterstützende Kraft verkörpern, die im Ich-Zustand des »Sich-alleingelassen-Fühlens« fatalerweise immer wieder vermisst wird. Manches Mal wird es für Übende erst genau dadurch möglich, den Stock und damit symbolisch die eigene Kraft in die Hand zu nehmen. Ansonsten können Prozesse mit schwierigen, weil intimen Konfliktbereichen mit der phasenweisen Fokussierung auf das eigene Aggressionspotenzial angestoßen oder überhaupt erst gangbar gemacht werden, da hiermit die Selbstvergewisserung des inneren Rechtes auf Abgrenzung oder Gegenwehr befestigt wird.

Im Folgenden gehe ich auf die erprobten Anwendungsfelder und ihre spezifischen Aspekte für die Dialogarbeit ein.

Beziehungen klären: Seminare zur Männer-Frauen-Begegnung[20]

Unter dem Titel »Furchtbar und Fruchtbar: die Kraft der Aggression« arbeiten wir mit unserem Erfahrungskonzept zur Begegnung der Geschlechter. Die Aggressions-Dialog-Arbeit dient dazu, dass Frauen und Männer sich spielerisch-experimentell, aber dabei auch konfrontativ sowohl mit ihren Unterschieden als auch mit ihren Gemeinsamkeiten in Kontakt begeben und dabei Reibung riskieren.

In den Sozialwissenschaften wird unterschiedliches Aggressionsverhalten bei Männern und Frauen untersucht und beschrieben, wobei hier mit Aggression im üblichen Sinn körperliche und psychische Grenzverletzungen gemeint sind (Micus, 2002). Dabei ist für unseren Erkenntniszweck

20 Gekürzte und überarbeitete Fassung des Buchbeitrages von H. Gerdts und T. Scheskat »Furchtbar und Fruchtbar – die Kraft der Aggression. Ein körperorientiertes Erfahrungskonzept – nicht nur – zur Begegnung der Geschlechter« in Thielen et al. (2018).

vor allem interessant, dass Frauen nicht weniger aggressiv sind, sondern sich anderer Stile und Strategien bedienen. Zusammengefasst läuft dies darauf hinaus, dass Männer eher direkt, körperlich und quasi öffentlich sichtbar aggressiv und damit ggf. auch gewalttätig sind, während Frauen eher indirekt, verbal und verborgener aggressiv agieren, wenn sie ihre Interessen durchsetzen oder Emotionen ausdrücken (ebd., S. 173ff.). Dabei sind die verbalen Mittel in ihrer psychisch verletzenden Wirkung nicht zu unterschätzen. Biologische Unterschiede, etwa bezüglich der Hormonsysteme, werden eher überschätzt. Sie mögen eine Rolle für unterschiedliche Neigungen zu destruktivem Verhalten spielen, ob sich dies aber tatsächlich auf das Verhalten auswirkt, hängt individuell von sozialen Bedingungen ab (vgl. auch Wahl, 2009, S. 27f.).

Obwohl Menschen unabhängig vom Geschlecht beide Potenziale in sich tragen, lassen sich sozialpsychologisch zwei Grundkategorien der sozialen Orientierung unterscheiden, die eine Erklärung für die unterschiedlichen Aggressionsstile liefern: Aus dem englischsprachigen Raum stammen die Bezeichnungen *Agency* und *Communion* für die Grundprinzipien der Orientierungen, mit denen sich Männer und Frauen statistisch gesehen je mit einseitiger Tendenz identifizieren (Bilden, 1980). Das Prinzip Agency beinhaltet die Ausrichtung auf Wirkmächtigkeit, Kreativität und Einflussnahme. Männer werden in ihrer Sozialisation dabei auf Kompetenz, Status und Konkurrenz ausgerichtet. Das Prinzip Communion hingegen beinhaltet – schwerpunktmäßig bei Frauen – die Ausrichtung auf Gemeinschaft, Empathie, soziale Interaktion und Ausgleich. Je einseitiger ein Mensch auf eines der beiden Prinzipien ausgerichtet ist, umso eher wirkt sich dies schädlich aus, was wir im Folgenden auch als Vergiftung beschreiben werden.

Im Extrem führt es dazu, dass sich zum Beispiel ein Mann, der in seinem Selbstverständnis einseitig mit dem Prinzip Agency, also des Handeln-Müssens identifiziert ist, sich subjektiv quasi dazu gezwungen sieht, eine Niederlage oder eine Opfererfahrung durch Revanche auszugleichen, oder dadurch, dass er lieber selbst zum Täter wird. Das schließt nicht aus, dass dies auch ein passendes Verhalten sein kann – wie in Notwehr. Das Problem, das uns interessieren muss, entsteht, wenn es sich um ein festgefügtes Verhaltensraster handelt, bei dem kein Entscheidungsspielraum mehr für Nachgeben, Aushalten, Aushandeln und letztlich Verzeihen übrigbleibt. Frauen neigen entsprechend ihrer Prägung auf das Prinzip Communion komplementär dazu, destruktive Aggressionen eher gegen sich selbst zu richten als gegen Andere, was sich etwa in erhöhten Raten von Medikamentenabhängigkeit und suizidalen Handlungen ausdrückt.

Männer und Frauen verkörpern diese Geschlechterbilder ihrer Herkunftskultur in ihren habituellen Haltungen. Dies drückt sich zum Beispiel in raumgreifenden Gesten bei Männern (z.B. gespreizte Beine beim Sitzen) oder im gegenteiligen Muster bei Frauen (eng an den Körper gepresste Ellenbogen) aus. Diese Tendenzen sind andererseits im gesellschaftlichen Wandel begriffen, die Geschlechterrollenprägungen in westlichen Gesellschaften werden flexibler. Gängige Geschlechterklischees beim Thema Aggression wie zum Beispiel »Männer sind gefühlsarm und neigen deshalb zu Gewalt; Frauen sind aggressionsgehemmt, deshalb depressiv oder aber hysterisch« werden zwar einerseits immer wieder bestätigt – sie treffen andererseits aber auf viele Menschen nicht mehr zu. Dies sehen wir auch immer wieder in der Seminararbeit.

Dort treffen wir zum Beispiel den aggressionsgehemmten Mann eher als den machohaften Schläger an. Und aggressionsbereite Frauen gibt es dort genauso wie solche, die sich zurückhalten. Männer und Frauen kommen mit unterschiedlichen Interessen. Manche wollen ihre Aggression in einem gesunden Sinne entwickeln oder wünschen endlich eine offene Konfrontation mit dem anderen Geschlecht. Andere suchen nach einer besseren Kontrolle ihrer überschäumenden Gefühle oder danach, dafür endlich ein ausreichend starkes Gegenüber zu finden.

Bei Männern tritt eine Aggressionshemmung typischerweise gegenüber Frauen auf, wenn sie diese einerseits für schwach und schonungsbedürftig halten, andererseits aber auch (meist unbewusst) eine übermächtige Mutterfigur in ihnen sehen. Man(n) traut sich dann nicht, eine klare Konfrontation einzugehen oder mindestens seine Bedürfnisse deutlich zu machen. Es wird drum herumgeredet bis hin zur »freundlichen Manipulation«, was sich z.B. hinter der Fassade einer zur Schau getragenen »Gentleman-Haltung« verbergen kann. Frauen erleben Männer dann als »passiv aggressiv«, weil sie genau wissen, dass jede Frustration des Mannes sich früher oder später hintenherum gegen sie richtet. Dies kann durch Verweigerung von Nähe, Kommunikation bzw. Kooperation oder sogar in Form von Gewalttätigkeit geschehen, wenn das »Fass übergelaufen« ist. Dann entlarvt sich das vordergründige »Gentleman-Verhalten« als eine tiefere hierarchische Einstellung, die eine Frau dem Mann untergeordnet oder gar als zum Gehorsam verpflichtet sieht. Vielen Männern ist dies gar nicht bewusst.

Ebenso leben immer noch viele Frauen mehr oder weniger unbewusst mit diesen alten patriarchalen Bildern in sich. Statt offensiv nach vorne zu agieren, neigen sie dazu, berechtigten Ärger oder Zorn gegen sich selbst zu richten. Damit machen sie sich kleiner, als sie sind, verletzen sich selbst und werden daran krank. Aggression wird ihnen immer noch gesellschaftlich eher als etwas Männliches gespiegelt, und sie erleben sich selbst mit dieser Kraft als unweiblich. Auch diese klassisch »weibliche« Haltung produziert Opfer. Neben dem Aspekt der Selbstschädigung sind oft die eigenen Kinder ersatzweise Objekte, an denen Spannungen ausgelassen werden, die eigentlich anderen Personen gelten. Nicht zuletzt agieren Männer wie Frauen bei Frustrationen passiv-aggressiv durch Verweigerungen jeder Art oder dadurch, dass sie andere durch scheinbar harmlose verbale Schläge unter die Gürtellinie treffen.

Im Verhalten der Geschlechter spiegeln sich also sowohl gesellschaftliche Geschlechterrollenerwartungen der jeweiligen Herkunftsmilieus als auch individuelle Erfahrungen mit verinnerlichten Elternanteilen und der jeweiligen Streitkultur in der Herkunftsfamilie. Dies bildet auch Konfliktlinien innerhalb der längst nicht mehr homogenen Geschlechterseiten ab. Viele Männer lehnen Machogehabe ab, finden dabei aber nur schwer zu ihrer authentischen Kraft. Viele Frauen erkämpfen sich erfolgreich ihren Platz im öffentlichen Leben, deckeln dabei dennoch Anteile ihrer Kraft, um nicht unweiblich zu erscheinen.

Im Gesamtfeld all dieser Widersprüche kann die Aggressions-Dialog-Arbeit dazu beitragen, gemeinsam an der Überwindung falscher Schonhaltungen zu arbeiten. Im konfrontativen Üben mit dem Fokus auf Aggression können sich manche Stereotype deutlich zeigen und ihre Begrenzungen überschritten werden. Die eigentliche Gleichwertigkeit und auch die Gleichmächtigkeit der Geschlechter wird kaum so unverstellt deutlich wie im Ausdruck von Aggression und dem Gegenpol der Hingabe. Dort, wo Gewalt zur Alltagskultur gehört, gilt es, an gegenteiligen Extremen zu arbeiten. Hier können therapeutische Konzepte dazu beitragen, grenzverletzendes Verhalten einerseits und das Erstarren in Opferrollen andererseits aufzulösen. Die Stichworte sind hier Sensibilisierung, Verantwortungsübernahme und Selbstwirksamkeit.

Der Schlagdialog

Die Form des Schlagdialogs ist besonders gut geeignet, Männer und Frauen mit ihren jeweiligen Aggressionsstilen in Konfrontation zu bringen. Immer wieder unerwartet und faszinierend ist in dieser Übung, wie äquivalent die Kräfte von Männern und Frauen – bei aller Verschiedenheit – sichtbar, hörbar und fühlbar aufeinandertreffen. Ein Mann mag zum Beispiel das lautere Brüllen haben – die Frau vielleicht das schrillere Kreischen. Zusammen ergänzt es sich zu einem Kanon der Gleichrangigkeit. Für beide geht es um ein Vertraut-Werden mit den dem eigenen Körper innewohnenden Kräften.

Im Alltag hilft dies dazu, gerade nicht in ohnmächtige Wut zu verfallen, sondern im Vollbesitz der eigenen psychischen Kraft Konflikte nicht »brav«, aber gewaltfrei zu lösen. Ein entscheidender Moment ist dabei der kompromisslose Entschluss, sich selbst und das Gegenüber in seiner Kraft absolut ernst zu nehmen. Das heißt zum Beispiel, sehr bewusst die eigenen Tendenzen zu erkennen, sein Gegenüber stumm zu machen und dessen Standpunkt quasi zu vernichten. Stattdessen besteht nun die Chance, mit allen Sinnen zu erleben, wie es tatsächlich möglich wird, durch ein gegenseitiges Lebenlassen der Aggression zu einer echten Konfliktlösung zu finden.

Noch näher am Kern: Der Ringkampf

Auch im Ringen sind die Paarungen offen zwischen oder innerhalb der Geschlechter. So haben auch Konfrontationen von Mann zu Mann oder Frau zu Frau ihren Platz, wobei stets klare Regeln den Rahmen setzen. Viele Teilnehmende schildern es als erkenntnisreich, dem anderen Geschlecht quasi in dessen eigener Art des Ringens beizuwohnen.

Manche Teilnehmende fragen, ob Frauen mit Männern überhaupt physisch Ringkämpfe austragen sollten. Mit der Frage ist auch gemeint, ob sie dabei etwas gewinnen können, außer vielleicht verletzt zu werden oder die ohnehin (vermeintlich) feststehende Unterlegenheit bestätigt zu bekommen. Wir erleben, dass sie dies mit Gewinn tun können. Wenn der Kampf im Sieg-Niederlage-Modus ausgeführt wird, gewinnen Frauen tatsächlich hin und wieder im Sinne des Siegens. Statistisch gesehen unterliegen sie allerdings meistens. Wenn sie dabei entlang der von uns eingeführten Philosophie aber trotz der negativen Voreinschätzung »auf Sieg« kämpfen, dann erfahren sie in der Regel auch in der Niederlage einen satten Gewinn. Dieser besteht in der Anerkennung durch die Gruppe und im Gewinn an Selbstachtung. Manche Frauen schildern auch eine unerwartete Erfahrung mit der Kraft ihrer Entschlossenheit. Sie wünschen sich ausdrücklich, ohne falsche Rücksicht und Schonung behandelt zu werden.

Beim Ringen wird besonders deutlich, was man sich selbst, aber auch dem*der Gegner*in versagt, wenn man in gewohnten Schonhaltungen verharrt: Die Aggressionshemmung wird als »Erfahrungsraub« erkennbar. Sehr eindrücklich zeigt sich dies, wenn Frauen männliche Gegner, die sichtbar überlegen sind, eindringlich auffordern, mit voller Kraft zu kämpfen. Die Wirkung dieser Art der Begegnung ist, sich mit seiner ganzen Kraft und ausdrücklich mit seiner Aggression angenommen und vor allem ernstgenommen zu fühlen. Dies ist elementarer als der Triumph eines Sieges. Wer unterliegt, hat dem*der Sieger*in eine Gewissheit voraus: die eigene Kraft bis zur Grenze erlebt zu haben.

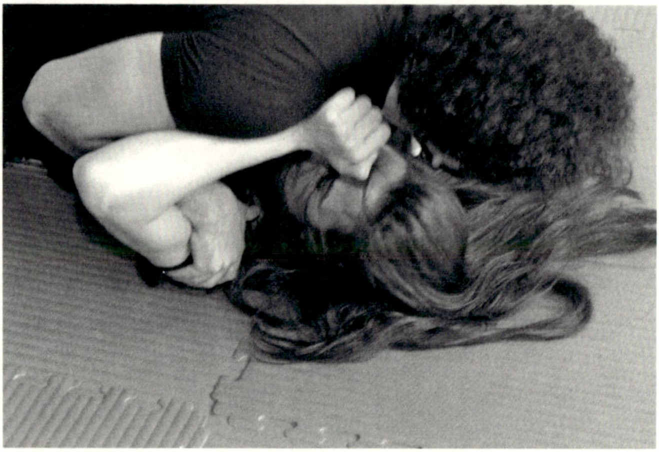

Abbildung 64

Paararbeit

Wir begegnen oft dem Missverständnis, dass es sich bei »Furchtbar und Fruchtbar« um ein Paarseminar handeln müsse. Unser Konzept ist aber allgemein zur Begegnung zwischen Frauen und Männern gedacht und im Durchschnitt ist jeweils die Hälfte der Teilnehmenden als Einzelne*r bzw. mit Partner*in dabei.

Davon unbetroffen kann die Arbeit aber speziell für Paare besondere Chancen eröffnen. Manchmal über Jahre ungesagte oder sogar ungefühlte Wahrheiten können endlich auf den Tisch oder eben auf die Matte kommen.

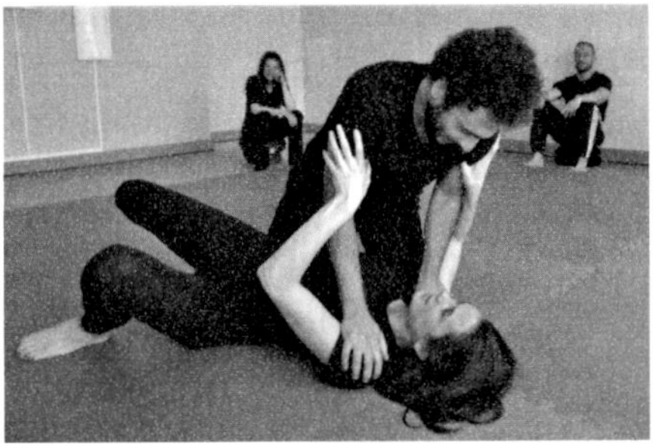

Abbildung 65

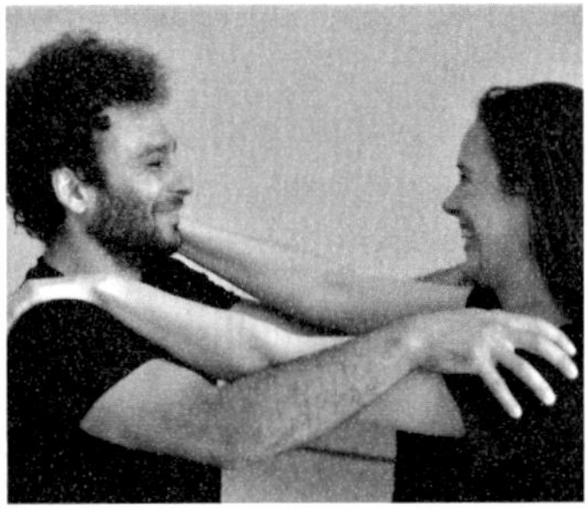

Abbildung 66

Übungsbeispiel einer Paararbeit

Die vielfältigen Ebenen und Möglichkeiten im Gruppenverlauf zeigt die Arbeit mit Knut und Ulrike (Namen geändert). Knut hatte eine Jahresgruppe für Männer absolviert, in der er bereits die Aggressionsarbeit kennengelernt hatte. Nun nimmt er zusammen mit seiner Frau Ulrike am Aggressionsseminar für Männer und Frauen teil. Ulrike will diese Erfahrungsform ebenfalls kennenlernen und beide möchten ein zentrales Thema ihrer Ehe bearbeiten.

Knut thematisiert, wie er in einer der vorigen Übungen allein für sich am Rand geblieben sei und niemand Kontakt zu ihm aufgenommen habe. Er habe dadurch eine alte Verlorenheit in sich gespürt und den Schluss gezogen, dass er sich selbst bewegen müsse, um in Kontakt zu kommen. Er möchte das Thema jetzt zusammen mit seiner Partnerin angehen.

Ulrike schildert, wie ihr oft Knuts Präsenz fehle, sie erlebe ihn oft von ihr zurückgezogen. Dann komme er aber manchmal doch auf sie zu und umarme sie so heftig, dass es ihr weh tue.

Gemeinsam wird überlegt, welche Übungsform hier weiterhilft. Der Einstieg direkt in einen Ringkampf scheint nicht passend, es wäre schon zu Beginn zu viel Verbitterung von beiden Seiten und damit Vergiftung im Spiel. Deshalb wird zunächst ein Experiment mit Knut alleine vorgeschlagen: Er begibt sich noch einmal an dieselbe Stelle im Übungsfeld, an der er sich am Vortag so kontaktlos gefühlt hatte und versetzt sich erneut in den Zustand, in dem »keiner kommt«. Er bekommt die Anleitung, er möge spüren, was sich in ihm, wie in einem inneren Schattenbereich, an Impulsen zusammenballt und ob auch Wutgefühle dabei sein könnten.

Knut lässt sich auf den bildhaften Vergleich seines Zustandes mit einem hungrigen Raubtier ein (damit er sich für den Moment von innerer moralisch-fesselnder Bewertung lösen kann). Er bejaht dieses Bild spontan und folgt der Einladung, sich zunächst mit dem Leiter kniend in eine Gegenüberposition zu begeben und diesen quasi raubtiergleich anzuspringen. Das heißt technisch gesehen, sich dem Gegenüber an die Brust zu werfen und es entschlossen mit den Armen zu umklammern. Dies fällt erwartungsgemäß kraftvoll, heftig und im besten Sinne aggressiv aus.

Diese Anleitung ist so möglich, weil sich Knut und der Leiter schon genügend kennen und sich als genügend robust einschätzen, um eine solche Attacke zu inszenieren, die man im Bild des Raubtieres wie das Schlagen einer Beute beschreiben könnte. An solchen Stellen wird von der Leitung angeregt, dass beim Zupacken die Arme als ein Ersatz für Reißzähne oder Krallen fungieren können. Damit wird der Raubtiervergleich dazu benutzt, so etwas wie ein Hineinbeißen in eine Beute durch Zugreifen und Umfassen körperlich ohne Verletzung umzusetzen.

Knut packt den Leiter mit beiden Armen um den Oberkörper und drückt fest zu. Anhand der Energie, mit der er zupackt, kann der Leiter als Gegner nun unmittelbar ermessen, wie stark Knuts »Hunger nach Berührung« aufgeladen erscheint. Statt in einem depressiven Modus zurückgezogen, passiv, aber doch irgendwie still fordernd und schmollend am Rand auf Berührung zu warten, drückt er sein Bedürfnis nun offensiv aus, weil es einen Raum der Erlaubnis dafür gibt. Auch wenn dem Leiter an diesem Punkt des Dialoges über Knuts Verlangen buchstäblich die Luft wegbleibt, wird die Aktion bei aller Dramatik immer noch für Akteur*innen wie Beiwohnende als in einem verträglichen Rahmen empfunden. Dies, weil das Grundverständnis für diese Form der dialogischen Konfrontation zuvor etabliert wurde und die Regel der bewussten Selbstregulation nicht verletzt wird.

Es wird aber Knut und der ganzen Gruppe unmittelbar klar, dass die zart gebaute Ulrike diese Energie in dieser Massivität nicht angenehm finden könnte, wenn sie diese so von Knut abbekäme. Sie fließt aber in jede Umarmung mit ein, in die sich Knuts alte Gefühle des »Liegengelassen-Werdens« hineinmischen.

Ulrikes Reaktion auf dieses »zu viel« der Kraft, das sie als mangelnde Achtsamkeit erlebt, irritiert und demotiviert dann wiederum Knut. So erleiden sie seit Jahren den immer gleichen gegenseitigen Fesselungskreislauf. Nach Knuts »Panthersprung«, den sie nun endlich einmal aus sicherer Entfernung beobachten konnte, stellt sich Ulrike einem eigenen Experiment. Auf Nachfrage der Leitung bejaht sie die Vermutung, dass sie sich manchmal empfindlicher fühle, als sie eigentlich sei und so ihre Kraft, mit der sie Knuts Kraft entgegentreten könnte, unterschätze. Dieser Eindruck drängte sich dadurch auf, dass Ulrikes wahrnehmbare sportlich-athletische Erscheinung nicht stimmig zu ihrem Habitus der Empfindsamkeit zu passen schien.

Dadurch reagiert sie chronisch aus einer scheinbar ohnmächtigen Schwäche heraus defensiv und abweisend.

Sie folgt dem Vorschlag, sich ein eigenes, von Knut getrenntes Experimentierfeld zu schaffen und sich eine Partnerperson für einen Ringkampf auszusuchen. Angeboten hatte sich bereits Mitteilnehmerin Anna. Anna hatte Ulrike vorher das Feedback gegeben, dass sie ihr Bedürfnis danach, geschont zu werden, bereits in einer der Vor-Übungen gespürt habe. Das sei aber nur eine Seite. Sie habe eben auch Ulrikes Lust an kraftvollem Agieren spüren können. Dies wolle sie gerne mehr von ihr körperlich erfahren.

Auf den Vorschlag, sich also einmal mit ihrer beider »Tigernatur« zu begegnen und das Geschlecht dabei zweitrangig sein zu lassen, »springen« sie sich förmlich an und stürzen sich mit Inbrunst in den Kampf. Hier benutzen sie die kraftvolle Form des Balgens ohne Sieg-Niederlage-Entscheidung.

Greifhemmung

In dieser Frau-zu-Frau-Konfrontation bietet sich der Anlass, einmal »die Pausentaste zu drücken«, also zu unterbrechen und auf etwas Typisches hinzuweisen: Es ist oft bei Kämpfen zwischen Frauen – und jetzt wieder – beobachtbar, dass zwar Kraft ausgetauscht, aber der Greifimpuls in den Händen nicht umgesetzt wird. Die Hände bleiben quasi aus dem Spiel, werden abgewinkelt und es wird eher mit den Handgelenken gedrückt und geschoben.

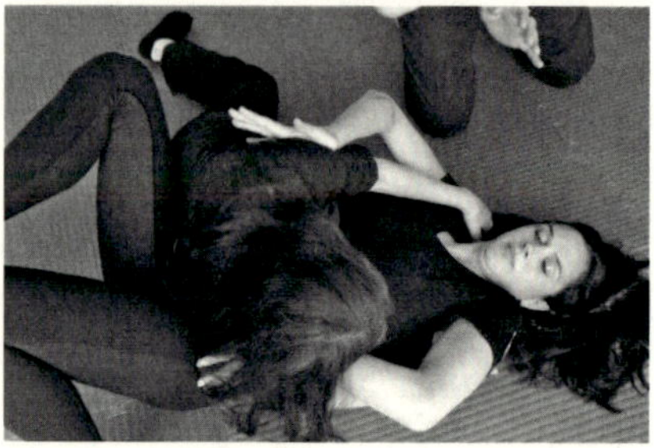

Abbildung 67

Nach diesem Hinweis und der damit verbundenen Ermunterung, sich auch in den Händen einen lustvollen »Beiß«-Impuls zu erlauben, lösen die Ringpartnerinnen an diesem Punkt quasi ihre energetischen Handfesseln. Dadurch wird es ihnen möglich, das befriedigende Gefühl des Zupackens zu erfahren und damit den Kontakt im Ganzen als erfüllender zu erleben.

Ulrike und Anna erleben sich jetzt in dem für sie ungewohnten Zustand, dass sie ihre Lust an Nähe und Berührung deutlich und dabei kraftvoll geladen spüren. Sie konnten sich das vorher nur als etwas »Zartes« vorstellen. In der Rückmeldung betrauern beide, nicht schon als Mädchen in diesen kraftvollen Seiten bestätigt worden zu sein. Es beginnt eine Vorstellung davon, wie es sein könnte, damit erkannt, abgeholt und bestärkt zu werden.

Danach treffen sich Knut und Ulrike noch für eine Balge-Runde auf der Matte. Jetzt kommt keine Kampfstimmung mehr auf, stattdessen gehen sie in eine liebevolle Umarmung, spüren eine ungewohnte Kraftbalance zwischen sich. Sie tauschen aus, wie sie sich in diesem Moment der Prägungen bewusst sind, mit denen sie sich selbst und gegenseitig immer wieder fesseln und an der ersehnten Nähe hindern. Es gibt einen Moment der Vergebung.

Der Gewinn der Aggressionsarbeit zwischen Männern und Frauen

Sich anderen Menschen überhaupt, aber speziell denen des anderen Geschlechtes, mit seiner »aggressiven Wahrheit« zu zeigen, schafft Zugang zu neuen Bildern von sich selbst, vom eigenen und vom anderen Geschlecht.

Frauen können den Teil in sich stärken, der Abstand zu erlernter, destruktiver Hilflosigkeit gewinnen will. Und sie können als integralen Teil ihrer Weiblichkeit begreifen, ihre Aggression auch nach außen zu richten. Männer können sich ihrerseits von klischeehaften Erwartungen an ihr Geschlecht lösen, immer stark sein zu müssen. Stattdessen kommen sie ihrer persönlichen Wahrheit näher, wie und wo sie tatsächlich stark sind und dass Niederlagen und Ohnmacht ein anerkannter Teil männlichen Lebens sein können. Dies lässt sich vor allem in Mann-zu-Mann-Kämpfen erleben, in denen auch typisch zwischenmännliche Rivalitäten aufscheinen.

Beide Geschlechter machen die Erfahrung, dass klare Regeln die Chance eröffnen, sogar lustvoll mit aggressiver Energie gegenseitig im Kontakt sein zu können. Mancher Ringkampf vibriert geradezu vor erotischer Spannung und purer Freude.

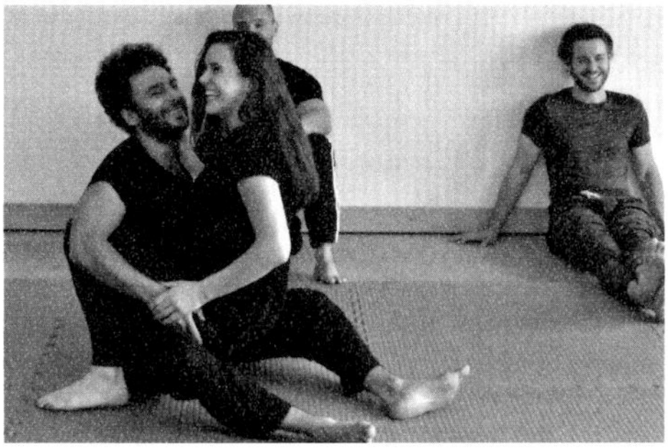

Abbildung 68

Andere Kämpfe handeln zentral davon, wie man seine persönliche Würde buchstäblich erringt. Darin besteht eine wesentliche Gewinnmöglichkeit, wenn man sich in die Auseinandersetzung mit Verletzung, Schmerz und Angst wagt. Durch die offensive Dynamik der Aggressionsarbeit kann hier statt mit Rückzug und ängstlichem Ausweichen »nach vorne« damit umgegangen werden. Es öffnen sich Möglichkeiten, alte und neue Wunden von einer Position aus anzuschauen, in der man das Recht auf die eigene Würde quasi körperlich spürt. Dies bildet die Basis für Impulse und Ideen dazu, wie – mit wem oder gegen wen – diese aktiv behauptet werden kann.

Eines muss als Grundsatz und Voraussetzung immer klar bleiben: Gleichberechtigte Beziehungen zwischen Männern und Frauen, in denen auch eine gesunde Aggression leben kann, brauchen ein Bekenntnis zur Gewaltfreiheit. Auseinandersetzungen können nur mit Gewinn auf beiden Seiten geführt werden, wenn keine Seite strukturelle Machtunterschiede zur Einschüchterung benutzt. Und dies vor allem nicht mit körperlicher Gewalt. Männer sind häufiger bei der körperlichen (Kampf-) Kraft überlegen. Auch wenn sich in einem ritualisierten Ringkampf, wie im geschützten Rahmen unserer Gruppe, damit konstruktiv umgehen lässt, bedeutet es in gewalttätigen Beziehungen aber Terror, bei denen oft der Schwächeren nur die Flucht in ein Frauenhaus bleibt. Hier wäre es absurd, die Chance eines »Niederlagegewinnes« zu beschwören.

Die körperorientierte Aggressionsarbeit kann die Entschlossenheit von Männern und Frauen stärken, inneren und äußeren Gewaltverhältnissen eine Kultur konstruktiver Aggression im Dialog entgegenzusetzen.

Männlichkeit erweitern: Anwendung in Männerseminaren

Wie ich einführend zu den Anwendungsfeldern bereits schrieb, profitieren in spezieller Art Männer vom Aggressionsfokus, weil gerade für sie dessen besagte »Portalfunktion« wirksam wird.

Die körperorientierte Aggressionsarbeit dient Männern dazu, einen attraktiven, d. h. vitalen und kraftbestätigenden Zugang zur Körpererfahrung insgesamt zu finden (vgl. Scheskat, 1996). Sie bietet Ansatzpunkte dazu, dass Männer sich über ihr Aggressionspotenzial bewusster werden und so wirksamer eine innere Abgrenzung gegen Gewaltimpulse finden können. Und es soll überhaupt eine Unterscheidung zwischen gesunder Aggression und Gewalthandeln möglich werden. Dazu gehört auch die Auseinandersetzung mit den Widersprüchen zwischen männlicher Dominanz und der Realität männlicher Opfererfahrung (vgl. Scheskat, 1999).

Es zählt nach wie vor für die meisten Männer zu den wichtigsten Merkmalen ihrer männlichen Identität, sich als kraftvoll, quasi wehrhaft und durchsetzungsfähig zu erleben. Für viele lässt sich Männlichkeit nicht ohne diese kraftbezogenen Merkmale vorstellen. Das schließt nicht aus, dass Männer sich auch mit ihren Schwächen und verletzlichen Seiten auseinandersetzen, doch diese Themen stehen im Widerspruch zum erwarteten gesellschaftlichen Männerbild und können deshalb eine große Hürde darstellen (wenn sie z. B. im Titel einer Seminarausschreibung stünden).

Das Experimentieren mit aggressionsgetönten Energien ist für Männer aufregend, erleichternd und schlüsselhaft. Die Aussicht, kraftvolles Agieren von negativem, am Ende gar gewaltvoll grenzüberschreitendem Verhalten unterscheiden zu können, stellt eine Verheißung dar. Für Männer fühlt es sich wertvoll an, wenn sie gegenseitig ihre Stärken zeigen und anerkennen, wenn sie sich untereinander darin bezeugen und in dem bejahen, was an Kraftpotenzial in ihnen steckt. Dann interessiert es sie, wie das Austarieren und die verlässliche Kontrolle der eigenen Kräfte möglich ist, ohne Energien fesseln zu müssen. Für Männer ist kraftvoll zu sein oft mit Zwiespälten verknüpft. Alle kennen die Forderung, ein Kerl, ganzer Mann usw. zu sein, andererseits aber niemals Grenzen zu überschreiten, niemals zu verletzten etc. Hier liegen für viele Männer unaufgelöste Widersprüche und einschneidende *Double Binds*, d.h. nicht lösbare Zwickmühlen, die fesselnde Muster bilden.

Männer kennen eine typische doppelte Beschämungserfahrung. Diese entsteht, wenn man schon als Junge z.B. von Müttern, Erzieherinnen und Grundschullehrerinnen für Aggressionsäußerungen zurechtgewiesen wurde, aber dann, wenn man sich daraufhin brav verhielt, wiederum von anderen Jungen oder auch Vätern dafür beschämt wurde, aggressionsgehemmt und ein Weichei zu sein.

Hier sei noch einmal auf das Übungsbeispiel aus einem Wochenendseminar für Männer unter dem Aspekt der inneren Zwickmühle verwiesen (siehe S. 47):

Erkenntnisse dieser Art helfen Männern, sich positiv mit den ihnen innewohnenden Kräften zu identifizieren und entschlossener nach guten Aktionsmöglichkeiten damit zu suchen. Das beinhaltet die Erkenntnis, dass Handlungsenergie zwar kontrolliert werden, dies aber nicht zwingend fesselnd erfolgen muss. Man erlebt, dass in der bahnenden Kontrolle konstruktive Aggression leben kann, der Andere nicht verletzt und das eigene »Kraft-Ich« nicht verraten wird. Somit wird die ersehnte Identität in der eigenen Stärke prosozial und auch erotisch und liebesfördernd umsetzbar.

So ist es möglich, Männern körperlich nachvollziehbar die Vorstellung einer männlichen Ganzheitlichkeit zu vermitteln. Ein traditionell *ganzer* Mann ist eher ein halber Mensch, wenn er seine Identität über das Verleugnen von Gefühlen und Lebendigkeit stabilisieren muss. Dies ist damit verbunden, dass das vermeintlich Weibliche im eigenen Selbst negiert werden muss. Von daher verbinden Männer mit Ganzheitlichkeit und der Einbeziehung von Gefühlswelten sehr schnell die Aufforderung, wie Frauen sein zu müssen. Es fehlt an Bildern, wie Ganzheitlichkeit trotzdem in einer klar als männlich empfundenen Identität Raum haben kann.

Anderseits geht es aber auch darum, den *männlichen* Aspekt der eigenen *menschlichen* Identität nicht zu sehr aufzublasen. Ein im neuen Sinne *ganzer* Mann steht nicht mehr unter dem Druck, sich vom Weiblichen durch Herabsetzungen abgrenzen zu müssen. Und er steht insgesamt nicht in krankmachender Weise unter dem Druck, ständig seinen Wert als Mann zu beweisen. In diesem Sinne ist ein ganzer Mann auch nicht homophob, also feindselig gegen homosexuelle Männer eingestellt. Er muss auch nicht intersexuelle Menschen, die sich keinem Geschlecht eindeutig zuordnen, als Infragestellung seiner männlichen Identität auf Distanz halten. Stattdessen ist er offen dafür, auch in sich selbst ggf. homoerotische Seiten zu entdecken und einfach da sein zu lassen – ohne Festlegung, was damit geschieht oder nicht geschieht. Im Übrigen ist ein Mann unabhängig von seiner sexuellen Orientierung – ob schwul oder hetero – ein *ganzer Mann*, wenn er sich als männlich identifiziert erlebt und seine Persönlichkeit offen entfaltet. Die ersten Jahre unserer Seminararbeit mit Männern fanden im schwulen Tagungshaus Waldschlösschen bei Göttingen statt, was dazu führte, dass oft rund die Hälfte der Teilnehmenden homosexuell waren. Schon nach kurzer Zeit spielte dies im Umgang miteinander keine Rolle mehr (vgl. Scheskat, 1994, S. 214).

Männerarbeit insgesamt ist dazu wichtig, dass sich Männer untereinander von derlei Zwängen freisprechen und begreifen, dass das Mannsein zwar vieles prägen mag, aber dennoch nicht alles ausmacht. Es gibt so vieles im Leben, das nicht immerzu den Stempel des Männlichen braucht und auch gar nicht gebrauchen kann. Kinder wollen Väter als *ganzen* Mann genießen können, das heißt von ihm lernen zu können, wie man als Erwachsene*r etwa seinen Mann oder ihre Frau steht. Aber vorher wollen sie auch von ihm, nicht nur von der Mutter, gehalten, genährt und getröstet werden, wollen ihn körperlich in seiner Zärtlichkeit und in seiner Herzoffenheit sicher an ihrer Seite wissen.

Die gesellschaftliche Dimension der Männlichkeit

Es hat in den letzten 30 Jahren für eine Erweiterung des gesellschaftlichen Männerbildes im deutschsprachigen und liberal-westlich geprägten Raum viele Fortschritte gegeben, was auch eng mit der Emanzipation schwuler Männer zu tun hat. In den 1980er und 1990er Jahren sind aus freien Männergruppen heraus Beratungsstellen für Männer entstanden, z. B. auch solche speziell z. B. für häusliche Gewalttäter (vgl. Bundesarbeitsgemeinschaft Häusliche Gewalt e.V.). Zudem gibt es Informationsdienste für Männer, wie *MännerWege.de* (Bentheim & Keil, 2015, entstanden als das Printmedium *Switchboard* in den 1980er Jahren). Und sowohl in katholischen, wie in protestantischen Kirchenzusammenhängen wurden Referate für Männerarbeit geschaffen. In den 2000er Jahren formierten sich politische Bemühungen in Gestalt des *BUNDESFORUM MÄNNER – Interessenverband für Jungen, Männer und Väter e. V.* oder in der Schweiz als *männer.ch*. Diese Entwicklungen werden von verschiedenen Autor*innen unter dem Stichwort *Männerbewegung* zusammengefasst, womit diejenigen Akteur*innen gemeint sind, »*die im Dienst der Pluralisierung männlicher Lebenschancen und der Verwirklichung gerechter Geschlechterverhältnisse entwicklungsförderlich aktiv werden*« (Theunert, 2012, S. 16).

In Europa und weltweit gibt es andererseits Rollback-Tendenzen, die weiterhin oder erneut Männerbilder von gewaltbasierter Dominanz hochhalten – und damit politisch machtvoll agieren. Ein extremes, dennoch typisches Beispiel dafür ist die Initiative der ultrarechten spanisch-andalusischen Partei *Vox*, welche auf die Abschaffung eines Gesetzes zum Schutz von Frauen abzielt – also auch von Maßnahmen gegen häusliche Gewalt – und dies zur Bedingung für einen Regierungswechsel in Andalusien machte (vgl. Kellner, 2019). »Vox-Leute sehen keinen Grund, warum Prügel unter Eheleuten, erzwungener Beischlaf oder beides in Tateinheit strafbar sein sollte« (Bodderas, 2019). Vielmehr sieht der Vox-Chef Abascal in den Maßnahmen eine Generalverurteilung der Männer (vgl. Müller, 2019). Erwähnenswert ist das hier, weil die konservative Partei *Partido Popular* Neigungen dazu kundtat, zu Koalitionszwecken darauf einzugehen (ebd.). Ansonsten zeigen demokratisch zustande gekommene Mehrheiten für Führungsfiguren wie in den USA Donald Trump, in der Türkei Recep Tayyip Erdogan, in Brasilien Jair Bolsonaro oder in Ungarn Viktor Orbán, wie sich aus Verunsicherungsprozessen der Globalisierung wieder angstgeleitete Bedürfnisse nach starken Männern Raum verschaffen. Metzger und Dammasch fassen das persönliche und gleichzeitig gesellschaftliche männliche Rollendilemma treffend zusammen:

> »Psychoanalytisch ist die omnipotente Vorstellung der uneingeschränkten Macht über Leben und Tod als Versuch zu verstehen, dem Leiden an der Hilflosigkeit und den Empfindungen der eigenen Ohnmacht zu entkommen« (2017, S. 10).

Dimuccio und Knowles schildern den aus sozialpsychologischer Perspektive belegten Zusammenhang (in den USA) zwischen *fragiler Männlichkeit* und der Tendenz zur Befürwortung von Gewalt in praktisch allen Lebensbereichen. Dies betrifft politisch konservative Einstellungen bis hin zu solchen, die militärisches Vorgehen oder die Todesstrafe als politisch-aggressives Vorgehen gegenüber milderen Optionen präferieren, wie auch die Anwendung von Folter[21]. Unter fragiler Männlichkeit verstehen sie eine Lebenshaltung, die von der permanenten Angst geprägt ist, nicht den herrschenden Männlichkeitsnormen zu entsprechen. Dabei entsteht die Bedrohung dadurch, als (zu) feminin zu erscheinen und durch den Ausschluss aus der privilegierten »Hoch-Status-Kategorie Mann« (vgl. Dimuccio & Knowles, 2020, S. 25).

In Literatur und Medien ist in diesem Kontext seit der #MeToo-Debatte (wieder) von »toxischer Männlichkeit« die Rede (Sculos, 2017). Dieser Terminus wird von manchen Kritiker*innen zum Teil absichtlich so missverstanden, dass Männlichkeit als solche für toxisch erklärt würde (vgl. Sculos, 2017). Tatsächlich sind damit schädigende Männlichkeitsnormen gemeint, soweit sie eine Prägung bedeuten, die auf Dominanz und gewaltbereite Herrschaft über Frauen, Schwächere und Fremde zielt[22]. Dies war schon von Connell 1995[23] als *hegemoniale Männlichkeit* gekennzeichnet worden (vgl. Connell, 2006, S. 97ff.).

Für unsere Männerarbeit der letzten 30 Jahre bot sich der Vergiftungsgedanke in Bezug auf Männlichkeitsbilder in treffender Weise an. Sicher ist es

---

21 »Research shows that men, more than women, tend to support the use of force both domestically (e.g., capital punishment, torture, gun control, police brutality) and internationally (e.g., military force, defense spending, violent foreign policy, and war) […]. Moreover, evidence suggests that men's tendency to be more militaristic and politically aggressive than women largely accounts for the overall gender gap in party identification, voting, and ideology […]. Men thus appear specifically attracted to policies that encourage force, military aggression, and violence« (vgl. Dimuccio & Knowles, 2020, S. 27).

22 Sculos sieht die toxische Männlichkeit in dieser Bedeutung: »Norms, beliefs, and behaviors often associated with toxic masculinity include: hyper-competitiveness, individualistic self-sufficiency (often to the point of isolation nowadays, but still, and more commonly in the pre-Internet days, in a parochial patriarchal sense of the male role as breadwinner and autocrat of the family), tendency towards or glorification of violence (real or digital, directed at people or any living or non-living things), chauvinism (paternalism towards women), sexism (male superiority), misogyny (hatred of women), rigid conceptions of sexual/gender identity and roles, heteronormativity (belief in the naturalness and superiority of heterosexuality and cisgenderness), entitlement to (sexual) attention from women, (sexual) objectification of women, and the infantilization of women (treating women as immature and lacking awareness of agency and desiring meekness and ›youthful‹ appearance). This list is not meant to be exhaustive, and not every instance of toxic masculinity would need to (or likely could) contain all of these elements, but when people talk about toxic masculinity, this is typically what they mean« (2017, S. 3).

23 Sein Urwerk *Masculinities* erschien 1995.

bedenkenswert, ob in der gesellschaftlichen Diskussion auf *toxische Männlichkeit* als Kampfbegriff lieber verzichtet werden sollte, wenn er tatsächlich so wirken sollte, als ob alle Männer als potenziell »vergiftet« abgestempelt würden. Darauf wird vor allem in englischsprachigen Diskursen hingewiesen (vgl. Eric Anderson, zit. n. Robinson, 2018). Auch der Schweizer Männerbildungsexperte A. Borter warnt vor der seinerseits toxischen Wirkung der Sprachwendung von der toxischen Männlichkeit, obwohl er sie inhaltlich nicht falsch findet. Vielmehr fordert er, den Fokus nicht auf Verurteilungen zu legen, sondern auf die Entwicklung und Förderung einer ganzheitlichen, vitalen und emanzipativen Auffassung von Männlichkeit (Pfammatter, 2019). Und in der Tat: Auf der gesellschaftspolitischen Ebene die vergifteten, also destruktiven und gegen ein geschlechtergerechtes Zusammenleben gerichteten Lebensstile von Männern immer nur anzuklagen, ist noch keine Lösung. Deshalb war die Idee unseres integrativen Aggressionsansatzes für Männer von Beginn an davon getragen, zu einer *entgifteten*, aber nicht quasi kastrierenden Vorstellung vom Mannsein beizutragen. In der Seminararbeit kann der Begriff der toxischen Männlichkeit pointiert helfen, zu markieren, welche traditionellen Männlichkeitsprägungen dazu überwunden werden müssen.

Die Denkfigur der vergifteten Männlichkeit können wir analog zu unserer »Toxikologie der Aggression« einsetzen (wie ich sie anknüpfend an meine These 4 in Teil II nennen könnte). Auch in der Männerarbeit geht es uns darum, die im als falsch Erkannten wirkende Antriebsenergie nicht zu dämonisieren, sondern sie zu transformieren. So ist nicht die Lust am kraftvollen Agieren, sich im Wettstreit zu messen oder sich in Abenteuer zu stürzen der Kern des Problems. Vielmehr stellt gerade diese männertypische Vitalität eine wertvolle Ressource für die Überwindung von Auswüchsen männlicher Dominanz dar, welche Gleichheitsrechte und die Würde Anderer verletzen.

Die Umsetzung im Seminar

Dies bildet den Hintergrund dafür, dass wir für unser Jahresgruppenkonzept »Mannsein – eine einjährige Forschungsreise« die Kurseinheit zur Polarität von *Aggression und Hingabe* an den Anfang gesetzt haben. Damit wird die Grundfigur und somit der rote Faden für das ganze Programm etabliert. Dieser besteht darin, die eigene Handlungsenergie im Spektrum zwischen Destruktion und lebensfördernder Kraft zu erleben und somit verantworten zu können. Der Jahreskurs startet also mit der Einführung in die Philosophie und Methodik der dialogischen Konfrontationen – inklusive des meist abgewehrten Hingabeaspektes. Sie tauchen in abgewandelter, zum Teil subtiler Form auch bei den weiteren Themeneinheiten auf (vgl. Scheskat, 1994, S. 201ff.). So kommt es bei der Einheit zum Vaterprinzip in dialogischen Settings zu Klärungen innerer Elternfiguren, insbesondere mit einer Stellvertreterfigur für den Vater. Beim Thema Natur geht es um Naturerleben und daraus entstehende innere Dialoge mit sich selbst. Die Einheit zur Sexualität führt in dialogischer Partner-Übung zur Bejahung und Bekräftigung des eigenen grundsätzlich erotischen Verhältnisses zur Welt. Hier fungiert der Partner als Helfer und Zeuge zum Erleben essenzieller Energien im Beckenbereich. Diese helfen – analog zu den Partner-Übungen mit Aggression – dabei, sich quasi mit seinem *Eros-Ich* zu identifizieren. Hier vermittelt sich ein Kerninhalt der körperpsychotherapeutischen Philosophie und könnte als Motto für Männer lauten: *Eros statt Ares*. Dies stellt die Lebensenergie der Erotik der kriegerischen Energie der Gewalt entgegen.

Nun können bestimmte Gewaltbilder – nicht nur bei Männern – quasierotische Empfindungen entfesseln. Ein gewaltsamer Akt der Selbstbehauptung und der Triumph eines Sieges können rauschartige, ekstatische Zustände erzeugen und magische bis suchtartige Anziehung entfalten. Wenn dann noch das Gefühl für den Selbstwert und die eigene Würde davon abhängen, mit Dominanz- und Gewalthandeln die unentbehrliche Anerkennung seiner sozialen Bezugsgruppe zu erhalten, ist dem vor allem für Männer im Jugendalter nur schwer etwas entgegenzusetzen. Genau hier setzt unser Gedanke der Transformation an. Es macht wegen der hohen affektiven Macht von Gewaltbildern keinen Sinn, die Lust an der Gewalt zu verdammen. Eine nennenswerte Aussicht auf Erfolg hätte dies angesichts der breiten Beliebtheit von kampfbetonten Sportarten und gewaltgeladenen Thrillern ohnehin nicht. Deswegen dienen unsere Rückgriffe auf die archaischen Kampfformen des Boxens und Ringens dazu, die Lust an der Gewalt von der Lust am *Gewaltigen* in sich als unterscheidbar zu erleben und zu transformieren. In den zum konfrontativen Dialog modifizierten Formen der Kampffiguren gelangt man vom Gegeneinander in ein Mit- und Füreinander. Das ist nichts gänzlich Neues, im Sport gibt es auch längst die Werte des Fairplay und des herausfordernden Kräftemessens in Freundschaft mit dem Gegner. Im Unterschied dazu benutzen wir die Settings aber (siehe Teil I) im fließenden Übergang dazu, auch die destruktiven Anteile am dunklen Ende des Aggressionsspektrums darstellbar zu machen.

Ringen um Identität

Eine Kurseinheit der Mannsein-Jahresgruppe ist dem Ringen gewidmet. Methodisch folgt sie den Grundlagen, wie im Teil I dargestellt. Es kommt hier aber noch ein Moment dazu, das sich mit dem – für Männer oft schwierigen – Ringen um die eigene Identität befasst. Es ist leicht, mit Worten zu postulieren, dass Männer sich doch nicht so verkrampft mit ihrem Selbstwert abplagen müssten – sie könnten doch einfach der sein, der sie als Mensch sind, sich selbst akzeptieren und Andere in Frieden leben lassen, statt der Chimäre des idealen Mannseins nachzujagen.

Männer, denen das aus dem Stand gelingt, brauchen unseren Kurs nicht. Solange alles gut läuft mit Partnerschaft, Sexualität, Ausbildung und Beruf, fühlt sich das Mannsein gut und machbar an. Doch dies ist für eine große Zahl von Männern entweder ein Traum oder eine gut polierte Fassade. Zu uns kommen Männer, wenn sie an den klassischen Säulen männlicher Identität die Risse spüren: wenn Ehen zerbrechen, Karrieren scheitern, Kinder sich abwenden, der Körper gegen Überforderung durch Arbeitsdruck und Kompensationen mit Alkohol u. a. rebelliert. Dann wird ihnen deutlich, dass sie die wichtigsten Säulen des Selbst auf der Jagd nach Bestätigung vernachlässigt haben: ihren Körper und ihre sozialen Beziehungen – ihre Seele sozusagen.

An einem Punkt des Prozesses der Mannsein-Forschungsreise kann es dann schlüsselhaft sein, dieses rastlose und vergebliche Ringen um Selbstwert einmal in ein körperliches, tatsächliches Ringen zu übersetzen und dort mit seinen Dämonen auf Tuchfühlung zu gehen. Wir sind mit unserem Grundansatz weder religiös noch konfessionell orientiert, dennoch interessierten sich unerwartet Referenten für Männerarbeit aus kirchlichen Kreisen für unsere Arbeit. Im Austausch mit Ihnen entstand bei uns der Eindruck, dass in der kirchlichen Männerarbeit die Auseinandersetzung mit den Kernthemen von Aggression und Sexualität fehlte. Dies wurde als Anregung aufgenommen und es entstanden Kooperationen mit verschiedenen protestantischen und katholischen Männerreferaten in Deutschland und in der Schweiz. In der Fortbildungs-Zusammenarbeit mit dem Zürcher Theologen und Männerbildner Christoph Walser[24] brachte dieser ein zusätzliches Element für das Ringen unter Männern ein: Die Verbindung einer alttestamentarischen Kampferzählung mit unserem Setting des Ringens. Uns überzeugte es, dass die Erzählung mit ihrem mythischen Gehalt auch losgelöst vom jüdisch-christlichen Bibelkontext eine Aussage mit Wert bereitzuhalten schien.

Es handelt sich um die alttestamentarische Geschichte des Jakob am Fluss Jabbok, an dessen Ufer er mit einer mystischen Figur ringt und dabei seinen wahren Namen findet (Gen 32,23–33). Jakob kann diesen geheimnisvollen Unbekannten nicht besiegen Es bleibt nach einer vollen Nacht des Ringkampfes ein Patt. Schließlich hält Jakob den Unbekannten umklammert und fordert von ihm, dass er ihn segnen solle, sonst werde er ihn nicht loslassen. Daraufhin spricht der Unbekannte Jakob seine Anerkennung für dessen zähen Kampfeswillen aus und schlägt ihm aber eine bleibende Hüftwunde, an der er lebenslang hinken wird. Verbunden damit verkündet er ihm, dass er ab jetzt nicht mehr Jakob, sondern Israel heiße – was *Gottesstreiter* bedeute[25].

Wir erzählten diese Geschichte in den speziellen Kurseinheiten für Männer oft zum Ringen. Wir erlebten, dass sie auch für nichtreligiöse Menschen bewegend sein kann, wenn man sie als Beispiel eines lange tradierten globalen Mythos einordnet. Sie spricht wie ähnliche Mythen anderer Kulturen eine archetypische Empfindung an, die vom Ringen um ein authentisches Selbst handelt. Die Geschichte beinhaltet mit dem Schlag auf Jakobs Hüfte auch ein Bild für die Wunden, die es kosten und aber auch lohnen mag, wenn man das Wagnis dieses Ringens eingeht. In einem modernen Verständnis gilt dies symbolisch für die seelischen Kränkungen unseres narzisstischen Ichs, die wir auszuhalten bereit sein müssen, wenn wir uns tiefer selbst erkennen wollen.

In unseren Übungssettings fügen wir uns keine absichtlichen Wunden zu. Die Wunde der Jakob-Figur zeigt aber symbolisch eine Chance zur

24 C. Walser leitete von 1994 bis 2009 die Männerbildung der Reformierten Kirche im Kanton Zürich, er entwickelte dort u. a. Übungsanleitungen zur Spiritualität für Männer (2002).

25 »Nicht mehr Jakob wird man dich nennen, sondern Israel (Gottesstreiter), denn mit Gott und Menschen hast du gestritten und hast gewonnen« (Gen 32,29). Walser wies darauf hin, dass in vielen Bibelfassungen von einem Engel die Rede sei, bibelkundlich sei aber unklar, ob damit ein unbekannter Mann oder eine Engelsgestalt gemeint war, in modernen Übersetzungen sei er einfach nur »ein Mann«.

Neubewertung der Verwundungen, die einem das Leben längst zugefügt hat. Es kann für Suchende ganz unterschiedliche Zugänge zu diesem Ringen geben: psychologische, philosophische, religiöse oder eben mythische Annäherungen. Walser führte seine erweiterte theologische Sicht aus, dass es ein kulturübergreifender archetypischer Mythos sei, in dem man seinen wahren Namen im Sinne seines tieferen Selbst findet. *Gottesstreiter* – das ließe sich philosophisch so deuten, dass wenn Gott einfach *Wahrheit* bedeutet, man im Ringen Wahrheit im Selbst finden – und somit zu Authentizität gelangen könne, statt sich im Schein zu verlieren. Hier schließt sich der Bogen zur Erörterung in Teil II (Kapitel zur These 2) mit Bezug auf Martin Buber. Bei diesen Betrachtungen kann eine Wahrheit aber immer nur eine subjektive Wahrheit sein und schließt aus, dass jemand beanspruchen könnte, die Wahrheit an sich zu kennen.

Selbstermächtigung stärken: Einzelarbeit in themenzentrierten Kurzprozessen

Die Erkenntnisse dieses Kapitels basieren auf Erfahrungen mit Einzel- (oder Paar-)Settings in freier Praxis[26]. Es handelt sich in der Regel um Kurzserien von bis zu zehn Sitzungen, die in einem Schnittfeld von Lebensberatung, Kurzzeittherapie und beruflichem Coaching angelegt sind. Es werden keine psychiatrischen Diagnosen gestellt und es erfolgt keine Störungsbehandlung. Hier dominiert der Beratungs- bzw. Coaching-Charakter des Settings. Die Themen sind meist Übergangskrisen, die zu einer Entscheidung drängen. Dazu gehören typischerweise Partnerschaftskrisen, berufliche Fragen wie Kündigung, Aufstiegs- und Positionierungskonflikte. Die Methodik dient im Rahmen der Kurzzeitserien zur Stärkung von Entschlusskraft und zum Überwinden von Entscheidungsblockaden. Von daher werden auch biografische Aspekte und dysfunktionale Abwehrmuster thematisiert. Das Ziel ist wie in den Gruppensettings die Stärkung des Empfindens von Selbstwirksamkeit im Sinne des Empowerments.

26 Diese habe ich überwiegend mit Männern (bzw. zusammen mit Partnerin) gesammelt, weswegen ich hier von *Klienten* schreibe. Die Erkenntnisse daraus gelten aber weder speziell noch ausschließlich für Männer.

In den Einzelsettings ist die Aggressions-Dialog-Arbeit ein integraler Bestandteil, wenn sie sich in der Eingangsexploration als geeignet für den Klienten erweist.

Oder sie bildet von vornherein den roten Faden als Hauptmethodik, wenn sie vom Klienten explizit für sein Anliegen angefragt wurde.

Als integrierter Bestandteil laufender Einzelpsychotherapien kommen Aggressions-Übungen klassischerweise zum Bearbeiten von Wut zum Einsatz, insbesondere wenn sie unterdrückt ist oder überschießt. Dann dienen sie zum Ausdruck der Wut oder zur Einübung von Kontrolle über die Wut (Geuter, 2019, S. 179ff.).

Mit dem integrativen Ansatz in dialogischen Konfrontationen gewinnt die Körperarbeit mit Aggression eine zusätzliche Dimension dazu. Sie stellt einen Rahmen zur Verfügung, in dem der Klient sein Kraftpotenzial leiblich als real – und als elementare Ressource – erleben kann. Dies geht über das Verarbeiten unterdrückter Wut weit hinaus.

Dabei steht die Bestärkung zur *Selbstermächtigung* im Vordergrund. Der Prozess gliedert sich grob betrachtet in drei Ebenen:

1. Die *Ausgangslage:* Der Klient beschreibt sein Thema als Problem, als Anliegen und als Ziel. Therapeut und Klient stellen darüber ein gemeinsames Verständnis her. Es entsteht ein Bild seiner Wünsche und seiner Sehnsüchte sowie der diesen im Weg stehenden Hindernisse. In dieser Phase wird auch grundsätzlich geklärt, ob das Problem überhaupt sinnvoll in einem Kurzprozess bearbeitet werden kann oder ob dies nur begleitend bzw. ergänzend zu einer längerfristigen Psychotherapie erfolgen sollte.
2. Die *Einführung:* Je nach Vorerfahrung lernt der Klient die Prinzipien körperpsychotherapeutischer Vorgehensweisen kennen (Selbstwahrnehmung, Atem, Bedeutung von Stehen und Gehen, Selbstausdruck in Körper-Übungen) und wird in die spezielle »Toolbox« der Aggressions-Dialog-Methodik eingeführt. Dabei zeigen sich als intendierter »Nebeneffekt« seine individuellen Einstellungen zur Aggression. Dabei wird auch deutlich, wo bezüglich seiner Aggression die Vergiftungen und Fesselungen zu verorten und wie diese mutmaßlich an seinem Ausgangsproblem beteiligt sind. Der Klient bekommt ein Bild davon, wie er sich im Frieden oder Unfrieden mit den offensiven Kräften seines Aggressions-Ichs befindet. Hier kann erneut überprüft werden, ob ein tieferer therapeutischer Bedarf besteht, der im Rahmen des Kurzprozesses nicht zu erfüllen ist.

3. Die *Ressourcenarbeit:* Sie besteht darin, dass der Klient seine Kräfte in Bewegung bringt, indem er sich seinen Ängsten, seinen Schamgefühlen oder den als Abwehr dagegen gerichteten Wut- oder Hassgefühlen stellt. Er erfährt seine Kraft als zu sich gehörig und dass er sie neu ausrichten kann. Damit verändert sich auch sein Ich-Zustand, er bekommt einen unverstellteren Blick auf seine Ressourcen und fasst Mut zu Schritten hin auf eine Lösung seines Anlasskonfliktes. Mancher entdeckt in diesem Prozess auch, dass eine veränderte Zielsetzung die Lösung beinhaltet.

Für die Anwendung dialogischer Konfrontationen in Einzelsettings haben sich speziell die Stand-Übungen und der Schlagdialog bewährt. Auch der Boxdialog ist einsetzbar, wenn die Klientenbeziehung dafür als tragfähig eingeschätzt werden kann. Prinzipiell gilt dies immer für körperorientierte Methoden. Im Einzelsetting ist genauso auf die Selbstregulation der Übenden zu achten wie in Gruppen. Hier kommt noch die spezielle Beziehungsdynamik als Regulationsaspekt dazu, da der Klient mit dem Anleiter allein im Raum ist und der Grad der entstehenden Intimität im körperlichen Kontakt stimmig bleiben muss. Von daher entfällt das Ringen. Für Paare im 3er-Setting mit dem Anleiter ist es hingegen sehr gut einsetzbar, da er nicht selbst in Körperkontakt gehen muss.

Typischerweise sind die konfrontativen Aggressions-Tools in Arbeiten mit Aufstellungen zu verschieden sozialen Rollen und den damit verbundenen Ich-Zuständen eingebettet. Das kann bedeuten, dass der Klient mithilfe von symbolischen Objekten (Polstern, Pflanzen, Steinen und anderer Ausstattung) verschiedene Orte im Raum gestaltet, die er als Schauplätze oder Spielorte von Gefühlszuständen begehen kann. Auf diese Weise kann er verschiedenen inneren Anteilen nachspüren, sie in kleinen Szenarien für sich verkörpert aufstellen und bestimmte damit verbundene Gefühle z. B. in der Schlagdialog-Übung mit dem Therapeuten in Dialog bringen (siehe Übungsbeispiel).

Übungsbeispiel für Kurzserie

Laurenz kommt auf Empfehlung seiner Therapeutin. Er ist als Künstler und als Kunstdozent tätig, ist sportlich, lebt in einer Liebesbeziehung. Er hat eigentlich vieles, was Andere sich erträumen. Aber er leidet unter depressiven Stimmungen, fühlt sich in Beziehungen nicht durchsetzungsfähig und lebt mit dem Gefühl, sich beruflich unter Wert zu verkaufen – und vernachlässigt seine Sportlichkeit. Bei der Einführung in die Aggressions-Toolbox zeigt sich (sobald seine Energie in Bewegung kommt) schnell, dass er noch immer unter Kindheitstraumata durch Misshandlungen leidet, deren Verdrängung ihn viel psychische Energie kostet. Er hat dies schon in seiner Therapie thematisiert und dachte, es überwunden zu haben. Nun stellt er fest, wie ungeheuer die Wut darüber in ihm nach wie vor ist. Vor dieser hat er aber verständlicherweise die Angst, dass sie ganz von ihm Besitz ergreifen und er sie gegen ihm nahestehende Menschen richten könnte. In der Kombination aus Box- und Schlagdialog lernt er, die Wut einzuordnen und bahnend zu kontrollieren. Er entdeckt, wie viel pure Lebensenergie in ihr steckt, und es ihm im Kern nicht um Rache oder Angriff – gegen wen auch immer – geht, sondern um Liebe, Erotik, um Sport und seine Kunst. Er nutzt dazu den therapeutischen Raum voll aus. Er baut sich mit Polstern Schutzwälle auf, hinter denen er sich als schutzlos fühlendes Kind verstecken und fühlen lassen kann, schiebt mit beiden Händen gegen eine Wand, um in dieser Figur seinen Misshandler quasi »an die Wand zu nageln«, geht mit voller Kraft in die Konfrontationsdialoge. In der fünften und letzten Sitzung schildert er, dass er nicht alle Probleme und Fragen gelöst hat. Aber er hat ein gutes Gesamtgefühl, hat den Sport wieder aufgenommen, fühlt sich in seiner Beziehung und in seiner Kunst gut. Die Traumata seiner Vergangenheit sind weiter da, er fühlt sich aber nicht mehr so stark durchgängig davon gebremst.

Ein weiteres Setting dient der längerfristig angelegten Nacharbeit in größeren Zeitabständen zur Auffrischung des »Selbst-Empowerments«. Oder es erfolgt nach abgeschlossenen Therapien bzw. als begleitende Ergänzung dazu.

Übungsbeispiel für Ergänzungsprozess

Ulrich (Name geändert) hatte lange Therapieerfahrung, war nach einem Suizidversuch in stationärer psychiatrischer Behandlung gewesen und über die Jahre immer wieder in verschiedenen Therapien. Dabei hatten sich seine Bindungskonflikte und seine Nähe-Distanz-Probleme gezeigt, insbesondere seine Unsicherheit im Kontakt zu

Frauen. Mit diesen Themen war er auch in einer langfristigen psychoanalytischen Therapie. Er hatte die Aggressionsarbeit durch einen Workshop kennengelernt und dann eine Kurzserie über vier Einheiten ergänzend zu seiner analytischen Therapie besucht. Seitdem nutzte er ein- bis zweimal pro Jahr eine Sitzung über 1,5 Stunden.

Für unsere Sitzungen hat Ulrich die Schlagdialog-Arbeit als für sich essenziell entdeckt, sodass diese Methodik zu einer Art »roter Faden« für die Arbeit an seinen Themen wurde. Zu Beginn einer jeden Sitzung schildert er seine aktuelle Situation, immer geprägt von seinen Nähe-Distanzkonflikten, die ihn in der jeweils aktuellen Liebesbeziehung und in Kooperationen verschiedenster Art verfolgen. Er hat es akzeptiert, dass er diese Konfliktmuster nicht loswerden wird. Aber er hat es für sich über die Jahre erarbeitet, dass er seine Beziehungen nicht mehr damit zerstört. Anschließend an seinen aktuellen Bericht sucht er von sich aus den Schlagklotz auf, um zunächst monologisch und ganz wörtlich seine Wut »rauszuhauen«. Das tut er meist ungefiltert grimmig, spuckt sozusagen Gift und Galle, flucht und verwünscht alle, die ihm mal wieder eingebrockt haben, dass er sich klein und unwert fühlt.

Am Anfang wusste er von da ab nicht so recht weiter und war auf Vorschläge angewiesen, wie z. B. den, verschiedene Persönlichkeitsanteile nebeneinander am Schlagklotz aufzustellen und sie jeweils ihre Gefühlsladung ausdrücken zu lassen. So konnte er immer besser den Anteil des kleinen, in seiner Lebendigkeit von Mutter und Anderen unterdrückten Jungen für sich sprechen lassen und ihm den erwachsenen, leid- und lebensgeprüften Mann an die Seite stellen. Ulrich sprach sehr gut auf diese Form der Aufstellung von unterscheidbaren inneren Rollen an. So konnte er erst den Kleinen in sich geradezu mörderisch toben lassen. Die Schläge trafen noch genügend kontrolliert den Klotz und das Holz flog auch nicht davon. Aber das war manchmal nicht genug, er brauchte es, dem Klotz noch zusätzlich ein paar Tritte zu verpassen. Eine Lösung für den Sitzungsverlauf bracht es dann immer wieder, wenn er dann aus der Rolle des Gereiften mit kraftvollen Schlägen seine Geerdetheit, d. h. die Kraft der Souveränität ausdrücken konnte. Die Schläge bekräftigten seine Selbstermächtigung. Er konnte sich mit dieser gewonnenen Kraft seines legitimen moralischen Rechtes dazu versichern, sich gegen demütigende und entwertende Herabsetzungen abgrenzen zu dürfen – und dabei den

Kleinen neben sich zu visualisieren und beschützend an die Hand zu nehmen. Als Abschlussfigur erfand er einen ruhigen geerdeten Stand, das Schlagholz wie ein Königszepter in der Armbeuge abgelegt. Diese Figur stellte ihm ein Leitbild für eine gereifte Erwachsenheit zur Verfügung, das er erst in einem im Übungsraum verfügbaren Spiegel betrachten und auch als Foto mit nach Hause nehmen konnte. In der bildhaften Symbolik von Archetypen hatte er den »König« in sich entdeckt und inthronisiert. In den letzten Sitzungen bildet die Figur immer wieder das Zielbild am Ende seiner Sitzungen.

Aggression integrieren – Selbstverantwortung üben: Anwendung in der forensischen Psychiatrie[27]

Bei der Anwendung in der forensisch-psychiatrischen Klinik treffen wir auf Menschen, die unter dem Einfluss einer psychischen Erkrankung eine schwerwiegende Straftat begangen haben, für die sie nur eingeschränkt oder gar nicht schuldfähig sind. Das bedeutet, dass sie durch die Erkrankung zur Tatzeit das Unrecht der Tat nicht einsehen oder ihre Handlungsimpulse nicht genügend steuern konnten. Sie gelten also als nicht genügend fähig dazu, die Verantwortung für sich selbst, die Tat, ihre Folgen und deren künftige Verhinderung zu übernehmen. Diese Verantwortungsfähigkeit soll im Verlauf der grundsätzlich zeitoffenen Unterbringung in der Maßregelvollzugsklinik hergestellt werden. Dazu stehen die Patient*innen so lange wie nötig unter Freiheitsentzug.

In diesem Gesamtrahmen führen wir körperorientierte Gruppen getrennt für Männer und für Frauen durch. Die Gruppensitzungen werden prinzipiell doppelt geleitet. Alle Teilnehmenden absolvieren zunächst eine Serie von drei bis fünf Einzelsitzungen als beiderseitigen Eignungstest, um noch unbetroffen von Gruppendynamiken herauszufinden, ob man methodisch und persönlich fruchtbar miteinander arbeiten kann. Unabhängig von den Gruppen sind auch für manche Patient*innen der Klinik Einzelsitzungen zur fokussierten Bearbeitung bestimmter Themen oder zur Flankierung von einzeltherapeutischen Prozessen möglich.

---

27 Gekürzte und überarbeite Fassung von: Kronenberger, M. & Scheskat, T. (2014). Aggression integrieren – Selbstverantwortung üben, Körperpsychotherapiegruppe in der Forensik. *Forensische Psychiatrie und Psychotherapie*, 2/2014.

Zielgruppe für diese Art von Körperarbeit sind vorwiegend persönlichkeitsgestörte Patient*innen. Die Ziele der Gruppenarbeit liegen in einer vertieften Wahrnehmung in Bezug auf innere und äußere Spannungen, Bedürfnisse und Frustrationen, dem Einüben eines adäquateren Ausdrucks, Rückmeldungen zu Interaktionsstilen und Handlungsmöglichkeiten für Konfliktlösungen sowie in der Verbesserung der Fähigkeit zur Selbststeuerung. Übergeordnete Ziele sind die Entwicklung von mehr gegenseitiger Akzeptanz, Empathie und Mitgefühl.

Die Gruppen wirken ergänzend zum milieutherapeutischen Prozess im Stations- und Tagesstrukturrahmen. Inhalte und Ziele überschneiden sich zum Teil mit einem weiteren Gruppenangebot der Klinik, der »Empathiegruppe«, das in Zusammenarbeit mit der Klinikseelsorge stattfindet (vgl. Schwenger, 2018)[28]. Einige der Patient*innen nutzen beide Angebote – in der Regel die Empathiegruppe zuerst – und profitieren besonders von dieser Kombination.

In unseren Gruppen werden mit Körper- und Bewegungs-Übungen Themen erschlossen wie: Körperselbstwahrnehmung, innere Achtsamkeit, Wahrnehmung innerer Stimmungen und aggressiver Impulse. In dialogischen Konfrontationen werden Erfahrungen von konstruktiver Konfliktreibung ermöglicht, in Aufstellungen findet die Bearbeitung von Konfliktszenen aus dem Alltag statt. Die Übungen werden zur Konfrontation mit konflikthaften Stoffen eingesetzt und es werden Ausdrucksmöglichkeiten für verschiedene Stimmungslagen erprobt. Als Grundprinzip wird die Notwendigkeit und die Freiheit zur Selbstregulation vermittelt und in den Übungen in verschiedener Weise angeregt. Durch Rückmeldungen in der Gruppe entsteht ein Zugehörigkeitserleben, das mehr Bereitschaft zu gegenseitigem Vertrauen auf Verlässlichkeit und Diskretion öffnet. Dabei müssen Widersprüche der Gruppenatmosphäre zum Alltag der einengenden Lebensstrukturen im Maßregelvollzugssystem überbrückt bzw. ausgehalten werden.

Die Übungsmethodik wird im Übrigen auch für in der Klinik tätige therapeutische Mitarbeiter*innen auf der Supervisionsebene eingesetzt, worauf ich im anschließenden Kapitel eingehen werde.

---

28 Der Leiter Friedrich Schwenger bezieht sich mit seinem Hintergrund der evangelischen Gefängnisseelsorge auf das philosophisch-spirituelle Konzept der »Restorative Justice« (2018, S. 276), einem aus Kanada stammenden Versöhnungs- und Wiedergutmachungsmodell.

Ausrichtung und Struktur der Gruppen

Die Gruppensitzungen finden alle zwei Wochen für zwei Stunden in einem Gruppenraum der Klinik statt. Sie folgen in der Regel einem strukturierten, ritualisierten Schema, wobei jederzeit Abwandlungen möglich sind. Die Patient*innen sind teilweise begleitend in einer Einzeltherapie, sie verfügen über eine Intelligenz mindestens im unteren Normbereich und sind grundsätzlich in einem Mindestmaß introspektionsfähig. Akute oder latente Psychosegefährdung stellt in der Regel eine Kontraindikation dar.

Meist starten wir mit Musik nach Wünschen der Teilnehmenden und werfen uns gegenseitig einen Schaumstoffball zu, wobei alle kreuz und quer durch den Raum gehen. Was zunächst belanglos oder gar albern anmuten kann, erschließt sich den Teilnehmenden schnell als eine zwanglose Art, sich im Wortsinne *den Ball zuzuspielen*, ohne Worte Kontakt aufzunehmen, sich wechselweise aufeinander zu beziehen, insgesamt auf eine spielerische Art in eine Körperwahrnehmung zu kommen. Und nicht zuletzt bildet sich in der Art, den Ball wandern zu lassen und auch dabei durcheinander zu laufen, die aktuelle Stimmung der Anwesenden ab. Dann wird der Ball zur Seite gelegt, die Teilnehmenden werden aufgefordert, eigene Körperimpulse wahrzunehmen, ganz bei sich zu bleiben und in kleinen Körperexperimenten Haltungen, Körperpositionen oder auch Lockerungen zu finden, die dem eigenen Empfinden am besten entsprechen. Danach folgt eine stille Phase, bei der die äußeren Bewegungen eingestellt werden und in einer meditativen Haltung eine Konzentration auf den eigenen Atem, die eigenen Empfindungen und Gedanken stattfindet. Anschließend werden mitgebrachte Erlebnisse, aktuelle Themen und Gefühle im Kreis ausgetauscht. Daraus entwickeln sich in der Regel Themenfokussierungen aus geschilderten Alltagskonflikten, die den weiteren Verlauf der Sitzung prägen, was auch die Auswahl der dann passenden Übungsstrukturen bestimmt. Teilweise bereits in den Einzelvorbereitungen und immer wieder im Gruppenrahmen werden die Übungssettings der dialogischen Konfrontation (Stehen, Stoßen, Schlagen, Ringen) eingeführt und wiederholt. Daraus ergibt sich für die Teilnehmenden eine Art Werkzeugkasten aus bekannten und geübten »Tools«, die sie auch für unerwartete neue Übungsformen offen sein lassen. Nicht selten erfinden sie solche selbst.

Die »Autobahnauffahrt«

Grundsätzlich absolviert jede*r Einzelne zunächst ein ausführliches Erstgespräch mit Erläuterung des Übungskonzeptes von unserer Seite, mit der Darlegung der Eigenmotivation der*des Teilnehmenden zum Thema Aggression und einer gemeinsamen Abwägung der Chancen, von der Gruppe zu profitieren, sowie eventueller Ausschlusskriterien. Daran schließt sich eine praktische Einführungsphase an, die aus bis zu fünf einstündigen Einzelterminen mit zwei Leitenden im Gruppen-Übungsraum besteht. Hier lernt der*die Kandidat*in die Methode, die Grundprinzipien und uns als Leitende mit unserem Anleitungsstil kennen, und dies unbelastet von der Dynamik einer Gruppe oder irgendwelcher Vorbehalte gegenüber anderen Teilnehmenden. Die Erfahrung im anfänglichen Pilotlauf des Gruppenkonzeptes hatte gezeigt, dass der reale oder auch nur vorgestellte Stress, der aus dem sozialen Prozess mit Mitteilnehmenden entstand, schnell die Aufnahmebereitschaft von persönlichkeitsgestörten Menschen für die eigentlichen Inhalte der Gruppe von Anfang an überlagern und damit quasi »verkleben« kann.

Die individuellen Einführungsstunden wirken ähnlich wie die Auffahrt und Einfädelungsspur auf die Autobahn. Es gibt dadurch einen »Prozesspuffer«, durch den jeder erst einmal abseits der Gruppenfahrbahn den eigenen Schwung holt und sich auf Touren bringt, um sich dann auf Augenhöhe ins laufende Geschäft einzufädeln. In dieser Phase lernt der Kanditat, was dialogische Aufstellungen sind, wie man sich dabei selbst explorieren kann, was konstruktive von destruktiver Aggression unterscheidet und wie man das im übenden Kontakt mit Erfahrung füllen kann. Meist weckt dies Neugier und Lust auf mehr Anregung dazu, die eigene Aggression zu »entgiften«, um sich wieder unbefangener ins Leben bringen zu können. Schließlich entscheidet der Kandidat, ob er diesen Prozess in einer Gruppe mit anderen fortsetzen möchte, die in derselben Weise vorbereitet wurden. Dann kann er freigeben, dass sein Name den anderen Teilnehmenden genannt wird, sodass jede*r für sich prüft, ob sie*er mit dem neuen Kandidaten zusammenarbeiten kann. Hin und wieder ergibt sich hier durch ungelöste Konflikte in anderen Klinikbezügen ein unüberbrückbarer Graben und es muss (einstweilen) bei der Einführung bleiben. Meist werden aber die Bewerbenden willkommen geheißen – ist doch allen bewusst, dass sich hier jemand über mehrere Wochen der bekannten »Einweihungsprozedur« ausgesetzt und damit als beständig und verlässlich bewährt hat. Misstrauensprobleme sind damit entweder vorab schon ausgeräumt oder es besteht die Bereitschaft, solche in der Gruppe zu thematisieren. Nun kann der Kantidat seinerseits die Namen der Gruppenmitglieder erfahren und entscheiden, ob er mit diesen vertrauensvoll zusammenarbeiten kann. Mit diesem Gesamtvorlauf kommt man also mit einem gewissen »Prüfsiegel« in die Gruppe. Man fädelt sich wie mit einer »TÜV«-Plakette für Vertrauenswürdigkeit in die Gruppe ein – und kann durch das Vortraining gleich kompetent mitmischen. Die körperlichen Dialoge machen diese Prozesse deutlich leichter und gewissermaßen gängiger.

Fokus Aggression

Das körperorientierte Therapieangebot mit dem Fokus Aggression anzubieten, hat in der forensischen Klinik noch eine spezielle Bedeutung. Mit einem allgemeinen »Label Körpererfahrung« nämlich lassen sich nur mühsam Interessent*innen für eine körpertherapeutische Gruppenarbeit gewinnen, vermittelt es doch nur vage, was der Gewinn daraus sein könnte. Was hingegen Maßregelvollzugspatient*innen sofort einleuchten kann, ist, dass es lohnt, sich mit den vergifteten Anteilen der eigenen Aggression zu beschäftigen. Schließlich hat sie das in den Maßregelvollzug gebracht. Dabei stellt es eine lockende Verheißung dar, dass Aggression nicht nur als etwas angesehen werden muss, das einem Ärger, Schuld und Freiheitsentzug einbringt, sondern entsprechend aufbereitet auch gespürt, gezeigt und akzeptiert werden – und überraschenderweise eine Ressource sein kann. Diese Verlockung wirkt selbst dann weiter, wenn Interessent*innen gesagt wird, dass die Inhalte der Gruppe strikt vertraulich bleiben und somit auch keine »Erfolgsmeldungen« an die Behandelnden für Lockerungsentscheidungen erfolgen werden. Einzig und allein die möglicherweise veränderte Ausstrahlung der Absolvent*innen als kompetenter in ihrem Kontakt- und Konfliktverhalten wird hier Wirkung entfalten. Vielleicht bleibt einigen als einziger Gewinn nur ein veränderter innerer Zustand, mit dem sich das Leben im Freiheitsentzug besser gestalten lässt. Umso überraschender und auch erfreulicher ist es für uns Leitende, wenn Teilnehmende trotz der fehlenden »Zertifikatsdividende« eine offensichtliche Bindung an die Gruppe und Bereitschaft zu kontinuierlicher Teilnahme entwickeln.

Selbstregulation und Respekt

Die Gruppen funktionieren nicht als verordnete Pflichttherapie, die Teilnahme erfolgt aus eigenem Entschluss und eigenem Motiv. Das schließt nicht aus, dass sie den Patient*innen von den zuständigen Behandelnden nahegelegt werden, man kann aber nicht von diesen bei uns angemeldet werden. Die Patient*innen müssen selbst zum unverbindlichen Erstgespräch kommen und uns überzeugen, dass sie aus eigenem Motiv heraus teilnehmen wollen und sei es, dass sie sich die Gründe ihrer Behandelnden zu eigen gemacht haben – aber eben tatsächlich zu *eigen*. Entsprechend ist das Prinzip der Selbstregulation und der ständig neuen Eigenentscheidung grundlegend für die Körperarbeit mit Aggression.

Bei der Arbeit mit Menschen in der speziellen Situation der forensisch-psychiatrischen Unterbringung hat sich folgender Aspekt von Selbstregulation und Respekt als besonders wichtig gezeigt. »Sie wollen ja wirklich was *für* uns …!« Dieser Satz entfuhr während einer Übungssequenz unvermittelt einem Teilnehmer, der sonst häufig subjektive Leidensthemen ansprach, bei denen es um all das ging, was das Maßregelvollzugssystem immerzu *von* den Patienten wolle. Dazu hatte er auch hörbar einen Schutzwall aus Zynismen um sich errichtet. Nun war nichts groß anderes passiert, als dass die Anleitungssequenzen immer wieder auf die Selbstwahrnehmung, die Neuentscheidung für den nächsten Schritt, die Wahrung eigener Zumutbarkeitsgrenzen etc. abzielten.

Offensichtlich ging es um sein Empfinden, Respekt zu erleben. Daraus ließe sich folgern: wenn ein Mensch einem anderen Menschen signalisiert, dass er dessen Eigenregulation wahrnimmt und anerkennt, erlebt er dies in der Qualität als Respekt. Die Haltung des Respekts vor der Eigenregulation eines anderen Menschen wiederum wird als Empathie erlebt und wird zur auffordernden Einladung, sich selbst als eigenregulierend wahrzunehmen. Sich damit an- und ernst zu nehmen, läuft auf Selbstrespekt hinaus. Dieser Vorgang wiederum stimuliert Vertrauen und die Bereitschaft, sich für Andere verlässlich zu machen. Dies drückt sich wesentlich darin aus, dass bisher die Vereinbarung der absoluten Diskretion über Gruppeninhalte und allein darüber, wer überhaupt an der Gruppe teilnimmt, von allen eingehalten wird. Es hat den Anschein, dass es für die Teilnehmenden eine wesentliche Motivation bildet, sich in diesem Feld des selbstverständlichen Respekts aufzuhalten, das weitgehend ohne Appelle an moralische Regeln auskommt.

Zum Vorgehen

Das beschriebene Gruppenprojekt ist nicht theoriegeleitet entstanden, sondern hat sich in einem Werkstattprozess schrittweise entwickelt. Unser Ansatz integriert körperpsychotherapeutische, kampfsportliche, meditative, tiefenpsychologische, traumatherapeutische und systemische Sichtweisen.

Dabei spielt die Verzahnung der körperorientierten Ebene mit der sprachlichen Reflexion und vor allem mit der Beziehungsebene eine wichtige Rolle. Auf der Körper- und Handlungsebene lernen die Gruppenteilnehmenden ein Feld kennen, in dem sie im direkten wie im übertragenen Sinne entdecken können, »frei zu atmen«. Wie wir in der Warm-up-Sequenz, in der man sich »den Ball zuspielt«, gleich zu Anfang deutlich machen, sollen die Teilnehmenden sicher sein können, dass bei allem Ernst in den Einzelthemen jederzeit ein spielerisches, d. h. experimentelles Klima herrscht. Dies schafft – nach einiger Zeit und je nach individuellem Vermögen – eine relative Unbefangenheit im Umgang mit Körperlichkeit, Handlungsenergie, Kontakt und damit mit den Beziehungen in der Gruppe. Es entsteht ein soziales Klima, das von gewalttätig-einschüchterndem und missbrauchend-entwertendem Verletzen frei bleibt bzw. in dem es sofort bearbeitet werden kann. Derlei therapeutische Angebote sind essenzielle Erlebnisräume und Erfahrungsinseln für die Maßregelpatient*innen. Im Alltag erleben sie viele Situationen, in denen sie – von mitgebrachten selbst- und fremdschädigenden Mustern geleitet – therapeutisch Aufgebautes untereinander teilweise wieder einreißen. Wie sehr sie darunter leiden, erfahren wir in den Austauschrunden. Meist werden andere Patient*innen oder das therapeutische Personal als Verursacher von missglückten Interaktionen angeprangert. In dialogischen Konfrontationsaufstellungen lassen sich Teile dieser Konfliktthemen abbilden und in Bewegung bringen, wobei dann auch eigene Anteile offensichtlich werden können.

Übungsbeispiel aus der forensischen Psychiatrie

Ein Teilnehmer, Herr P., berichtet im Austauschkreis zum wiederholten Mal davon, wie wütend ihn eine Zurückweisung durch seine Stationstherapeutin gemacht hat, zu der er zuvor eine vertrauensvolle Öffnung vollzogen hatte. Als ein anderer Teilnehmer später unabhängig davon positive Gefühle zur selben Therapeutin äußert, erfasst ihn eine starke Unruhe. Er steht plötzlich auf, geht im Raum hin und her – es tue ihm leid, aber er könne nicht mehr stillsitzen. Schließlich platzt es aus ihm heraus, dass er stinkwütend auf sie sei, unendlich enttäuscht, er könnte sie, wenn sie jetzt im Raum wäre, glatt »sonst was …« Der Redekreis ist damit eindeutig so stark gestört, dass es sich mehr anbietet, mit dieser Dynamik zu arbeiten, statt sie einzugrenzen. Alle stehen auf, der Schaumstoffklotz wird in die Mitte geholt. Interessanterweise schnappt sich ein anderer Gruppenteilnehmer die beiden Holzstöcke unaufgefordert und stellt sie vor die Tür des Gruppenraumes auf den Flur. Dies fällt zunächst gar nicht weiter auf, da es jetzt ohnehin nicht angezeigt wäre, sie einzusetzen. Aber er hatte genau den richtigen Instinkt, nämlich die Stöcke in einen sicheren Abstand zu versetzten, bevor Herr P. möglicherweise nicht genügend kontrolliert damit hätte umgehen können. Dies bildet ab, wie sensibel die Gruppe zu diesem Zeitpunkt mit dem Instrumentarium umzugehen geübt hat.

Herr P. stellt sich dem Leiter auf der anderen Seite des Klotzes gegenüber, er zittert regelrecht am ganzen Körper, schwitzt und starrt ihn an. Er beschrieb zuvor schon ähnliche Erregungszustände, sie hatten ihn nicht nur zum Einweisungsdelikt geführt, sondern bringen ihn noch immer in Schwierigkeiten, wenn er Andere bedroht. Vor diesem Hintergrund ist Herr P. aktuell auch wieder im höher gesicherten Teil der Klinik untergebracht. Die Teilnahme an der Gruppe kann davon unabhängig aber weitergehen. Da er das Übungswerkzeug Schlagklotz gut kennt, kann er sich auch im jetzigen Erregungszustand sofort darauf einlassen. Die dialogische Konfrontation beginnt in dieser Akutdynamik nicht mit Schlägen, sondern damit, sich gegenseitig an den Händen zu greifen. Herr P. soll die Kraft seiner Wut als Erstes in das Zugreifen auf die Hände des Leiters lenken. Der Wahrnehmungsfokus liegt jetzt auf der Energie des Zupackens. Es ist immer noch die Energie der Wut, aber sie wird jetzt nicht zum Zerstören, sondern zum Aufbau und Verstärken des Berührungskontaktes verwendet. In den Augen von Herrn P. ist neben der immensen Wut auch Erleichterung darüber zu sehen, mit dieser Wut in einem nicht schädigenden Kontakt präsent und annehmbar sein zu können. Es eröffnet die therapeutische Möglichkeit, gezielt eine Aufstellung für den Emotions- und Energiezustand des Patienten zu schaffen. Dabei stellt auch der Körperkontakt über die Hände zum Leiter keinerlei Tabuverletzung dar, sondern ist für alle erkennbar Teil der Struktur. Im gleichzeitigen Kontakt über die Hände und das Anblicken, sowie über das Rekapitulieren des Bodenkontaktes mit den Füßen lässt die vibrierende Anspannung von Herrn P. etwas nach. Er ist nun ausreichend geerdet. Das heißt, im Wortsinne spürt er wieder den Boden unter den Füßen und im übertragenen Sinne erdet er sich über Berührung und Blickkontakt in der Begegnung. Er wird und fühlt sich gesehen, ergriffen, gehalten. Sobald dies für den Leiter seinerseits im Hand- und im Blickkontakt mit Herrn P. unmittelbar wahrnehmbar und nun genug Impulskontrolle vorhanden ist, kann im nächsten Schritt der Wut Ausdruck im Schlagen mit den Fäusten verliehen werden. Dialog bedeutet hier, dass Herr P. mit beiden Fäusten so kräftig auf den Klotz vor sich haut, wie es der Energie in seiner Wut entspricht. Der Leiter gegenüber greift dies in sich in Resonanz zu ihm auf und spiegelt diese Energie mit seinem eigenen Schlag, wobei von beiden auch der Ausdruck über die Stimme einbezogen wird. Der Schlagabtausch geht solange, bis beide das Gefühl haben, dass die Angelegenheit nun energetisch betrachtet klar genug »auf dem Tisch« ist.

Dabei bleiben beide die ganze Zeit im Blickkontakt miteinander. Nach einer rituellen Geste der Verabschiedung, hier mit einem Abklatschen der Hände, zeigt sich Herr P. freudig erleichtert, Hassgefühle spürt er nicht mehr. Er beginnt nun, von seinen eigenen Anteilen an der schwierigen Konstellation zur Stationstherapeutin zu sprechen. Er habe sich wohl zu naiv für sie geöffnet und er spüre eine Verzweiflung darüber, dass derartige Enttäuschungen immer wieder eine solch destruktive Wut in ihm erzeugen. Er bekommt von anderen Teilnehmenden vielfältige Rückmeldungen zu deren eigenen Erfahrungen mit mörderischer Wut, aber auch Feedback zu der Problematik seiner »kurzen Lunte«. In dieser Feedbackrunde zeigt sich Herr P. betroffen darüber, wie sich in seiner Dynamik die Brutalität seines gewalttätigen und unberechenbaren Vaters abbildet.

In dem geschilderten Beispiel diente das Übungswerkzeug zur Bearbeitung einer im Gespräch aufgetauchten Problematik. Umgekehrt können die aggressionsbezogenen Übungs-»Tools« Ansatzpunkte schaffen, um auf erlittene wie auf zugefügte Verletzungen zu stoßen und damit zu arbeiten. Deshalb werden sie immer wieder neu eingebracht und geübt.

Verkörperung und Containment

Zwei zentrale Aspekte des körperpsychotherapeutischen Vorgehens stellen in dieser Gruppenarbeit die *Verkörperung* und das *Containment* dar.

Ein Grundparadigma der Körperpsychotherapie (KPT) ist, dass sich psychische Inhalte auf der Körperebene widerspiegeln bzw. das Seelische mit dem Körper- und Energiezustand und dem daraus entstehenden Körperausdruck funktional identisch ist.[29] Dadurch wird das Seelische nicht nur über den Körper abgebildet, sondern ist umgekehrt auch über körperbezogene Interventionen unmittelbar berührbar. Im Übungsbeispiel oben bildete sich die gesamte Enttäuschungswut des Patienten in seinem Körperzustand ab und konnte darüber beeinflusst werden, dass dieser Zustand

- sich nicht nur ereignete, sondern auch ausdrücklich ereignen *durfte*,
- in eine vorbereitete Begegnungsform gebracht werden konnte,
- über die *Fokussierung der Energieebene* buchstäblich anfassbar und veränderbar war. Daran war der Patient seinerseits mit seiner Selbstwahrnehmung und seinen inneren Steuerungsentscheidungen voll und ganz beteiligt. Er handelte und traf Entscheidungen im Rahmen eines dialogischen Austausches.

Ein weiteres zentrales Prinzip der KPT für Interventionen und für Zustandsbeschreibungen stellt das »Containment« dar. Es geht auf den Psychoanalytiker Wilfred Bion zurück, der es *Containing* nennt (Auchter, 2004, S. 156ff.).

Der Begriff wird in der KPT in zwei Bedeutungen verwendet. Entsprechend der ersten (wie es auf Bion zurückgeht) bildet der therapeutische Leiter mit seinem eigenen Leib-Seele-System einen »Container« für die nicht integrierten Selbstanteile des Patienten. Der Therapeut tut dies dadurch, dass er sich mit seinen inneren Resonanzen auf die Emotionen des Patienten einlässt, was dieser wiederum als gesehen, gehört und mitgefühlt zu werden erlebt. Damit ist er nicht mehr allein mit den Regungen, die sonst im Alltag entweder von Anderen zurückgewiesen oder als Überwältigung erlebt werden können, was man von daher als »Vergiftung« von Beziehungen kennzeichnen kann. Es braucht also den Therapeuten als Dialogpartner, der vorübergehend bereit ist, diesen vergifteten Inhalt in sich aufzubewahren, also »zu containen«. Von da aus kann der Therapeut

29 Siehe zu »Embodiment« und »Embodied Mind« (S. 23).

seine innere Resonanz als Ausgangspunkt für entgiftete Interventionsmöglichkeiten nutzen.

In einer zweiten Bedeutung bezeichnet Containment die Fähigkeit des Patienten, eine Emotionen selbst zu »beinhalten« und zu tragen. Auch hierbei wird die körperlich fühlbare energetische Ladung des Gefühlszustandes fokussiert, um den Körper als Gefäß und lebendigen Verarbeitungsorganismus bewusst zu machen. Dies hat idealerweise den Zustand zum Entwicklungsziel, in dem er keinen äußeren Hilfsbehälter mehr für nichtintegrierte Seeleninhalte braucht. Es wird dadurch möglich, dass der Betroffene sich mit seinen Emotionen (und den damit verbundenen Einstellungen und Reaktionsweisen) verstanden fühlt und sich somit auch als Person *verstehbar* erlebt. Dabei hilft die Sichtweise, dass ein Mensch Emotionen eigentlich nicht als gesondertes Phänomen erlebt, sondern er erlebt sich selbst als Ganzheit und damit als in einem Gesamtzustand. Die Reaktionen Anderer werden dann zu Bewertungen seiner ganzen Person. Wenn ich mit meiner mörderischen Wut (immer wieder) Andere erschrecke, dann heißt das letztlich: »Ich bin schrecklich!«

Ein gelungenes Containment bedeutet, den Zusammenhang zwischen eigenen Gefühlen, ihren Auslösern, dem dadurch erzeugten Energie- und Körperzustand, sowie den Wirkungen auf Andere und deren Reaktionen in seiner Gesamtdynamik aushalten und in sich tragen zu können. Dies lernen Menschen als Kleinkinder durch die haltgebende Resonanz der Hauptbeziehungspersonen. Dort wo diese Resonanz fehlt oder das Haltgebende in ablehnender und strafender Resonanz verweigert wird, fehlt dann auch das innere Containment für Inhalt und Ladung von Emotionen. Ein Mensch wächst dann haltlos auf und agiert haltlos, er gerät »außer Rand und Band«. Somit stellen Settings der KPT über die Körperebene spezielle Möglichkeiten des »Nach-Containens« her.

Zum erweiterten Aggressionsbegriff

Ich habe im Verlauf des Buches verschiedentlich beschrieben, warum es sich für die Körperarbeit mit Aggression lohnt, den Aggressionsbegriff nicht zwingend negativ zu betrachten, sondern ihm wertneutral zu begegnen. Es stellt für die psychiatrischen Patient*innen mit ihren Delikthintergründen eine besondere paradoxe Anregung dar, nicht von Aggression als einer nur bösen Kraft zu sprechen, die grundsätzlich feindselig und zerstörerisch ist.

Sie lernen über die erweiterte Bedeutung die Vorstellung einer konstruktiven Aggression kennen. Innerpsychisch leiden sie auch unter der Abspaltung von aggressiven Anteilen ihres Selbst. Diese sind gerade für diejenigen forensischen Patient*innen mit hohen Scham- und Schuldhürden belegt, die nicht positiv mit ihren Delikten identifiziert sind. (Letzteres trifft auch nur auf wenige zu.) Leider verhindert das reine Eindämmen von Aggression viele Gewalthandlungen nicht, was in der therapeutischen Arbeit für eine erweiterte Begriffsdefinition spricht. Wo wir uns eine Gewissenskontrolle durch verinnerlichte moralische Werte von Rücksicht, Gemeinsinn und Empathie wünschen, findet in der Realität oft eine moralisierende Einschüchterung und Beschämung wegen unbotmäßigen Verhaltens statt. Dabei entstehen Verdrängungen und Abspaltungen von Impulsen, die ein hohes Maß an psychischer Energie kosten und die Gefahr von unbewusstem und unkontrolliertem Ausagieren beinhalten. Wenn wir uns hingegen Aggression als die legitime Grundkraft zur Selbstbehauptung und zum Erreichen von Zielen vorstellen, ergibt sich eine neue Chance der Be- und Verarbeitung destruktiver Impulse. Dies ist den Patient*innen gut vermittelbar. Destruktives Ausagieren dieser Grundkraft lässt sich für sie als deren Vergiftung begreifen. Die Entgiftung der Grundkraft besteht dann daraus, deren legitimen Kern aus den verletzenden und zur Delinquenz führenden Impulsen herauszufiltern. Über die Arbeit mit der Aggressions-*Energie*, die subjektiv erlebbar sowohl in mörderischer Aggression als auch in freudvoller Lebendigkeit stecken kann, sind innere Wandlungsprozesse anstoßbar. Die Patient*innen ahnen hier eine Chance, ihre Resozialisierung nicht nur als eine Art besseren »Gezähmtwerdens« durch Eingrenzungen zu erleben. Sie werden vielmehr in ihrer Selbststeuerung unterstützt, sich nach selbst erkannten, akzeptierten und somit in ihr Selbstbild integrierten neuen Werten auszurichten.

Einbindung von Aggressivität bei J. Bauer

Joachim Bauer (2011) trägt zu einem konstruktiven Umgang mit Aggression bei. Auch für ihn wird niemand aggressiv oder böse geboren, sondern jede*r hat ihre*seine »Schmerzgrenze«, ab der sie*er zum Angriff übergeht. Dies hängt dann sehr von den individuellen, familiär und (sub-)kulturell geprägten Fähigkeiten ab, Bedürfnisse und Emotionen zu regulieren.

> »Die Fähigkeit, aggressive Gefühle zu regulieren, ist daher ein zentrales Lernziel jeder Psychotherapie. Der Heilprozess besteht jedoch nicht primär darin, jede aggressive Gestimmtheit des Patienten zu einer Entladung zu bringen. Die primäre therapeutische Aufgabe – jedenfalls bei den meisten derzeitigen Patienten – besteht zunächst darin, die verlorengegangene Sehnsucht nach liebevollen Beziehungen wiederzubeleben. Therapeutische Ermutigungen, Aggressivität zu kommunizieren, haben keinen Sinn (sie sind sogar schädlich), solange Patienten vom Erleben ihrer primären, auf Liebe und Zugehörigkeit gerichteten Motivation abgeschnitten sind« (ebd., S. 221).

Diese Voraussetzung lässt sich in unserer Arbeit durch den dialogischen Aufbau in kooperativ angelegten Begegnungen erfüllen. Dabei müssen wir ergänzen, dass unsere dialogischen Konfrontationen nicht spezifisch für Therapien mit psychisch kranken Menschen, sondern generell zur Selbsterforschung des eigenen Aggressionspotenzials entwickelt wurden. So lässt sich mit normal gesunden bzw. in durchschnittlichem Maß schlecht balancierten Teilnehmenden unschädlich und fruchtbar mit dem Aggressionsausdruck arbeiten. Das heißt im Umkehrschluss, dass bei der Anwendung in Therapien die Rückverbindung zu den primären Motiven umso gründlicher erarbeitet werden muss, je schwerwiegender die psychische Erkrankung ist. Dabei kann dann in manchen Prozessen gerade der Ausdruck aggressiver Gefühle wie Hass oder Wut den Zugang zu primären Sehnsüchten öffnen. Dies ist dann kein quasi entleerender oder kathartischer Effekt, sondern es folgt der Spur der Entgiftung. In unserem Verständnis ist Aggression dadurch auch Antrieb, Brücke und Code zugleich für das »Eigentliche« – nach Bauer: Liebe und Zugehörigkeit.

Nähe und Distanz aus Leitungssicht

Es liegt in der Natur der körperpsychotherapeutischen Arbeitshaltung, dass man als Therapeut*in auch relativ dichten Körperkontakt zur*zum Patientin*Patienten zulässt. Wer damit nicht vertraut ist, oder solchen Kontakt sogar ablehnt, mag dabei Befremden empfinden – insbesondere vielleicht bei der Vorstellung von potenziell verletzungsträchtigen Übungen oder intensiven Körpereindrücken (Schweiß, Speichel, Geruch etc.). Vorbehalte und Bedenken diesbezüglich werden unter Umständen nochmals dadurch gesteigert, dass es sich bei den Gruppenteilnehmenden um forensisch-psychiatrische Patient*innen handelt. Nun arbeitet letztlich kein*e Therapeut*in genauso wie andere – auch innerhalb derselben Therapieschule nicht. Es sollte bei jede*r eine mehr oder minder bewusste Selbstregulation in Bezug auf Nähe und Distanz zu den Therapienehmenden stattfinden, die zur passenden Balancierung des Kontaktes dient.

Das für alle dabei gleich maßgebende Paradigma misst sich an der Nützlichkeit und Verträglichkeit für alle Beteiligten. So ist auch bei unserem körperlich nahen Vorgehen maßgebend, inwieweit es dem Verlauf der Gesamtbehandlung dienlich ist. Wenn Körperkontakt eine zu große Vertraulichkeit und somit Illusionen über die therapeutische Beziehung hin zu einer »Kumpelhaftigkeit« einlädt, wirkt er schädlich. Wenn der*die Patient*in sich in scheinbarer Vertraulichkeit angefasst fühlt, wirkt dies insbesondere dann übergriffig, wenn es implizit ein Macht- und Verfügungsgefälle transportiert. Weiterhin kann der Körperkontakt bei falschem Timing oder falscher Intensität bedrohlich oder sogar retraumatisierend wirken. All diesen Aspekten ist für die adäquate Regulierung von Nähe und Distanz mit dem Einsatz entsprechender Achtsamkeit Rechnung zu tragen. Körperpsychotherapeutisch Tätige müssen darauf hin geschult sein, auch bei intensivem Körperkontakt eine adäquate Beziehungsbalance regulieren zu können. Hierzu dient auch, wie zuvor geschildert, den Gruppenteilnehmenden eine Einführung in die spezielle »Kontaktkultur« der Gruppe zu geben, die von den Regeln im sonstigen Klinikalltag abweicht.

Die zentrale Rolle spielt aber das therapeutische Grundgesetz der achtsamen Selbstregulation – auch für die Therapierenden. Im Kontakt bedeutet dies, Körperberührungen immer durch die explizite Erlaubnis des Berührten zu legitimieren und die Akzeptanz dafür zu gewährleisten, sich aus Berührungskontakten jederzeit zurückziehen zu dürfen. Dennoch sind auch die Fehler und real geschehenden Übergriffigkeiten von beiden Seiten wertvoll. Sie stellen einvernehmlich akzeptierte Anlässe dazu dar, vergiftete Kontaktgestaltungsmuster zu problematisieren. Auf der Basis dieser Grundprinzipien bietet der Einsatz von Nähe und Körperkontakt spezielle Möglichkeiten, wenn dies auf authentische Weise der Persönlichkeit der*des Therapeutin*Therapeuten entspricht. Wer hier seine eigenen Begrenzungen nicht kennt oder nicht ausreichend achtet, schädigt sich nicht nur potenziell selbst, sondern gefährdet auch den therapeutischen Gewinn für die Patient*innen, die eine mangelnde Selbstfürsorge aufseiten der*des Therapeutin*Therapeuten als Kontaktvergiftung erleben können.

Vertrauen, Ohnmacht und Selbstfürsorge

In unserer Leitung der Gruppe bauen wir auf eine Grundhaltung, die auf Vertrauen, Beziehung und auf Ressourcenorientierung setzt. Bei den meisten Patienten im Maßregelvollzug sind mehr oder weniger klar diagnostizierbare Traumatisierungen zu finden, die sie in ihrer Grundhaltung zur Welt misstrauisch sein lassen. Vor diesem Hintergrund haben wir Grundsätze aus der Traumatherapie konzeptuell mit einbezogen. So liegt ein Hauptziel in der Arbeit mit traumatisierten Patient*innen darin, ihnen die Kontrolle über sich selbst zurückzugeben bzw. sie diese selbst finden zu lassen. Da der Kontrollverlust und die Erfahrung von Ohnmacht fester Bestandteil des Traumas sind, ja ursächlich zur Traumatisierung geführt haben, ist Fremdkontrolle wenig geeignet, hier Heilung anzuregen. Im Einklang mit Traumatherapien, wie sie die Ansätze von Reddemann (2007) und Sachsse (2002) beschreiben, setzen wir auf Ich-Stärkung und Selbstkontrolle der Patient*innen als wirksame Faktoren. So postuliert Reddemann dass es wichtig sei, dass diese Menschen immer das Gefühl behalten, die Kontrolle zu haben (2007, S. 41). Sachsse ist der Ansicht, dass traumatisierte bzw. borderlinegestörte Menschen erst dann mit Regeln umgehen können, wenn sie gelernt haben, sich selbst und ihrem Gegenüber zu vertrauen (2002, S. 100).

Unsere Form der Gruppentherapie enthält auch Aspekte eines Selbstfürsorgetrainings. Viele unserer Patient*innen haben sexuelle Übergriffe, körperliche Gewalt und frühkindliche emotionale Vernachlässigung erlebt. Diese Erfahrungen stören die Beziehung zu ihrem eigenen Körper erheblich. Sie sind oft nicht in der Lage dazu, ein gutes Körperselbstbild aufzubauen und die guten Seiten des eigenen Körpers genießen zu können. Es fehlt ihnen damit eine wichtige Ressource für die Entwicklung ihrer Persönlichkeit und auch für die Herausbildung einer positiven Identität. Die Störung des Körperbildes im Zusammenhang mit Traumatisierung ist inzwischen vielfach empirisch belegt (Sachsse, 2004, S. 100). Einen Überblick zu achtsamen Übungsformen für Patient*innen mit posttraumatischen Belastungsstörungen und Erfahrungen im Klinikkontext geben Dressler-Bellmund und Willach-Holzapfel (2009, S. 287ff., 297).

Im Folgenden möchte ich darauf eingehen, wie die Erfahrungsfelder der Patient*innen bzw. Klient*innen mit denen der therapeutisch Helfenden verwoben sein können und welchen Beitrag wir hier mit der Körperarbeit leisten können.

Psychohygiene und Resilienzstärkung in der Supervision für helfend Tätige

Die integrative Aggressionsarbeit wird von uns in der Klinik für Mitarbeiter*innen angewendet, die im Patient*innenkontakt stehen. Sie wird einzeln oder in Gruppen von Kolleg*innen genutzt, die z. B. Übergriffen durch Patient*innen ausgesetzt waren, als Berufsanfänger*innen ihre Selbstbehauptung stärken oder allgemein die Körpererfahrungsebene für sich nutzen wollen. Wir sehen diesen Ansatz auch für andere helfende Berufe als übertragbar an. Von daher stehen die Bezeichnungen »Patient*in« und »Klient*in« gleichbedeutend für diejenigen, auf die sich die professionelle Hilfe der Helfenden richtet.

Der Alltag vieler helfender Berufsgruppen ist – neben vielen befriedigenden und sinnvollen Momenten – im Allgemeinen geprägt durch Probleme und Ärgernisse wie Personalmangel, reale oder gefühlte Unterbezahlung, reale oder empfundene Fehler von Vorgesetzten usw. Die Stressbelastung bildet sich ab in Krankenständen, angespanntem Umgangston zwischen Kolleg*innen, Teamkonflikten, gestressten Vorgesetzten, Schlafstörungen, Alpträumen, Versagensgefühlen, vorzeitigen Berentungen. Manche Helfende neigen dazu, entweder alles als eigene Fehler, als die Schuld der Anderen oder der Verhältnisse zu sehen. Menschen in helfenden Berufen fehlt oft der Raum, um zu erspüren, wo ihre Ressourcen und Widerstandskräfte liegen – und wie sie diese erschließen und einsetzen können.

Darum bieten wir im klinikinternen Fortbildungsprogramm regelmäßig Gruppentermine zur Stärkung der eigenen Psychohygiene und Stressresilienz mit Supervisionscharakter an. In der körperorientierten Workshop-Atmosphäre lernen die Kolleg*innen, mithilfe der dialogischen Konfrontationsaufstellungen ihre Aktions- und Reaktionsmuster besser zu erkennen. Sie stellen sich eigenen Ängsten, Schamgefühlen und anderen Handlungsbarrieren, die im Alltagskontakt mit den meist schwer beziehungsgestörten Patient*innen, aber auch in den Teams zu negativen Effekten führen können. Solche zeigen sich als Eskalationen in Konflikten oder in übertriebener Zurückhaltung im

Kontakt. Gerade das Zurückstecken eigener legitimer Interessen kann krank machen, wenn etwa das Zurückweisen von unangemessenen Wünschen oder von grenzverletzendem Agieren nicht gelingt. Dies ereignet sich nicht nur im Spannungsfeld zwischen therapeutischem Personal und Patient*innen, sondern kann auch in interkollegialen Auseinandersetzungen um die Arbeitsorganisation hineinspielen. An diesen Spannungsfeldern setzt die Arbeit an der eigenen Psychohygiene durch Stärkung der Widerstandskräfte gegen Stress und zur Positionierung von Standpunkten an.

Die forensisch-psychiatrische Klinik stellt ein besonders verdichtetes Erfahrungsfeld dafür dar, dass alle Beteiligten ständig von vergifteten und vergiftenden Aggressionsdynamiken umgeben und durchdrungen sind. Die Patient*innen bringen traumatische Hintergründe in allen denkbaren Graden mit: Traumata, welche sie selbst erlitten und solche, die sie Anderen zugefügt haben. Trotz hoher Sicherheitsstandards ereignen sich traumatisierende Handlungen auch innerhalb der Klinik, wenn manche Mitarbeiter*innen oder Mitpatient*innen Opfer erneuter Übergriffe werden, die neue Traumata hinterlassen oder alte wiederbeleben.

Diese Verdichtung von Aggressions-Dynamiken weist ein beträchtliches *Vergiftungspotenzial* auf. Daher müssen wir umso mehr nach den *Entgiftungschancen* Ausschau halten. Hierbei hilft uns die bewusste Einbeziehung der eigenen Körperlichkeit, mit der wir in einem offenen Austausch über das, was als vergiftend erlebt wird, zu einer gegenseitigen Bestärkung finden können. So gesehen machen uns die Extreme innerhalb des forensisch-psychiatrischen Klinikfeldes besonders aufmerksam für unsere psychohygienischen Erfordernisse, die im Wesentlichen keine anderen sind als in anderen helfenden Berufsfeldern.

In der integrativen Aggressionsarbeit bringen die Teilnehmenden ein, wo sie mit ihren Handlungsmöglichkeiten an eine Grenze stoßen und machen diese zum Dreh- und Angelpunkt der Themenbearbeitung. Das Thema wird unter dem Aspekt betrachtet, ob und wie es einen »Energie-Knoten« enthält, an dem es zu stocken scheint, d.h., wo es nicht so recht weitergeht oder zum Ziel führt. Dabei ist offen, ob sich das in der betreffenden Arbeitsbeziehung verorten lässt oder ob es auf ein privates Konfliktthema verweist, dessen Auswirkungen in das Arbeitsfeld hineinragen.

In den supervisionsähnlichen Einzel- und Gruppensettings bilden wir eine Brücke zwischen arbeitsbezogenen und persönlich-privaten Themen. Im Unterschied und in Ergänzung zur klassischen Supervision, die vorwiegend auf verbaler Ebene arbeitet, beziehen wir die Körperebene explizit ein.

Hier wird der Selbsterfahrungsaspekt als Zugang genutzt. Entsprechend richtet sich das Angebot an Interessent*innen, die dafür offen sind, dies als Ressource zu nutzen.

Resilienz

Mit dem Begriff der *Resilienz* können wir die inneren Schutzkräfte benennen, die wir im Umgang mit den oft schweren Belastungen unserer Klient*innen benötigen.

Allgemein wird mit Resilienz die Widerstandskraft gegen Stress im Sinne von Überlastung bezeichnet. Das kann Menschen, lebende Systeme insgesamt, soziale Systeme, technische Systeme oder Materialien betreffen. Für all diese Bereiche gibt es je eigene Begriffsdefinitionen. In der Materialwissenschaft meint Resilienz die Haltbarkeit eines Materials bis zu der Grenze seiner Belastbarkeit. Das bringt gut auf den Punkt, worum es in der psychologischen Bedeutung auch bei uns Menschen geht: um unsere körperliche und seelische Widerstandskraft, die uns in die Lage versetzt, Stress verschiedenster Art so lange auszuhalten, bis wir eine Lösung für das Problem gefunden haben oder es auf eine Art hinnehmen können, bei der wir nicht ernsthaft erkranken oder gar sterben.

Ein Kollege gab mir den Hinweis, dass in der Arbeit mit Menschen der Begriff der *Elastizität* als Merkmal der Resilienz besser passen würde, als das der Widerstandskraft. Denn bei der Art von Stress, die im Umgang mit schweren psychischen Störungen entsteht, geht es um die Gestaltung von Kontakt und Beziehung und nicht primär um die Abwehr feindlicher Angriffe. Also zielen wir auf Resilienz nicht als Abwehr, sondern als die Fähigkeit, gerade in Grenzsituationen unserer Arbeit elastisch, d.h. fest und flexibel zugleich bleiben zu können.

Resilienz benötigt in unserer erweiterten Definition eine gesunde Aggressionsfähigkeit. Mit ihrer Hilfe können wir unsere eigene Handlungskraft und damit das Empfinden von Selbstwirksamkeit stärken.

Ohnmacht

Ohnmacht ist für Helfende ein schwer erträgliches Gefühl. Statt Ohnmacht nur passiv zu ertragen, kann die Körperarbeit den Zugang zu einer aktiven Bewältigung herstellen, wenn:

1. Wir nach allem Menschenermessen über keine wirksamen Mittel mehr verfügen, um ein Problem mit einer*einem Patientin*Patienten zu lösen, diesen Zustand der Machtlosigkeit aber nicht akzeptieren können. Dann droht Stress durch Selbstüberforderung. Bei der Bearbeitung geht es hier auf der Körper- und auf mentaler Ebene einerseits um Durchatmen und Loslassen und andererseits darum, sich von inneren und äußeren Antreibern abzugrenzen und gegenseitig in der Akzeptanz des Unabänderlichen zu bestärken. Hier können Atem-/Entspannungs-Übungen und die Dialogformen des Anlehnens helfen. Gegen innere Antreiber oder uneinlösbare Forderungen von Kolleg*innen helfen hingegen eher die konfrontativen Aufstellungen. Insbesondere das *Ringen mit dem inneren Dämon* hat sich dafür bewährt, einen inneren Antreiber im Außen anfassbar zu machen und sich mit und gegen diesen gleichzeitig zur erlösenden Haltung des Akzeptierens durchzuringen.
2. Wir uns dadurch gekränkt fühlen, dass uns ein*e Patient*in quasi ausbremst und in Ohnmacht versetzt, z. B. weil sie unser Interventionsangebot ablehnt bzw. nicht verwerten kann. Hier ist in der Regel eine untergründige Wut im Spiel und es hilft, mit dieser in den Schlagdialog zu gehen, um herauszufinden, was ihre Quelle und was das eigentliche Ziel der Wut ist. Nicht selten melden sich hier ungelöste Konflikte aus dem familiären Bereich, die sich auf die Patient*innenbeziehung übertragen können.
3. Wir durch einen gewalttätigen, bedrohlichen oder erniedrigenden Übergriff vonseiten einer*eines Patientin*Patienten unseres Grundsicherheits- oder Würdegefühls beraubt werden. Nach Übergriffen von Patient*innenseite hat sich die Kombination von situationsklärenden und ressourcenstärkenden Gesprächen mit ergänzender Körperarbeit bewährt. Hier geht es um Wut, Angst und das Gefühl von Lähmung. In Konfrontations- und Anlehnungsaufstellungen kann individuell an der Spannung zwischen der Wut über die zunächst verlorene Sicherheit und dem gestiegenen Bedürfnis nach haltgebender Nähe gearbeitet werden. Auch hier können biografische und familiäre Beziehungskonstellationen aufscheinen, die Gedanken des Zweifelns und Gefühle der Verzweiflung zusätzlich aufladen. Gleichzeitig können sie Hinweise für wichtige erreichbare Ressourcen liefern, um aus dem akuten Ohnmachtsgefühl wieder herauszufinden. Meistens stellt hier der Schlagdialog eine Brücke zwischen verzweifelter Wut und dem Wiedererlangen des Selbstwirksamkeitsempfindens dar.

Kapitulation vor Widersprüchen

Es kann passieren, dass wir uns vermeintlich, aber irrtümlich am Ende unseres Lateins und unserer Kompetenz fühlen, weil wir die Lösung für ein Problem nicht finden können, obwohl sie möglich erscheint. Hier kann die Kapitulation vor grundsätzlichen Widersprüchen im Spiel sein, die uns wie eine diffuse Wolke einhüllen und unsere Resilienz untergründig angreifen.

In der forensischen Klinik erleben wir ein äußerst widerspruchsgeladenes Konfliktfeld zwischen den schrecklichen Tatverläufen der Patient*innen und deren oft nicht minder schrecklichen eigenen Opfererfahrungen. Zusätzlich leiden sie meist unter Verlassenheit, Vernachlässigung, Heimatverlust oder Beschämungen, die zum Verlust von Würde und Ehre und zu sozialer Ausgrenzung führen. Wir geraten dann unter Umständen in einen schwer zu lösenden Widerspruch. Einerseits brauchen wir eine gesunde Abgrenzung zu einem Menschen, der für uns Auslöser von vielerlei unangenehmen Gefühlen ist. Andererseits kann Abgrenzung gerade nicht das Mittel der Wahl sein, wenn wir ihm umgekehrt näherkommen wollen, um unseren Hilfsauftrag zu erfüllen. Wie gut gelingt es uns, mit unserer inneren Resonanz zu Menschen elastisch genug umzugehen, wenn diese massive Traumatisierungen durch körperliche Gewalt, sexuellen Missbrauch oder Kriegserlebnisse mitbringen und gleichzeitig selbst Gewalt ausgeübt haben?

Therapeutisch Tätige kennen das Gefühl, dass es einen förmlich überschwemmt, was einem an erlittenem und weitergereichtem Leid in Gestalt traumatisierter Klient*innen entgegentritt. Es kann leichter fallen, diese Empfindungen gar nicht erst bewusst zuzulassen. Wir grenzen uns dann innerlich und auch äußerlich in unguter Weise zu früh und zu harsch ab und verwechseln es damit, »professionell« mit dem beladenen Menschen umzugehen. Dann haben wir die Elastizität in unserer Resilienz verloren bzw. wir haben sie selbst sabotiert.

Übertragung und Projektive Identifikation

Bei der Überwindung dieser Selbstsabotage der eigenen Resilienz-Elastizität hilft es, sich die Dynamik der Übertragung und Gegenübertragung bewusst zu machen. In der Tiefenpsychologie spricht man von Übertragung, wenn z.B. eine Patientin eine Figur aus ihrem Leben unbewusst im Therapeuten gespiegelt sieht und deswegen wütend auf ihn wird oder die Therapie abbricht, weil sie sich von einer kritischen Äußerung gekränkt fühlt. Die Gefühle, die das wiederum im Therapeuten auslöst, nennt man Gegenübertragung. In den Behandlungsteams haben alle Berufsgruppen – nicht nur die Psychotherapeut*innen – mit dieser Dynamik zu tun.

In der Körperpsychotherapie betrachten wir Gegenübertragungen auch auf der Körperebene. Leitfragen sind beispielsweise: Was löst mein Gegenüber in mir aus? Warum fühle ich mich z. B. immer wieder bedrückt, wenn ein bestimmter Mensch den Raum betritt, obwohl ich mich grade noch anders gefühlt habe? Wo genau spüre ich die Bedrückung im Körper? Diese Dynamik von Gegenübertragung ereignet sich ständig in allen Begegnungen, die wir haben, sie sind aber meist nicht von so großer Bedeutung, als dass wir uns darüber eingehender Gedanken machen müssten. Aus der therapeutischen oder sozialpädagogischen Berufsrolle heraus, wenn wir einer*einem psychisch belasteten Klientin*Klienten begegnen, und besonders wenn wir bei jemandem von Traumatisierungen ausgehen müssen, hat diese Dynamik hingegen schnell eine wichtige Bedeutung. Und hier setzt auch das Erfordernis an, sich um die eigene Resilienz und Stressbalance zu kümmern.

Dies ist um so mehr der Fall, wenn sich das ereignet, was in der analytischen Therapie *projektive Identifikation* genannt wird: Damit ist gemeint, dass wir uns in unserem Verhalten und im Habitus ungewollt in der Rolle wiederfinden, die z. B. ein Klient auf uns überträgt. So können wir uns tatsächlich ärgerlich und ablehnend ihm gegenüber fühlen und reagieren, obwohl das eigentlich nicht unserer eigenen Einstellung zu ihm entspricht. Wir agieren dann aufgrund der vom Klienten in uns hineininduzierten Erwartung so, wie die Person, die er in uns verkennend sieht, d.h., wie die Person, die sie auf uns projiziert hat. Das kann beispielsweise die Reaktion auf extremes Misstrauen des Klienten sein. Dann fühle ich immer wieder Schuldgefühle, wenn ich ihm begegne, und wundere mich, dass ich das Gefühl nicht loswerde, ihm massiv etwas schuldig zu sein, dabei aber ganz genau spüre, dass ich diese Schuld niemals abtragen könnte. Ich fühle mich emotional wie in der Falle und kann vielleicht kaum noch wahrnehmen, über welche Stärken und Ressourcen dieser Mensch dennoch verfügt.

Übertragung als Ressource

Was immer ein traumatisierter Mensch in mir an Schrecken, Misstrauen oder gar an Gewaltfantasien quasi deponiert, kann mich zunächst stimmungsmäßig nach unten ziehen und auch zu einer rigiden Abwehr provozieren. Ich kann mich aber darin üben, diese Gefühle in mir wie in einem Behälter wahrzunehmen, in dem ein energiegeladener Prozess stattfindet – getreu dem Containment-Prinzip (wie im vorigen Kapitel beschrieben). Dann kann ich vielleicht trotz sehr unangenehmer Gefühle, mit denen ich mich unter Umständen sogar mir selbst gegenüber fremd fühle, etwas Wichtiges würdigen: nämlich dass dieser Übertragungsprozess sehr wahrscheinlich eine wichtige Rolle zum Selbstschutz meines Schützlings darstellt. Was ich im Moment noch als Ausdruck einer Krankheit, Störung etc. in seiner dysfunktionalen Wirkung fokussiere, stellt möglicherweise auf einer anderen Ebene bereits eine Bewältigung dar, oder mindestens den Beginn davon. Wenn ich entscheiden kann, mir dies doch nicht vom Leib zu halten, sondern zulasse, mit der traumatisierten Person in Kontakt und in Beziehung zu treten, dann öffnen sich Chancen. Diese können wir in besonderer Weise nutzen, wenn wir es bewusst zulassen, uns auch körperlich vom Trauma oder auch von der Schuld der Klient*innen »angefasst« zu fühlen. Vielleicht merken wir dies zunächst nur in Form des oben genannten »Energieknotens«.

Mit den Methoden aus der KPT können wir an diesem Punkt die Körperebene nutzen. Dann fragen wir z. B. nicht nur, wie es der*dem Kollegin*Kollegen mit dem geschilderten Problem geht, sondern auch, wo im Körper sie es konkret spürt, wie es ihr geht – woran sie sinnlich die Gefühlsbewertung ableitet, z. B. niedergeschlagen, angstvoll, oder ratlos zu sein. Die Energieknotenpunkte dafür sind z. B. Verspannungen im Nacken, Herzklopfen, Schweißausbrüche oder Kraftlosigkeit in bestimmten Körperzonen und viele andere. Von da aus können wir dann aus der »Toolbox« der Aggressions-Dialog-Arbeit eine Interventionsform nutzen, um aus einem Ohnmachts- oder Schwächezustand herauszufinden und ihre Energie wieder nach vorne richten zu können.

Fazit

In der Gruppen- und Einzelarbeit für das therapeutische Personal nutzen wir die Möglichkeit, körperlich die Energie in Konfliktdynamiken und auch im Übertragungsgeschehen spüren zu können. Dann können wir der Energie mithilfe der dialogischen Konfrontationsformen und weiterer körperorientierter Settings eine neue Richtung geben bzw. sie (wieder) in Bewegung bringen. Wir ermuntern die Kolleg*innen dazu, das Erleben im Klinikalltag in seiner Wechselbeziehung mit privaten Beziehungen im geschützten Raum der »Körpersupervision« zu thematisieren. Das bedeutet, sich der eigenen Körperenergie und damit seiner Vitalität wieder zu bemächtigen – ein (Re-) Empowerment, das ihnen hilft, sich am eigenen Schopf aus der Ohnmacht zu ziehen.

Empowerment in spezieller Lebenslage: Seminar mit Blinden und Sehbehinderten

Im Gegensatz zu den übrigen Anwendungsfeldern, in denen jeweils eine Vielzahl einzelner Veranstaltungseinheiten den Erfahrungshintergrund bilden, besteht dieser hier aus einem einzigen Wochenendseminar. Ich bringe es ein, weil es den Anstoß dafür gab, Ziel und Ergebnis der Aggressionsarbeit als *Empowerment* zu charakterisieren. Es steht auch stellvertretend als Modellbeispiel dafür, wie die Aggressions-Dialog-Arbeit für spezielle Zielgruppen nutzbar ist, z. B. wenn es um den Umgang mit Behinderung geht.

Auch bei diesem Wochenende ging es um die gute Kraft in der Aggression. Darum, etwas wirklich zu wollen und darauf zuzugehen, sein Recht zu verteidigen und sich zu nehmen, was einem zusteht – oder wütend zu sein, wenn man es versagt bekommt. Doch der lebenspraktische Alltag der blinden und stark sehbehinderten Teilnehmenden, in dem sich dies alles ereignet, unterscheidet sich gravierend von dem von Menschen ohne ernste Behinderungen. Es geht um handfeste Barrieren, Diskriminierungen und Ausgrenzungen. Aber es geht auch um subtilere Dinge.

Menschen mit Behinderungen stehen oft vor einer besonderen Herausforderung, wenn es darum geht, durchsetzungsstark für die eigenen Interessen einzutreten oder sich erfolgreich abzugrenzen. Zum einen nämlich müssen sie häufiger etwas einfordern (z.B. die Erlaubnis, eine Assistenzperson zu einer Weiterbildungsveranstaltung mitzubringen) und sich häufiger gegen unerwünschte Zuschreibungen oder auch übergriffige Hilfsangebote abgrenzen (»Das können Sie doch gar nicht, das mache ich mal schnell für Sie!«). Zum anderen aber sind Menschen mit Behinderungen häufiger als andere auf das Wohlwollen ihres Gegenübers angewiesen. Sie befinden sich damit in besonderem Maße in einer Abhängigkeitsposition, z. B. wenn es im Ermessen eines Sachbearbeiters liegt, ob er Hilfen gewährt, aber auch in persönlichen Beziehungen, in denen Freunde oder Angehörige manchmal gewissermaßen Assistenzaufgaben übernehmen.

Innerhalb bedeutsamer Beziehungen für sich einzutreten und sich abzugrenzen ist also eine Kunst, die Menschen mit Behinderungen in besonderer Weise entwickeln müssen. Eigene aggressive Potenziale kennenzulernen, Berührungsängste mit ihnen abzubauen und zu einem verantwortungsvollen und sicheren Umgang mit ihnen zu gelangen, kann hierzu einen wertvollen Beitrag leisten.

Grundsätzlich durchlaufen die Teilnehmenden dieser Zielgruppe das Grundprogramm mit allen Übungsfeldern. Es braucht dort Anpassungen, wo der Tastsinn und das Gehör zur Ortung von Personen und Dingen Funktionen erfüllen wie sonst der Sehsinn bei anderen. Bei der Stand-Stoß-Übung bleibt man enger im Handkontakt und bei der Schlag-Übung dominiert das Hinhören zum Gegenüber über den Blickkontakt. Stark sehbehinderte Teilnehmende beziehen unter Umständen noch optische Eindrücke von Körperhaltung und Gestik ein, während Blinde in besonderer Weise den Klang der Stimme, die Intonation der Worte und das Knallgeräusch zur Auswertung der Schlageenergie fokussieren. Beim Ringen profitieren die Teilnehmenden besonders davon, dass der Sehsinn keine besonders relevante Rolle spielen muss. Hier kann das taktile Moment die Hauptspur bilden.

Für mich als Leiter und als einzigen normal Sehenden im Raum erbrachte das Seminar mehrfach unerwartete Erkenntnisse. Zunächst fand ich mich in der absoluten Minderheit wieder und musste entgegen dem Gewohnten meine Erfahrungsweise erklären. Noch überraschender war der Einblick in die Kompetenz der Teilnehmenden, sich mit ihrem Fähigkeitenprofil in der Welt zu bewegen, das sich nicht mehr als defizitär ausnahm, sondern als speziell. Aus einer ähnlichen Erkenntnisdynamik heraus sind auch die Restaurants entstanden, in denen die sehenden Gäste in komplett dunklen Räumen von blindem Personal bedient werden. Der springende Punkt dabei ist, dass die Normalitäten umgekehrt sind.

Hier eine Prozessbeschreibung von damals:

Übungsbeispiel zu Empowerment in spezieller Lebenslage als Blinde

Bettina (Name geändert) ist eine beherzte Frau, die sich – obwohl, oder eher weil von Kindheit an blind – schon vieles im Leben erkämpft hat. Sie hat ein Theologiestudium abgeschlossen und absolvierte diverse Auslandsaufenthalte. Sie hat demnächst eine Herausforderung vor sich, die ihr Bauchschmerzen bereitet: sie wird zum ersten Mal eine Predigt halten und fürchtet, sich nicht genug mit den Menschen verbunden fühlen zu können, wenn sie deren Reaktionen nicht sehen kann. In unserem Wochenendseminar nutzt sie insbesondere die »Schlagdialog«-Übung. Die Übenden sind darauf vorbereitet, das Energiegeschehen im ganzen Körper zu spüren, d. h. zu fühlen, wie sich über den Atem, die Stimme und über den geerdeten Stand mit federnden Knien die Wahrnehmung für den ganzen Körper herstellt. Bettina erkennt die Übung schnell als Gelegenheit für sich, einen direkten Ausdruck für ihre Kraft zu finden. Sie thematisiert mit den Schlägen, wie stark sie die bevorstehende Unsicherheit bei der Predigtpremiere fürchtet und kann mit dem Griff um das Schlagholz buchstäblich erfassen, wie sehr sie sich in ihrem Selbstgefühl davon gefesselt fühlen könnte. Nun kann sie diese Energie in den Bogen des Schlages leiten und das Bild des Gefesseltseins in ein Bild des *Fesseln-Sprengens* verwandeln. Dabei benutzt sie ihre Stimme, um ihrer Freude mit einer Prise Triumph darin bei allen Umstehenden deutlich Gehör zu verschaffen.

Einige Monate später sandte Bettina eine Rückmeldung zu ihrer Predigt:

»Ich trug die Predigt vor, die ich für mein Examen schrieb, leitete aber auch den ganzen Gottesdienst. In der Gemeinde war ich fremd und trotzdem war die Kirche dann mit 70 Leuten voll besetzt. Es gibt dort kein Mikro und so ist ein lautes und deutliches Sprechen noch wichtiger. Nun hatte ich ja vor einem Jahr schon einmal einen Gottesdienst geleitet und brachte daraus positive Erfahrungen mit, trotzdem hat mir die Erinnerung an diese wunderbare Schlag- und Schrei-Übung sehr dabei geholfen, selbstbewusst vor dem Altar zu stehen und mir stimmlich und durch meine körperliche Präsenz den Raum zu nehmen, den ich ja in der Rolle der Pastorin auch einnehmen und ausfüllen muss. Da würde es nicht so gut kommen, zwar da vorne zu stehen, aber zu suggerieren: Eigentlich will ich ja gar nicht, dass mich auch die Leute in der letzten Reihe hören … Im Vorfeld erinnerte ich mich jedenfalls sehr an diese Übung und mein positives Gefühl daraus und fühlte mich dann in der Kirche so wohl da vorn und hatte wohl auch eine tolle Ausstrahlung, wie mir später von verschiedenen Seiten rückgemeldet wurde. Von daher kann ich auf jeden Fall sagen, dass mir der Workshop geholfen hat, meinen Standpunkt zu behaupten, klar zu vermitteln und mir meinen Raum zu nehmen, d. h. selbstbewusst aufzutreten.«

Das Beispiel von Bettina dokumentiert in meinen Augen, wie die dialogische Konfrontationsarbeit Menschen in sehr speziellen Lebenslagen Rückenwind und Bestärkung für ihre Authentizität und ihre Selbstwirksamkeit geben kann.

Dies erfassen wir in dem Begriff des Empowerment, weil der Effekt auch weiterwirkt, nachdem der Rückenwind als energetischer Prozess längst verweht ist. Was weiterträgt, ist der qualitative Aspekt der Selbstermächtigung, der sich durch die Autonomieerfahrung im Zusammenwirken von Authentizität und Selbstwirksamkeit ergibt. Diese Verbindung des energetischen Sich-mächtig-Fühlens und des inhaltlich-qualitativen Ermächtigt-Werdens kann man als ein initiatorisches Moment begreifen, das nachhaltig wirkt.

Teil V Ergänzungen und Ausblick

Vertiefung und Verbreiterung – dies sind die Stichworte für einige offene Überlegungen in diesem letzten Teil und meint auch das, was Andere mit den Inhalten dieses Buches vertiefend und verbreiternd anfangen könnten. Das betrifft die theoretische Verknüpfung mit relevanten anderen Wissenschaftsdisziplinen und Verbindungslinien zu anderen Beratungs-, Trainings- und Therapieverfahren. Und sicherlich bleiben noch viele offene theoretische Fragen und Fehler zu klären sowie empirische Untersuchungen vorzunehmen, bevor wir mit dem Entwicklungsstand unseres Arbeitsansatzes zufrieden sein können.

Es würde mich auch freuen, wenn nach genügend solchen Klärungen pädagogisch Tätige Nutzen aus der Aggressions-Dialog-Arbeit für ihr Feld ziehen könnten, hier sehe ich z. B. die Möglichkeit, in Zusammenarbeit mit Erziehungsexpert*innen zu einem erfahrungsbasierten Lehrstoff im Sinne von Aggressions-Kompetenz beizutragen. Wobei dies nicht bei Null beginnen würde, denn hierzu gibt es bereits zahlreiche Konzepte. Vielleicht wäre es sogar wirksamer, wenn zunächst Lehrkräfte anfingen, den Ansatz für ihre eigene Psychohygiene und Stressresilienz einzusetzen.

Ein weiteres Einsatzfeld wäre die Behandlung von Depression und Burnout – vor allem in Kliniken, in denen schon körperorientiert gearbeitet wird.

Weiterhin wirft die Arbeit mit Aggression Fragen weit über den Tellerrand therapeutischer und sonstiger geschützter Räume auf. Man kommt nicht umhin zu klären, in welchem gesellschaftlichen Kontext man sich selbst als Anleitende*r oder die Teilnehmenden stehen sieht. Stichworte dafür sind gewaltfördernde Strukturen, Gewaltprävention und die Veränderung sozio-ökologisch schädigender Verhaltensweisen einschließlich des herrschenden Konsumismus.

Auf einige dieser Fragen will ich in den folgenden Abschnitten noch einmal eingehen, doch zunächst folgt die Diskussion um den Aggressionsbegriff.

Zur Kontroverse um den erweiterten Aggressionsbegriff

Wie in der Einleitung benannt, gibt es das Dilemma mit der Begrifflichkeit der Aggression. Man kann sie eng oder weit definieren. Mit der engen Definition gehen wir täglich um, sie meint das absichtsvolle Schädigen oder Bedrängen anderer Menschen, Angriffe auf deren Besitz oder auch Tierquälerei. Dies kann sich mit dem Begriff der Gewalt überschneiden und wird oft auch gleichgesetzt. Es gibt andererseits die weite Definitionsmöglichkeit, die sich an die lateinische Urbedeutung des Verbes »aggredi« anlehnt, was nicht mehr und nicht weniger als »herangehen« bedeutet. In der weiten Bedeutung ist das gesamte aktive, sozusagen nach vorne gehende, etwas in Angriff nehmende Handlungspotenzial des Menschen gemeint, das je nach Situationen, Zielen und Bewertungen positiv oder negativ bzw. konstruktiv oder destruktiv zur Wirkung kommen kann. Ich habe die historischen Bezüge für unsere Verwendung dieser Sichtweise bei F. Perls und W. Reich bereits an anderer Stelle ausgeführt (siehe S. 108ff., 111ff.).

Aus nachvollziehbar guten Gründen treten hingegen die meisten Fachleute, die sich in neuerer Zeit mit Aggression und Gewalt befassen, für eine enge und klare Definition ein. Der Aggressionsforscher Hans-Peter Nolting drückt es so aus:

> »In der weiten Fassung ist der Begriff ›Aggression‹ unbrauchbar und überdies überflüssig, denn er meint im Grunde dasselbe wie ›Aktivität‹. Tatkraft und Destruktion werden in einen Topf geworfen; und man kann sich verhalten, wie man will, man ist praktisch immer aggressiv. Bei einer solchen Definition bleibt mithin reichlich verschwommen, welche Phänomene man eigentlich erklären und ggf. vermindern möchte. Wenngleich der Zusammenhang von (schädlicher) Aggression und allgemeiner Aktivität des Organismus für eine Theorie der Aggression von Interesse ist, sollte der Aggressionsbegriff doch seine spezifische Bedeutung behalten« (Nolting, 1998, S. 25).

Dem mag man kaum widersprechen und die Vertreter eines weiten Begriffes werden verständlicherweise als eine eher zu belächelnde Randgruppe aus »altsprachlich versierten, humanistischen Kreisen« (Bauer, 2011, S. 47) angesehen. Joachim Bauer hält diese Begriffsweitung auch aus neurobiologischer Sicht für nicht haltbar, weil das Motivationssystem im menschlichen Organismus, quasi das »aggredi«-System ein ganz anderes sei als dasjenige, das die Aggression im Sinne des Angriffs steuere. Das konstruktive aktive Aufeinander-Zugehen sei vom Motiv der Zuneigung und der Akzeptanz geprägt, die Aggression hingegen entstehe als Abwehr von körperlichen Schmerzen, aber auch über den psychischen Schmerz durch soziale Ausgrenzung (ebd.).

Bauer geht aber auch auf die kommunikative Funktion der menschlichen Aggression ein (vgl. 2011, S. 63). Sie signalisiere, dass ein von Schmerz oder Ausgrenzung betroffener Mensch nicht bereit oder in der Lage sei, eine soziale Zurückweisung zu akzeptieren. Für diese kommunikative Funktion brauche es aber eine angemessene Form. Trete die aggressive Äußerung am falschen Ort, zur falschen Zeit und in der falschen Dosierung auf, verschärfe sie das Problem, das sie eigentlich beseitigen wolle (ebd.).

Dies entspricht exakt dem, womit wir unser Konzept der *Vergiftung der Aggression* begründen (siehe in Teil II, S. 101f.). Was wir mit der neurowissenschaftlich so angreifbaren weiten Fassung des Aggressionsbegriffes erreichen wollen, ist, genau diese kommunikative Funktion der Aggression wie mit einem Brennglas herauszustellen. Wir wollen den weiten Begriff des »aggredi«, also des Auf-den-Anderen-Zugehens, neu aufstellen und von der oben kritisierten Schwammigkeit befreien. Dafür haben wir das Vergiftungskonzept eingeführt. Wir sehen darin den Wert für die Selbsterforschung des offensiven Handlungspotenzials aus der subjektiven Sicht der Übenden. Die Erweiterung schafft die Erlaubnis, aber auch die Aufforderung, sich sozusagen *konstruktiv auch mit der eigenen destruktiven* Aggression zu befassen, d.h. zu entdecken, was darin an Potenzial verborgen ist. Dazu müssen Verleugnungen genauso wie Verharmlosungen überwunden werden.

Jenseits der begrifflichen Feinheiten sagt auch Bauer:

> »Erfolgreich kommunizierte Aggression ist konstruktiv. Aggression, die ihre kommunikative Funktion verloren hat, ist destruktiv« (2011, S. 63).

Mit Bezug auf meine Ausführungen zum Aggressionsbegriff in der Gestalttherapie (siehe Teil II, S. 108ff.) will ich hier auch noch einmal Hilarion Petzold zitieren, der vor dem Hintergrund seiner eigenen Wurzeln in der Gestalttherapie hart mit deren Aggressionsbegriff ins Gericht geht (vgl. 2003). Wenn an der gestalttherapeutischen Position einer »konstruktiven Wertung« der Aggression auch nur die Möglichkeit eines Irrtums oder einer Missverständlichkeit hafte, sei das ein Grund, diese Position aufzugeben und durch eine klarere, bessere Position (etwa der Assertivität, der Selbstbehauptung, des Muts, der Zivilcourage) zu ersetzen (vgl. ebd., S. 3f.). Petzold sieht keinen Sinn darin, einen Begriff wie Aggression quasi subkulturell umzudefinieren, dies führe zu kognitiver Dissonanz, stifte Verwirrung und führe zu bedenklichen Verkennungen des Aggressionsphänomens und zu Verwechslungen mit »Mut«, »Zivilcourage« oder »Selbstbehauptung« (ebd. S. 5).

Kritische Positionen wie diese haben wir über die Jahre immer im Hinterkopf gehabt, konnten aber bei der Verwendung unserer erweiterten Terminologie im Rahmen unserer Arbeit keine Verwirrungen oder Begriffsverwechslungen bei Teilnehmenden, Patient*innen oder Gesprächspartner*innen feststellen. Den Grund sehe ich darin, dass wir im Arbeitskontext nie einfach nur von »der Aggression« sprechen, sondern sie erklärend mit *vergiftet* oder *konstruktiv* beschreiben. Wir haben den Eindruck, dass die Beteiligten ohne Mühe diese erweiterte neben der eindeutig allgemein-negativen Bedeutung als Arbeitsbegriff im Übungskontext verstehen und als für sich erhellend einordnen.

Hintergrundwissenschaft zu Aggression und Gewalt

Für die Arbeit mit der Begegnung zu aggressiven Impulsen und Einstellungen existiert ein breiter wissenschaftlichen Hintergrund aus zahlreichen Disziplinen, der für vertiefende Betrachtungen reichhaltiges Material bereitstellt. So würde es lohnen genauer zu schauen, was denn nun eigentlich alles zur Vergiftung von Aggression führen kann und wie sich solche Dynamiken danach unterscheiden, um welche Kategorie von Aggression es sich jeweils handelt.

Erich Fromm beschrieb in seinem umfassenden Werk über die *Anatomie der menschlichen Destruktivität* (1991 [1973]) verschiedene Arten der Aggression/Destruktivität und ihre jeweiligen Voraussetzungen (ebd., S. 207ff.). Er benennt als gutartige Aggressionskategorien die *Pseudoaggression*, die keine Schädigungsabsicht habe, wozu *spielerische* Aggression wie im Kampfsport und Aggression als *Selbstbehauptung* zählten. Weiterhin auf der gutartigen Seite, weil sie *biologisch adaptiv und dem Leben dienend* seien, sieht Fromm die Kategorie der *defensiven* Aggression, wozu der Kampf um Freiheit zähle. Und auch der gewissermaßen normale *Narzissmus*, auch als Gruppennarzissmus, gehöre noch dazu, soweit er der Verteidigung des eigenen Selbstbildes oder der Überhöhung der eigenen Gruppe diene (vgl. ebd., S. 225ff.). Außerdem gebe es die defensive Aggression aus dem *Widerstand* gegen jeden Versuch, verdrängte Bestrebungen und Fantasien bewusst zu machen, dazu noch die *konformistische* Aggression aus sozialer *Anpassung* heraus und schließlich die *instrumentale* Aggression, um sich zu verschaffen, was man zu benötigen meint (vgl. ebd., S. 230ff.). Was Fromm dabei als »gutartig« bezeichnet, muss nicht mit »harmlos« verwechselt werden. Er versucht vielmehr hier eine Grenze zu markieren, bis zu der Menschen in ähnlicher Weise wie Tiere lediglich darum bemüht sind, ihr Lebensfeld zu gestalten.

Für das, was Menschen vom Tier unterscheidet, stellt Fromm die Kategorisierungen der *bösartigen Aggression* an, die nicht adaptiv und deshalb lebensschädlich sei (vgl. ebd., S. 245ff.). Dazu zählt er Rachebestrebungen, ekstatischen Rausch der Gewalt (aus entgrenzter Lust an der Wirkmächtigkeit), rituelle Anbetungen der Gewalt, Sadismus und Nekrophilie (vgl. ebd., S. 306ff.).

Seine Kernthese besteht darin, »dass die Destruktivität und die Grausamkeit des Menschen nicht aus seinem tierischen Erbe oder aus einem destruktiven Instinkt zu erklären ist« (ebd., S. 209). Es gelte zu untersuchen, »inwiefern und bis zu welchem Grad die spezifischen Bedingungen der menschlichen Existenz für die Qualität und Intensität der menschlichen Lust am Morden und Quälen verantwortlich sind« (ebd.). Dabei seien Faktoren im Spiel wie die künstliche Lebensumgebung von Menschen in Städten, mit der Enge von Lebensräumen, Armut u. a. (ebd., S. 127ff.). Es sei aber nicht die Bevölkerungsdichte an sich, die Aggression erzeuge, sondern der Verlust echter Bindungen, der Mangel an Gemeinschaft mit menschlichen Proportionen, was er (in Bezug auf die westliche Welt) die »Anomie[30] der Industriegesellschaft« nennt (ebd.). Richtige Ernährung und anständige Wohnung reichten nicht aus, wenn dennoch »der Konsum von Dingen und die Feindseligkeit gegen unsere Mitmenschen zum beherrschenden Prinzip für unser soziales und individuelles Leben«

30 Zustand, in dem die Stabilität der sozialen Beziehungen gestört ist (Duden, 2001, S. 166).

geworden seien (vgl. ebd., S. 130). Die gesellschaftliche Anomie der Industriegesellschaft sei nur zu beseitigen, wenn sich ihre gesamte geistige und gesellschaftliche Struktur ändere. Dafür müssten »die Beziehungen zu unserem Nebenmenschen und die Ausdrucksmöglichkeiten für die eigenen Kräfte« das beherrschende Lebensprinzip werden (vgl. ebd.).

Klaus Wahl gibt einen neueren biologischen, psychologischen und sozialwissenschaftlichen Überblick (2009). Er führt z. B. Unterscheidungen auf zwischen *feindseliger* und *instrumenteller* Aggression (vgl. ebd., S. 7) oder auch zwischen reaktiver, affektiver, defensiver, impulsiver und somit *heißer* Aggression in Abgrenzung zu proaktiver, instrumenteller, planerischer und somit *kalter* Aggression (vgl. ebd., S. 9f.). Im psychiatrischen Kontext wird wiederum bezüglich Verhalten zwischen *instrumentell-dissozial*, *impulsiv-feindselig* und *ängstlich-aggressiv* differenziert (vgl. ebd., S. 10). Wahl stellt zum Schluss seines Überblicks ein Modell interdisziplinärer Aspekte von Aggression und Gewalt vor, bei dem individuelle Faktoren, wie Genetik, Wahrnehmung, neurophysiologische Prozesse, Persönlichkeit u. a. mit denen von Gruppen und Institutionen in ihrem sozio-historischen und ökonomischen Kontext verbunden betrachtet werden können (ebd., S. 169ff.).

Auch für die Beschreibung individueller Dynamiken liegt noch Interessantes für unseren Ansatz bereit. So wäre es lohnend, mit dem psychoanalytischen Konzept der Mentalisierung von Peter Fonagy (2004) darzustellen, was wir in der Übungsarbeit konkret erleben. Das hieße zu beschreiben, wie sich mithilfe der dialogischen Aggressionsarbeit die Fähigkeit der Übenden verbessern lässt, »schwierige« Gefühle wie Wut, Hass, Scham und Vernichtungsimpulse wahrzunehmen und zu benennen. Mentalisierung bedeutet dabei: sich ein Bewusstsein und einen Begriff von verschiedenen Ebenen des Erlebens im Kontakt mit jemand Anderem zu machen (vgl. Schultz-Venrath, 2013, S. 81). Dazu gehört in einer komplexen Beschreibung: sich der eigenen Gefühle bewusst zu sein; Bewusstheit über die Gefühle Anderer zu erlangen; zu verstehen, was man selbst gegenüber Anderen fühlen könnte; was Andere in Bezug auf einen selbst fühlen könnten und zu guter Letzt noch in der Lage zu sein, die Interaktion zwischen sich und jemand Anderem aus einer dritten Position zu verstehen (ebd.). Pragmatisch und einfach heißt das: sich Gedanken und Gefühle vergegenwärtigen – bei sich und Anderen (ebd., S. 82).

Ulrich Schultz-Venrath geht in seinem *Lehrbuch Mentalisieren* darauf ein, wie wichtig die Einbeziehung der Körperebene zur Integration von

Kognition und Affekt für das Mentalisieren ist (ebd., S. 83). Entsprechend stellt Geuter die ganzheitlichen Zusammenhänge und die Entwicklung des Mentalisierens bei der Entstehung des Selbst dar (vgl. 2015, S. 217ff.).

Mentalisieren heißt im Sinne unserer Arbeit, auch Gedanken und Gefühle am schattigen Ende des Aggressionsspektrums in sein Selbstbild zu integrieren. In diesem Sinne soll unser Ansatz mit seiner weiten Bedeutung der Aggression helfen, alle Zustände im weiten Spektrum wahrnehmen und beschreiben zu können – nur dann ist Ver*antwortung* möglich: Antwort erfordert sprachliches Bewusstsein.

Fonagy hat aus dem Konzept der Mentalisierung heraus auch einen psychoanalytisch-bindungstheoretischen Erklärungsansatz zu Persönlichkeitsstörungen und Gewalt formuliert (2006), der sich mit dem Misslingen früher Bindungsvorgänge zwischen Kind und der primären Bezugsperson befasst. Dieser Komplex früher Bindungsstörungen stellt einen wesentliches Ursachenfeld für Aggressivität und Gewalt dar. Hieraus und aus psychoanalytischen Theorien zum Narzissmus ergeben sich wichtige Hintergründe für ein vertieftes Verständnis der individuellen Ursachen für das, was wir Vergiftung der Aggression nennen. Sie sind bezüglich der Einflüsse, die zu gestörten Eltern-Kind-Bindungen führen, nicht von gesellschaftlichen Ursachen zu trennen.

Gesellschaftliche Aspekte

Werner Eberwein[31] konfrontierte mich in einer E-Mail mit pointiert kritischen Argumenten zur gesellschaftlichen Dimension von Aggression und Gewalt. Seiner Ansicht nach kann die Unterscheidung zwischen konstruktiver und destruktiver »Aggression« nicht außerhalb des sozialen Kontextes getroffen werden:

> »Was dem einen ein demokratischer Aufstand ist, ist dem anderen eine terroristische Attacke. Was war zum Beispiel die Landung der Amerikaner in der Normandie? Krieg? Gewalt? Natürlich! Gibt es da eine ›konstruktive Gewalt‹? Was wäre gewesen, wenn das Attentat auf Hitler Erfolg gehabt

31 Eberwein ist Hypno- und Körperpsychotherapeut, Autor u.a. zur Humanistischen Psychotherapie (2009, 2014) und Mitbegründer der Arbeitsgemeinschaft Humanistische Psychotherapie (AGHPT).

> hätte? All das sind Fragen, die auf der individuellen, psychologischen Ebene unmöglich beantwortet werden können. Ebensowenig wie die Frage nach dem Ursprung von Gewalt in unseren Schulen, auf Hinterhöfen, gegen Asylanten, gegen Frauen, neuerdings mehr und mehr auch von Frauen und auch gegen Männer usw. Das ist keine Frage psychischer Energie, ja noch nicht einmal eine Frage der subjektiven Absicht, denn man kann auch in guter Absicht das Leben unschuldiger Menschen zerstören.«

In der Tat kommt man bei der Arbeit mit dem individuellen Fokus auf Aggression, wie in Therapie, Beratung, Coaching und Selbsterfahrung, nicht an der gesellschaftlichen Dimension von Gewalt und Aggression vorbei.

In Teil II, These 4 (S. 103) habe ich betont, dass die Bewertung individueller aggressiver Motivation als »vergiftet« nur zwischen konkreten Dialogpartner*innen sinnvoll ist, die sich auf gemeinsame Werte beziehen. Im Dienst eines gemeinsamen Zieles und Interesses sind sie zum Aushandeln oder eben Ausringen von Dissens und Kontroverse bereit.

Auf der gesellschaftlichen Ebene macht der Vergiftungs-Gedanke zur Aggression keinen Sinn. Hier greifen die Kategorien von Legalität/Illegalität, von Legitimität und Illegitimität und von Verhältnismäßigkeit. Polizeikräfte etwa müssen im Ernstfall höchst aggressive Mittel einsetzen und sind dabei (hoffentlich) nicht von persönlichen emotionalen Energien aufgeladen. Mittel gelten dann solange als legitim, wie sie als verhältnismäßig betrachtet werden. Über die Grenzen dessen muss gestritten werden. Ebenso wird es keine abschließende Bewertung dazu geben, wer sich wann gegen welche Bedrohung legitim mit Gewalt wehrt, wenn die Polizei zu weit weg ist oder sogar wegschaut. Wo also verorten wir uns vor dem Hintergrund solcher Fragen?

Dem habe ich mich in dem Kapitel zur Männerarbeit am weitesten angenähert und habe damit, wie auch an manch anderer Stelle, bereits eine gesellschaftspolitische Verortung für unsere Aggressions-Dialog-Arbeit in Bezug auf schädigende Männlichkeitsnormen vorgenommen. Hierzu gehört auch, therapeutisches Knowhow zur Gewaltprävention, bzw. Rückfallprävention in der Arbeit mit Gewalttäter*innen einzusetzen, wie wir es in der forensischen Klinik tun. Die Klientel in der forensisch-psychiatrischen Klinik repräsentiert hier ein gesellschaftlich extremes Ende von individuell gescheiterten Lebenswegen. Bei unseren Patient*innen sind oft gewissermaßen »die Kinder schon mehrfach in den Brunnen gefallen«. Dies nicht selten, weil sie als Kinder der ungebremsten häuslichen und sexuellen Gewalt zwischen den Eltern oder gegen sich selbst ausgesetzt waren. Hier besteht eine gesellschaftliche Verpflichtung, Interventionsprojekte zur Täterarbeit zu etablieren, um familiäre Gewaltspiralen zu unterbrechen (Scheskat, 2017)[32].

Auf dieser Ebene geht es um die Täterschaft Einzelner im Widerspruch zu den Normen der Gesellschaft. Es gibt aber auch um die Normen der Gesellschaft, bzw. ihre Erosion, und wie sie sich auf die Einzelnen auswirken.

Der Soziologe Wilhelm Heitmeyer untersucht, wie Verunsicherungen und Identitätsverluste unter dem Einfluss von Globalisierung und einer zunehmenden Ökonomisierung auf die Gesellschaft und Einzelne wirken und wie sie autoritäres Denken und Gewaltbereitschaft fördern (2018, S. 10f.). Eine wesentliche Rolle spiele dabei das Dilemma der liberalen Gesellschaft, bei dem mehr Entscheidungsfreiheit auch ein Mehr an Unberechenbarkeit, Entscheidungszwang, Konkurrenzdruck, Orientierungslosigkeit und an Verlust von sozialer Verortung mit sich bringe (vgl. ebd., S. 78ff.). Gewalt entstehe immer interaktiv zwischen den Handelnden und ihrem sozialen Umfeld. Heitmeyer schreibt, heutzutage gebe es z. B. die Angst vor Terrorismus und dieser gelte als Ausdruck des Extremen und absolut Abnormalen. Es sei aber zu fragen, in welchem Verhältnis solche Extreme zur Normalität in dieser Gesellschaft stünden. Es sei die Normalität selbst, die die Voraussetzungen für die terroristischen Ausbrüche erst schaffe. Dieser Argumentation zu folgen sei nicht einfach, weil es einen Bruch mit der Konvention bedeute, »wonach das Normale nicht nur selbstverständlich und ›eingelebt‹ ist, sondern Sicherheit verspricht« (ebd., S. 279).

Mittlerweile wird die Verquickung politischer Spaltungsthemen in der Gesellschaft mit Umweltaspekten deutlich. Die Sprachschöpfung »Klima-Gerechtigkeit« enthält dies musterhaft: es geht um die Verteilung der Schäden des Klimawandels und der Kosten zu seiner Überwindung zwischen Arm und Reich, zwischen Nord und Süd und zwischen den Generationen. Und es geht erstmals um das Überleben aller, nicht mehr »nur« um ungerecht verteilte Lebenschancen und die Gefahr von Autoritarismus und zunehmender Gewaltbereitschaft.

Passend zu Heitmeyers Überlegung zur Abnormität des Normalen nimmt Bernd Ulrich deswegen (aus der Perspektive als politischer Re-

32 Mein eigener Erfahrungshintergrund dazu besteht in der Vorstandsarbeit für das Interventionsprojekt zu Verantwortungstrainings bei häuslicher Gewalt, »Wege ohne Gewalt e.V.« in Göttingen.

dakteur der *Zeit*) den »Extremismus der Normalität« aufs Korn (2019[33], S. 73). Mit seinem ungewöhnlich treffenden und pointierten Sprachstil wird erst richtig deutlich, was Heitmeyer mit soziologischer Nüchternheit bereits formuliert hat. Es geht angesichts der CO_2-Problematik darum, den Wahnsinn des Energie- und Ressourcenverbrauchs der *ganz normalen* Bevölkerung in seiner ganzen Abstrusität überhaupt erst zu begreifen: »Verniedlichung, Verkennung, Zerstreuung, Verbildlichung – wir haben wahrhaftig mannigfaltige Methoden entwickelt, um das Thema Klima jederzeit besprechen zu können, ohne es wirklich erfassen zu müssen« (ebd., S. 140).

Daraus folgt der Schluss, dass es mit dem Normalismus der Konsumgesellschaft so nicht weitergehen kann. Also werden wir uns wieder daran erinnern müssen, dass Erich Fromm bereits 1973 zur Überwindung der Instabilität unserer Industriegesellschaft die Änderung ihrer gesamten geistigen und gesellschaftlichen Struktur anmahnte. Und dabei geht es um fundamentale Sinnfragen. Was kommt an Sinn dabei heraus, dass wir in der westlichen Wohlstandsgesellschaft viermal so viel an Ressourcen verbrauchen, als uns im globalen Durschnitt zusteht? Ulrich bringt es scharf auf den Punkt: Bei dem, was wir mit Wohlstand verwechseln, etwa völlig überflüssigem übermäßigen Fleischkonsum und absurd monströsen Autos, gehe es um Einverleibung, um den Triumph über die Natur durch Zerstörung und dabei um die Verdrängung der Kränkung, dass wir die Natur nicht beherrschen könnten (ebd., S. 187f.). Ich würde es für meine Betrachtung so zuspitzen: Wir, die Normalen, kommen als die aggressiven Gefährder*innen in den Blick. Mit dem Extremismus des Normalismus sind wir die eigentliche Bedrohung, die die des Terrorismus weit übersteigt. Der sinnlose Überkonsum sucht keinen Nutzen, er verdeckt nur, was wir mit unserer Lebensenergie Erfüllenderes anstellen könnten.

Und hier kann der Ausweg liegen, nämlich zu erkennen, wie viel freier wir sein können, wenn wir Ballast abwerfen und uns kollektiv neu orientieren, statt uns über Verzicht zu beklagen. Der Weg dahin muss sehr zügig gegangen werden und dabei wird es absehbar viel Streit geben – aber auch neue Gründe für Verständigung.

Wir arbeiten mit Menschen einzeln und in Gruppen an der Entwicklung ihrer *Aggressionskompetenz*. Damit lässt sich in einem Begriff zusammenfassen, was mit Dialogfähigkeit, Konfliktbereitschaft und lebendiger

33 In seinem Buch *Alles wird anders – das Zeitalter der Ökologie.*

Beziehungsfähigkeit gemeint ist. Dies soll auf gesellschaftlicher Ebene dazu beitragen, dass unfaire und gefährliche Spaltungen gemindert und so gut es irgend geht überwunden werden. Und es geht um die Erhaltung unserer Lebensgrundlagen. Es werden sehr viel mehr Menschen politisch aktiv werden müssen, und bestimmt auch wollen. Dabei wird es um das metaphorisch beschworene Ringen zwischen widerstreitenden Interessen gehen und darum, zu dem eigentlichen gemeinsamen Interesse des Überlebens zu finden. Eindrückliche Positionen und Handlungsvorschläge dazu kommen von der Bewegung »Extinction Rebellion«, die aktuell noch radikal anmuten mögen, weil sie die Selbstverständlichkeit angreifen, in der der Konsumismus westlicher Überflussgesellschaften erstarrt ist (Kamala Kaufmann et al., 2019). Sie könnten aber schon bald eine neue Normalität des Wandels einläuten.

Dazu wollen wir mit dem Gedanken aus unserer Übungsphilosophie beitragen, dass es sich lohnt, die Angst vor Niederlagen hinter sich zu lassen und sich auf politische Ringkämpfe einzulassen, bei denen der Sieg nicht von vornherein feststeht und auch gar nicht absehbar sein kann. Dies sage ich mit der Absicht zur Verortung unseres Ansatzes und nicht weil ich erwarte, dass nun Menschen massenhaft Kurse dazu besuchen werden. Gleichwohl bleibt offen, wie weit wir damit Multiplikator*innen und Entscheider*innen erreichen können.

Das, was wir mit Hilfe der Aggressionskompetenz bei Einzelnen fördern können, kann sich auch als *Empowerment* kollektiv übertragen – ebenso umgekehrt. Aus solchen Wechselprozessen zwischen Individuen und Kollektiven entstammt schließlich auch der Begriff. Therapie alleine bewirkt da nicht viel, so emanzipativ sie auch gemeint sein mag. Solche Schlüsselbegriffe wie *Dialog-* und *Konfliktkompetenz* können aber eine Brücke dafür bilden, dass Menschen ihre Energien nicht nur nach innen, sondern auch auf gesellschaftliches und öko-politisches Engagement ausrichten.

Dank

Am Ende des langen Entstehungsprozesses für dieses Buch sehe ich, wie viele Menschen dem Projekt zugetan und in unterschiedlichster Weise daran beteiligt waren. So geht mein Dank an:

Christoph Walser, Werner Eberwein und Thomas Harms für das Gegenlesen verschiedener Manuskriptfassungen und detaillierte Rückmeldungen, insbesondere für die Hinweise zur inhaltlichen Strukturierung und die Anregung zur persönlichen Herleitung.

Gerald Hüther für die Gespräche über die Körperarbeit mit Aggression mit dem Anstoß dazu, dieses Buch zu schreiben.

Jürgen Pilz für den intensiven Austausch u.a. zu Sinn und Nichtsinn einer neurowissenschaftlichen Begründung und zur Erfahrungsebene der Aggressionsarbeit.

Lisa Dyck für die intensive Durchsicht der Thesenkapitel mit Hinweisen zu inhaltlichen und strukturellen Verbesserungen.

Elke Knoblauch, Martina Kronenberger für Hinweise zu zahlreichen Abschnitten, sowie Dirk Hesse für das Gegenlesen der Anwendungskapitel zur forensischen Psychiatrie.

Matthew Speyer, Christoph Walser und Thomas Studer für das Projekt-Coaching und die konstante Ermutigung über viele Jahre in unserer Intervisionsgruppe.

Johannes Bühn, Stefanie Bühn und Julia Okatz für inhaltliche Feedbacks und das unterstützende Interesse durch alle Entstehungsphasen.

Noemi Dolezal, Kayum Misdaq, Marko Sänger, Elke Knoblauch und Gökhan Beyazit für die authentische und lebendige Darstellung im Foto-Workshop; Niklas Speyer und Anna Hoeß-Speyer für die Unterstützung seines Zustandekommens und Milan für das Angebot seiner Smartphone-Kamera.

Gökhan Beyazit für die Mitbearbeitung der Quellennachweise.

Sonja Schillo und ihre Übungsgruppe für die Ermöglichung der Taiji-Fotos.

Ralph Hormes für die professionellen Fotoaufnahmen und Bildbearbeitung.

Johannes Ahrens beim Psychosozial-Verlag für die gute Zusammenarbeit beim Lektorat.

Meine Partnerin Bärbel Okatz für ihre treffsichere Textkritik, für die essenzielle Idee zum Thesenteil und dass sie mich in Ruhe hat machen lassen.

Literatur

Auchter, T. (2004). Rahmen, Halt und Grenze – Über strukturbildende Faktoren im Maßregelvollzug. In T. Bender & T. Auchter (Hrsg.), *Destruktiver Wahn zwischen Psychiatrie und Politik – Forensische psychoanalytische und sozialpsychologische Untersuchungen* (S. 156–157). Gießen: Psychosozial-Verlag.

Avaaz. (2019). Eine Bewegung für alles Leben auf dieser Welt. https://india.avaaz.org/campaign/de/movement_for_all_life_de_13/?fpla (28.12.2019).

Bach, G. & Goldberg, H. (1974). *Keine Angst vor Aggression: wie lerne ich mit Aggression kreativ umzugehen und durch offene Auseinandersetzung meine Partnerprobleme neu zu klären*. Düsseldorf/Köln: Diederichs.

Bauer, J. (2011). *Schmerzgrenze – Vom Ursprung alltäglicher und globaler Gewalt*. München: Blessing.

Bentheim, A. & Keil, F. (2015). MännerWege – Arbeit Kultur Politik + Ich. www.maennerwege.de (21.11.2019).

Bilden, H. (1980). Geschlechtsspezifische Interaktion. In K. Hurrelmann & D. Ulich (Hrsg.), *Handbuch der Sozialisationsforschung* (S. 786ff.). Weinheim/Basel: Beltz.

Blankertz, S. & Doubrawa, E. (2017a). Aggression. In *Gestalttherapie-Lexikon*. http://www.gestalttherapie-lexikon.de/aggression.htm (08.01.2020).

Blankertz, S. & Doubrawa, E. (2017b). Kontakt. In *Gestalttherapie-Lexikon*. http://www.gestalttherapie-lexikon.de/kontakt.htm (08.01.2020).

Blankertz, S. & Doubrawa, E. (2017c). Perls, Fritz. In *Gestalttherapie-Lexikon*. http://www.gestalttherapie-lexikon.de/aggression.htm (08.01.2020).

Bodderas, E. (2019, 18. März). Nun hat auch Spanien seine AfD. *Welt Online*. www.welt.de/debatte/kommentare/article190446257/Vox-Nun-hat-auch-Spanien-seine-AfD.html (21.11.2019).

Boeckh, A. (2019). *Die dialogische Struktur des Selbst – Perspektiven einer relationalen und emotionsorientierten Gestalttherapie*. Gießen: Psychosozial-Verlag.

Borter, A. (2019). Interview zu toxischer Männlichkeit. In Pfammatter, I. (2019, 1. März). Es hilft nicht, wenn Männer sich für ihr Mannsein entschuldigen müssen oder von vorneherein zu Tätern gemacht werden. *NZZ Online*. https://www.nzz.ch/zuerich/kann-maennlichkeit-wirklich-toxisch-sein-ld.1463481 (28.12.2019).

Buber, M. (1954). *Die Schriften über das dialogische Prinzip*. Heidelberg: Lambert Schneider.

Buber, M. (1963). Elemente des Zwischenmenschlichen [Vortrag als Audio]. In B. Ulrich (Hrsg.), (2007). *M. Buber, Elemente des Zwischenmenschlichen/Das Wort, das gesprochen wird*. Müllheim/Baden: Auditorium Netzwerk.

Büntig, W.E. (1977). Das Werk von Wilhelm Reich und seinen Nachfolgern. In D. Eicke (Hrsg.), Die Psychologie des 20. Jahrhunderts (Band 3; S. 383–425; Seitenangabe im Fließtext aus Sonderdruck, ZIST Penzberg). Zürich: Kindler.

Calvès, A. (2009). Empowerment: The History of a Key Concept in Contemporary Development Discourse. *Revue Tiers Monde, 200*(4), 735–749. https://www.researchgate.net/publication/282978215_Empowerment_The_History_of_a_Key_Concept_in_Contemporary_Development_Discourse (10.01.2020).

Connell, R. (2006). *Der gemachte Mann: Konstruktion und Krise von Männlichkeiten* (3. Auflage). Wiesbaden: VS.

Dimuccio, S.H. & Knowles, E.D. (2020). The political significance of fragile masculinity. *Current Opinion in Behavioral Sciences, 34*(4), 25–28. https://doi.org/10.1016/j.cobeha.2019.11.010

Dornes, M. (1997). *Die frühe Kindheit – Entwicklungspsychologie der ersten Lebensjahre.* Frankfurt: Fischer.

Dressler-Bellmund, M. & Willach-Holzapfel, A. (2009). Behandlung von Posttraumatischen Belastungsstörungen. Beispiele aus ambulanter und stationärer Praxis. In M. Thielen (Hrsg.), *Körper – Gefühl – Denken, Körperpsychotherapie und Selbstregulation.* Gießen: Psychosozial-Verlag.

Dudenredaktion (Hrsg.). (2001). *Duden – Die Deutsche Rechtschreibung.* Mannheim/Zürich: Dudenverlag.

Dudenredaktion (Hrsg.). (2011). *Duden – Deutsches Universalwörterbuch* (7. Auflage). Mannheim/Zürich: Dudenverlag.

Eberwein, W. (2009). *Humanistische Psychotherapie – Quellen, Theorien und Techniken.* Stuttgart: Thieme.

Eberwein, W. & Thielen, M. (Hrsg.). (2014). *Humanistische Psychotherapie – Theorien, Methoden, Wirksamkeit.* Gießen: Psychosozial-Verlag.

Fonagy, P. et al (2004). *Affektregulierung, Mentalisierung und die Entwicklung des Selbst.* Stuttgart: Klett-Cotta.

Fonagy, P. (2006). Persönlichkeitsstörung und Gewalt – ein psychoanalytisch-bindungstheoretischer Ansatz. In O. Kernberg & H.P. Hartmann (Hrsg.), *Narzissmus, Grundlagen – Störungsbilder – Therapie.* Stuttgart: Schattauer.

Fromm, E. (1991 [1977]). *Anatomie der menschlichen Destruktivität* (engl. Orig. 1973). Reinbek b.H.: Rowohlt.

Gerdts, H. & Scheskat, T. (2018). Furchtbar und Fruchtbar – die Kraft der Aggression. Ein körperorientiertes Erfahrungskonzept – nicht nur – zur Begegnung der Geschlechter. In M. Thielen, A. von Arnim & A. Willach-Holzapfel (Hrsg.), *Lebenszyklen – Körperrhythmen, Körperpsychotherapie über die Lebensspanne.* Gießen: Psychosozial-Verlag.

Geuter, U. (2015). *Körperpsychotherapie – ein Grundriss der Theorie für die klinische Praxis.* Berlin/Heidelberg: Springer.

Geuter, U. (2019). *Praxis Körperpsychotherapie – 10 Prinzipien der Arbeit im therapeutischen Prozess.* Berlin: Springer.

Grün, A. (2014). *Dem Bösen begegnen: Wege zu einem versöhnten Miteinander* [eBook]. München: Pattloch.

Hacker, F. (1971). *Aggression: die Brutalisierung der modernen Welt* (2. Auflage). Wien u.a.: Molden.

Heitmeyer, W. (2018). *Autoritäre Versuchungen.* Berlin: Suhrkamp.

Heitmeyer, W. (1994). Freigesetzte Gewalt – Gewalt als Bearbeitungsform einer neuen Unübersichtlichkeit. *Pädagogik, 46*(6), 35–40.

Hüther, G. (2006). Wie Embodiment neurobiologisch erklärt werden kann. In M. Storch, B. Cantieni, G. Hüther & W. Tschacher (2006). *Embodiment – Die Wechselwirkung von Körper und Psyche verstehen und nutzen*. Bern: Huber.

Kamala Kaufmann, S., Timmermann, M. & Botzki, A. (Hrsg.). *Wann wenn nicht WIR* – ein extinction rebellion Handbuch*. Frankfurt: Fischer.

Kellner, H. G. (2019, 16. Januar). Partner der Konservativen in Andalusien. www.deutschlandfunk.de/ultrarechte-in-spanien-partner-der-konservativen-in.795.de.html?dram:article_id=438446 (21.11.2019).

Keupp, H. (2010). *Vom Ringen um Identität in der spätmodernen Gesellschaft*. Vortrag auf den Lindauer Psychotherapiewochen 2010 [Audio-CD]. Schwarzach a.M.: Auditorium.

Kronenberger, M. & Scheskat, T. (2014). Aggression integrieren – Selbstverantwortung üben, Körperpsychotherapiegruppe in der Forensik. *Forensische Psychiatrie und Psychotherapie*, 2/2014.

Lowen, A. & Lowen, L. (1988). *Bioenergetik für Jeden – das vollständige Übungsbuch*. München: Goldmann

Menge, H. (1966). *Langenscheidts Taschenwörterbuch der lateinischen und deutschen Sprache* (erster Teil Lateinisch-Deutsch). Berlin/München: Langenscheidt.

Menztos, S. (2015). *Lehrbuch der Psychodynamik*. Göttingen: Vandenhoek & Ruprecht.

Mertens, W. (1998). *Psychoanalytische Grundbegriffe*. Weinheim: Psychologie Verlags Union.

Metzger, H.-G., Dammasch, F. (Hrsg.). (2017). *Männlichkeit, Sexualität, Aggression – Zur Psychoanalyse männlicher Identität und Vaterschaft*. Gießen: Psychosozial-Verlag.

Meyer, J. (1909). *Meyers Großes Konversations-Lexikon: ein Nachschlagewerk des allgemeinen Wissens* (6. Auflage). Leipzig/Wien: Bibliographisches Institut.

Micus, C. (2002). *Friedfertige Frauen und wütende Männer? – Theorien und Ergebnisse zum Umgang der Geschlechter mit Aggression*. Weinheim & München: Juventa.

Müller, U. (2019, 9. Januar). Spaniens Konservative geraten in einen Rechtsdrall. *NZZ Online*. https://www.nzz.ch/international/gefaehrlicher-wettlauf-nach-rechts-ld.1449436 (02.01.2020)

Nolting, H.-P. (1998). *Lernfall Aggression: Wie sie entsteht – wie sie zu vermindern ist*. Reinbek b.H.: Rowohlt.

Peichl, J. (2007). *Die inneren Trauma-Landschaften, Borderline – Ego-State – Täter-Introjekt*. Stuttgart: Schattauer.

Perls, F. S. (1978 [1947/1969]). *Das Ich, der Hunger und die Aggression*. Stuttgart: Klett-Cotta.

Petzold, H. G. (2003a). Aggression – Perspektiven Integrativer Therapie – Impulse zu Diskursen. *Polyloge*, 5/2003. https://www.fpi-publikation.de/downloads/?doc=polyloge_Petzold-Aggression-Polyloge-05-2003.pdf (19.01.2020).

Pfammatter, I. (2019, 1 März). Es hilft nicht, wenn Männer sich für ihr Mannsein entschuldigen müssen oder von vorneherein zu Tätern gemacht werden. *NZZ Online*. https://www.nzz.ch/zuerich/kann-maennlichkeit-wirklich-toxisch-sein-ld.1463481 (28.12.2019).

Reddemann, L. (2007). *Imagination als heilsame Kraft. Zur Behandlung von Traumafolgen mit ressourcenorientierten Verfahren*. Stuttgart: Klett-Cotta.

Reich, W. (1981 [1933]). *Die Massenpsychologie des Faschismus*. Frankfurt: Fischer.
Reich, W. (1983 [1933,1945]). *Charakteranalyse*. Frankfurt: Fischer.
Reich, W. (1987 [1942b]). *Die Entdeckung des Orgons, Band I: Die Funktion des Orgasmus*. Frankfurt: Fischer.
Robinson, M. (2018). ›Toxic Masculinity‹: The Problem With The Phrase. https://thebookofman.com/mind/masculinity/toxic-masculinity/ (22.11.2019).
Sachsse, U. (2002). *Selbstverletzendes Verhalten. Psychodynamik – Psychotherapie. Das Trauma, die Dissoziation und ihre Behandlung*. Göttingen: Vanderhoeck & Ruprecht.
Sachsse, U. (2004). *Traumazentrierte Psychotherapie. Theorie, Klinik und Praxis*. Stuttgart: Schattauer.
Scheskat, T. (1992). Federnlassen tut weh ... wohin mit dem Schmerz? Ein Resümee aus sechs Jahren körperorientierter Männerarbeit. In M. Jung (Hrsg.), *Männer lassen Federn – Unbelehrbar oder im Aufbruch?* Reinbek: Rowohlt.
Scheskat, T (1994). *Der Innenverbundene Mann – Männliche Selbstwahrnehmung und Körperorientierte Therapie*. Göttingen: Männerbüroverlag.
Scheskat, T (1996). Körperorientierte Therapie mit Männern. In H. Brandes & H. Bullinger (Hrsg.), *Handbuch Männerarbeit*. Weinheim: Beltz.
Scheskat, T. (1999). Opfererfahrung und Transformation in der Beratung und Therapie mit Männern. In H.-J. Lenz (Hrsg.), *Männliche Opfererfahrung – Problemlagen und Hilfeansätze in der Männerberatung* (S. 225ff.). Weinheim: Juventa.
Scheskat, T (2017, 26. Oktober). Rede zum 10-jährigen Jubiläum von WoGe e.V. http://www.woge-goettingen.de/.cm4all/iproc.php/Jubil%C3%A4um%2010%20Jahre%20WoGe%20e.V./Rede%20Thomas%20Scheskat%2010%20Jahre%20WoGe%20e.V..pdf?cdp=a (25.01.2020).
Schultz-Venrath, U. (2013). *Lehrbuch Mentalisieren*. Stuttgart: Klett-Cotta.
Schwenger, F. (2018). Empathietraining als integrative Methode der »Restorative Justice« – Empathietraining bei Tätern als Hilfe für Opfer. *Forensische Psychiatrie und Psychotherapie*, 3/2018.
Sculos, B.W. (2017). Who's Afraid of ›Toxic Masculinity‹? *Class, Race and Corporate Power, 5*(3), Artikel 6. doi: 10.25148/CRCP.5.3.006517.
Storch, M. (2006). Wie Embodiment in der Psychologie erforscht wurde. In M. Storch, M., B. Cantieni, G. Hüther & W. Tschacher (2006), *Embodiment – Die Wechselwirkung von Körper und Psyche verstehen und nutzen*. Bern: Huber.
Storch, M., Cantieni, B., Hüther, G. & Tschacher, W. (2006). *Embodiment – Die Wechselwirkung von Körper und Psyche verstehen und nutzen*. Bern: Huber.
Theunert, M. (2012). *Männerpolitik – was Jungen, Männer und Väter stark macht*. Wiesbaden: Springer.
Thielen, M., Arnim, A. v. & Willach-Holzapfel, A. (Hrsg.). (2018). *Lebenszyklen – Körperrhythmen, Körperpsychotherapie über die Lebensspanne*. Gießen: Psychosozial-Verlag.
Ulrich, B. (2019). *Alles wird anders – das Zeitalter der Ökologie*. Köln: Kiepenheuer & Witsch
Wahl, K. (2009). *Aggression und Gewalt. Ein biologischer, psychologischer und sozialwissenschaftlicher Überblick*. Heidelberg: Spektrum Akademischer Verlag.
Walser, C. & Wild, P. (2002). *Men's Spirit – Spiritualität für Männer*. Freiburg: Herder Spektrum.
Watkins, H.H. & Watkins, J.G. (2003). *Ego-States – Theorie und Therapie* (S. 45). Heidelberg: Carl-Auer-Systeme.
The Who (1969). Tommy [Vinyl-Album]. London: Polydor Records Ltd.

Psychosozial-Verlag

Manfred Thielen, Angela von Arnim, Anna Willach-Holzapfel (Hg.)

Lebenszyklen – Körperrhythmen

Körperpsychotherapie über die Lebensspanne

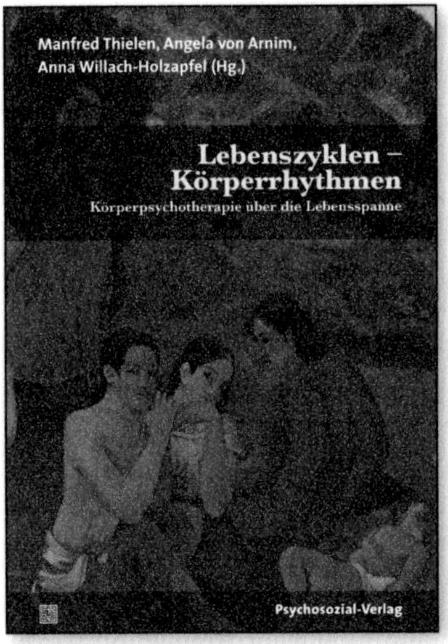

2018 · 385 Seiten · Broschur
ISBN 978-3-8379-2782-5

Von pränatalen Erfahrungen und Geburt über Kindheit und Jugend bis hin zum gereiften Erwachsenen, dem Älterwerden und der Sterblichkeit. Dieses Buch ist das erste, das aus körperpsychotherapeutischer Sicht die gesamte Lebensspanne betrachtet.

Das vorliegende Buch macht entwicklungspsychologische Erkenntnisse für die körperpsychotherapeutische Praxis nutzbar. Die AutorInnen behandeln dabei systematisch die gesamte Lebensspanne: angefangen bei pränatalen Erfahrungen und Geburt, über Kindheit, Jugend, sexuelle und geschlechtliche Entwicklung bis hin zum gereiften Erwachsenen und zu den Herausforderungen des Älterwerdens und der Sterblichkeit.

Chancen und Krisen in den verschiedenen Phasen der Entwicklung und Reifung, Verkörperungsprozesse unter traumatischen oder defizitären Bedingungen und Potenziale menschlicher Reifung und Verkörperung werden unter körperpsychotherapeutischer Perspektive beleuchtet.

Mit Beiträgen von Renate Abel, Julianne Appel-Opper, Angela von Arnim, Paula Diederichs, Werner Eberwein, Robert Fischer, Heide Gerdts, Ulfried Geuter, Thomas Haudel, Ernst Kern, Sabine Koch, Claudia Köhler, Doris Lange, Verena Lauffer, Gustl Marlock, Thomas Scheskat, Sabine Schrem, Leonhard Schrenker, Bettina Schroeter, Manfred Thielen, Joachim Vieregge, Elke Wagner und Anna Willach-Holzapfel

Walltorstr. 10 · 35390 Gießen · Tel. 0641-969978-18 · Fax 0641-969978-19
bestellung@psychosozial-verlag.de · www.psychosozial-verlag.de